十三五
规划教材

"十三五"高等职业教育医药院校规划教材/多媒体融合创新教材

供护理、助产、相关医学技术类等专业使用

急危重症护理学

JIWEI ZHONGZHENG HULIXUE

主编◎马　琳　张淑梅

郑州大学出版社
郑州

图书在版编目(CIP)数据

急危重症护理学/马琳,张淑梅主编. —郑州:郑州大学出版社,2019.1
ISBN 978-7-5645-5949-6

Ⅰ.①急… Ⅱ.①马…②张… Ⅲ.①急性病-护理学②险症-护理学 Ⅳ.①R472.2

中国版本图书馆 CIP 数据核字(2018)第 295075 号

郑州大学出版社出版发行
郑州市大学路 40 号　　　　　　　　　邮政编码:450052
出版人:张功员　　　　　　　　　　　发行部电话:0371-66966070
全国新华书店经销
河南文华印务有限公司印制
开本:850 mm×1 168 mm　1/16
印张:16
字数:389 千字
版次:2019 年 1 月第 1 版　　　　　　印次:2019 年 1 月第 1 次印刷

书号:ISBN 978-7-5645-5949-6　　　　定价:43.00 元
本书如有印装质量问题,请向本社调换

作者名单

主　编 马　琳　张淑梅
副主编 高宁宁　孟明哲　张淑芳
编　者（以姓氏笔画为序）
　　　　　马　琳　张亚楠　张淑芳　张淑梅
　　　　　孟明哲　贾晓彤　高宁宁

前言

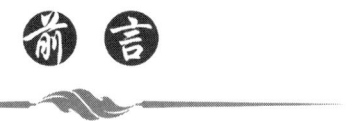

各类急危重症患者往往存在多器官、多系统的病理生理学改变,病情复杂,要求护士掌握跨学科、跨专业的知识与技能,掌握多种现代化监测与治疗设备的应用,在面对急危重症患者时,能准确地做出判断和实施救护。本教材以"项目导向、任务驱动"为导引,提出问题、分析问题、解决问题,适合采用实例教学和启发式教学方法,体现先进性、科学性、实用性和适用性,突出专科特色。全书共十章,内容包括绪论、院前急救、急诊科管理与护理、重症监护、心搏骤停与心肺脑复苏、急性中毒的救护、意外伤害的救护、临床常见急症抢救流程及常见应急预案等,涵盖临床常见急症的急救护理,休克、急性理化因素致病的急救护理,脏器衰竭、循环功能、呼吸功能的监护,危重症患者营养支持等。

本书主要特点:一是内容创新。新增了突发公共卫生事件的应急处理、急诊护理与重症监护的风险管理、列举临床上常见急危重症疾病的抢救流程和应急预案处理等内容,对急危重症护理学的最新理论、技术及进展,做了详细介绍。二是贴近临床。根据急危重症临床实际情况,以培养专业能力为目标,从监测指标结果分析到专科仪器设备的应用,注重与临床相结合,突出内容的实用性和可操作性。三是设计新颖。各章节有学习目标,配有课后练习、问题分析与能力提升,穿插有拓展视野的"知识链接",紧密结合护理和临床,介绍了临床目前最常使用的新技术、新方法,注重操作技术的实用性和可操作性,又考虑到专业知识的全面性。

本书的编写者来自临床、教学、科研的第一线,他们在编写本书时,参考了国内外最新资料,主要的参考文献在书后列出,在此对参考文献的作者表示诚挚的感谢和敬意!

由于编者知识水平有限,时间仓促,本教材虽经反复斟酌,认真校对,但不足之处在所难免,衷心希望得到读者和同行的批评与指正。

编　者

2019 年 1 月

目 录

第一章 绪论 ... 1
第一节 急危重症护理的起源与发展 ... 1
第二节 急危重症护理范畴 ... 3
第三节 急救医疗服务体系 ... 4
一、急救医疗服务体系的概念 ... 4
二、急救医疗服务体系的组成 ... 5
三、急救医疗服务体系的主要参与人员 ... 5
四、急救医疗服务体系的管理 ... 6
第四节 急危重症护理人员的素质要求 ... 6
一、对急危重症护理人员的素质要求 ... 6
二、急危重症专业护士培训 ... 8
三、急危重症专业护士资质认证 ... 9

第二章 院前急救 ... 10
第一节 院前急救的概念、特点及任务与原则 ... 10
一、概念 ... 10
二、工作特点 ... 11
三、任务与原则 ... 11
第二节 院前急救流程 ... 12
一、紧急呼救 ... 13
二、现场评估 ... 13
三、现场救护 ... 15
四、转运及途中监护 ... 17
第三节 院前急救技术 ... 17
一、止血、包扎、固定、搬运 ... 17
二、环甲膜穿刺术 ... 30
三、电除颤器的使用 ... 31
四、简易呼吸器 ... 33
五、多参数心电监护仪的使用 ... 35
六、动脉、静脉穿刺置管术及护理 ... 37

第三章 急诊科管理与护理 ... 43
第一节 急诊科的设置与管理 ... 43
一、急诊科的设置 ... 43

二、急诊科的任务 ······ 45
　　三、急诊科的工作特点 ······ 45
　　四、急诊科的管理 ······ 46
　第二节　急诊科护理工作 ······ 51
　　一、急诊科护理工作流程 ······ 51
　　二、急救绿色通道 ······ 53
　　三、护患沟通 ······ 54
　第三节　突发公共事件的应急处理 ······ 55
　　一、突发公共事件的分级与特点 ······ 55
　　二、突发公共卫生事件的应急处理 ······ 56
　　三、灾难事故的急救处理 ······ 59

第四章　重症监护 ······ 64
　第一节　ICU设置与管理 ······ 64
　　一、ICU设置 ······ 65
　　二、ICU管理 ······ 66
　第二节　ICU的工作流程 ······ 70
　　一、危重患者的入院快速评估流程 ······ 70
　　二、在院危重患者的评估流程 ······ 71
　第三节　重症护理技术 ······ 72
　　一、氧气疗法 ······ 72
　　二、人工气道的建立与管理 ······ 75
　　三、机械通气 ······ 84
　　四、胸部物理治疗的应用 ······ 92
　　五、血流动力学监测 ······ 92
　　六、动脉血气和酸碱监测 ······ 95
　第四节　ICU患者营养支持 ······ 98
　　一、危重患者的营养代谢特点 ······ 99
　　二、营养风险的评估 ······ 99
　　三、肠内营养的应用及护理 ······ 99
　　四、肠外营养的应用及护理 ······ 101
　第五节　危重症患者镇痛、镇静的评估与监护 ······ 104
　　一、疼痛的定义及对机体的影响 ······ 104
　　二、危重症患者疼痛及镇静状态的评估 ······ 105
　　三、危重患者镇痛镇静的管理 ······ 108
　第六节　危重患者谵妄的评估与管理 ······ 110

第五章　心搏骤停与心肺脑复苏 ······ 118
　第一节　心搏骤停 ······ 118
　第二节　心肺脑复苏 ······ 121
　　一、基础生命支持 ······ 122
　　二、进一步生命支持 ······ 129

  三、延续生命支持 133
  第三节　复苏后的监测与护理 137

第六章　急性中毒的救护
 第一节　急性中毒救护概述 143
  一、毒物的体内过程 143
  二、中毒的发病机制 144
  三、中毒的病情评估 144
  四、急性中毒的救治原则 145
 第二节　常见急性中毒的救护 148
  一、一氧化碳中毒的救护 148
  二、有机磷农药中毒的救护 151
  三、镇静催眠药中毒的救护 155
  四、急性酒精中毒的救护 158
  五、细菌性食物中毒的救护 160

第七章　意外伤害的救护
 第一节　中暑 165
 第二节　淹溺 168
 第三节　电击伤 172

第八章　重要器官功能障碍的救护
 第一节　急性呼吸衰竭的救护 177
 第二节　急性心力衰竭的救护 182
 第三节　急性肾功能衰竭的救护 186
 第四节　多器官功能障碍综合征的救护 192

第九章　重症患者常见并发症的监护
 第一节　呼吸机相关性肺炎 200
 第二节　导管相关性血流感染 205
 第三节　深静脉血栓形成 209
 第四节　导尿管相关性尿路感染 211

第十章　常见应急预案
 第一节　医院重大抢救及特殊事件应急上报程序 217
 第二节　医务人员发生针刺伤时的防范措施及应急预案 217
 第三节　患者给药过程中发生意外情况的防范措施及应急预案 218
  一、给药差错的防范措施及应急预案 218
  二、药物引起过敏性休克的防范措施及应急预案 219
 第四节　患者输液/输血过程中发生意外情况的防范措施及应急预案 220
  一、发生输液反应时的护理防范措施及应急预案 220
  二、发生输血反应时的护理防范措施及应急预案 222
  三、血管活性药物外渗的应急预案 223
 第五节　患者发生其他意外情况的防范措施及应急预案 224

一、猝死抢救 ………………………………………………………… 224
　　二、患者跌倒、坠床防范措施及应急预案 ………………………… 224
　第六节　各类导管脱落的防范措施及应急预案 ………………………… 225
　　一、气管插管患者意外脱管的防范措施及应急预案 ……………… 225
　　二、气管切开患者机械通气意外脱管的防范措施及应急预案 …… 226
　　三、ICU引流管滑脱的防范措施及应急预案 ……………………… 226
　第七节　仪器设备故障的防范措施及应急预案 ………………………… 228
　第八节　紧急意外事故护理的防范措施及应急预案 …………………… 228
　　一、停电的应急预案及程序 ………………………………………… 228
　　二、火灾的防范措施及应急预案 …………………………………… 229
　　三、泛水的应急处理预案 …………………………………………… 229
　　四、发生地震后的护理应急预案 …………………………………… 229

附录 …………………………………………………………………………… 233
　附录一　成人心博骤停心肺复苏抢救流程 ……………………………… 233
　附录二　急性心肌梗死抢救流程 ………………………………………… 234
　附录三　成人致命性快速性心律失常抢救流程 ………………………… 235
　附录四　高血压急症抢救流程 …………………………………………… 236
　附录五　急性左心功能衰竭抢救流程 …………………………………… 237
　附录六　急性上消化道出血抢救流程 …………………………………… 238
　附录七　癫痫持续状态抢救流程 ………………………………………… 239
　附录八　休克抢救流程 …………………………………………………… 240
　附录九　致命性哮喘抢救流程 …………………………………………… 241
　附录十　急性中毒抢救流程 ……………………………………………… 242

参考文献 ……………………………………………………………………… 243

第一章 绪 论

1. 了解急危重症护理学的起源与发展。
2. 熟悉急救医疗服务体系范畴、急危重症护士应具备的素质。
3. 掌握急救医疗服务体系的组成。

急危重症护理学（emergency and critical care nursing）是指以挽救患者生命、提高抢救成功率、促进患者康复、减少伤残率、提高生命质量为目的，以现代医学科学、护理学专业理论为基础，研究急危重症患者抢救、护理和科学管理的一门综合性应用学科。随着社会的发展和医疗水平的不断提升，急危重症护理工作的重要性越来越凸显出来。

第一节 急危重症护理的起源与发展

急危重症护理学是与急诊医学及危重病医学同步建立和成长起来的，在我国经历了急诊护理学、急救护理学、急危重症护理学等名称的不断演变，内涵也得到了极大的拓展，主要研究内容包括急诊和危重症护理领域的理论、知识及技术，已成为护理学科的一个重要专业。

现代急危重症护理学可追溯到19世纪弗罗伦斯·南丁格尔年代的急救护理实践。1854—1856年的克里米亚战争期间，前线的英国伤病员死亡率高达42%以上，南丁格尔率领38名护士前往战地救护，使死亡率下降到2%。这充分说明护理工作在抢救危重伤病员中的重要作用。在救护伤病员的过程中，南丁格尔还首次阐述了在医院手术室旁设立术后患者恢复病房的优点。

此后，随着急诊和危重病医学实践日益受到重视，急救护理得到了进一步发展，并出现了危重症护理的雏形。1923年，美国约翰霍普金斯医院建立了神经外科术后病房。1927年，第1个早产婴儿监护中心在芝加哥建立。第二次世界大战（以下简称二战）期间，还建立了休克病房，以救护在战争中受伤或接受手术治疗的战士。二战以后护士的短缺，迫使人们将术后患者集中在术后恢复病房救治。由于救治效果明显，至1960年几乎每所美国医院都建立了术后恢复病房。

急危重症护理真正得到发展始于20世纪50年代初期。当时北欧发生脊髓灰质炎大流行,许多患者因呼吸肌麻痹不能自主呼吸,而将其集中辅以"铁肺"治疗,配合相应的特殊护理技术,堪称是世界上最早用于监护呼吸衰竭患者的"监护病房"。此后,各大医院开始建立类似的监护单元。美国巴尔的摩医院麻醉科医生 Peter Safar 也建立了一个专业性的监护单位,并正式命名为重症监护病房(intensive care unit,ICU),到20世纪60年代末,大部分美国医院至少有一个ICU。

与此同时,随着电子仪器设备的发展,急救护理也进入了有抢救设备配合的新阶段。心电示波、电除颤器、人工呼吸机、血液透析机的应用,使急救护理学的理论与技术得到相应发展。20世纪70年代中期,在国际红十字会参与下,于西德召开了医疗会议,提出了急救事业国际化、国际互助标准化的方针,要求急救车装备必要的仪器,国际统一紧急呼救电话号码,以及交流急救经验等。可以说,急危重症护理起源于19世纪中期,但作为一门独立的学科,急危重症护理学是随着急诊医学和危重病医学的建立,于近30年才真正发展起来的。1970年美国危重病医学会组建;1972年美国医学会正式承认急诊医学为一门独立的学科;1979年国际上正式承认急诊医学为医学科学中的第23个专业学科;1983年危重病医学成为美国医学界一门最新的学科。到20世纪90年代,急救医疗服务体系得到了迅速发展,研究拓展至院前急救、院内急诊、危重病救治、灾害医学等多项内容。这些都预示着急诊医学和危重病医学作为边缘或跨学科专业的强大生命力。与之相呼应,急危重症护理学也表现出较好的发展势头,美国急诊护士、危重病护士学会相继成立,在培训急诊护士和危重病护士方面起着重要的作用。目前,这些护士活跃在医院内外科,包括急诊科、各类ICU、心导管室、术后恢复室,甚至是社区、门诊手术中心等岗位。

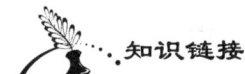知识链接

美国是急救护理发展最快的国家之一。1970年成立了急诊护士协会。1975年第一期《急救护理》杂志发行;同年《急救护理核心课程设置》(Emergency Nursing Core Curriculum)一书出版;1980年7月标志着急诊护士专业地位确立的首次注册急诊护士(Certified Emergency Nurse,CEN)考试举行;1983年第1版《急救护理实践标准》(Standards of Emergency Nursing Practice)问世,标志着现代急救护理专业进入专业发展阶段。

我国急危重症护理实践早期并没有专门的急诊、急救和危重症护理学概念,急诊只是医院门诊的一个部门。直到1980—1983年卫生部先后颁发了"加强城市急救工作""城市医院急诊室建立"的文件后,北京、上海等地才相继成立了急诊室、急诊科和急救中心,促进了急诊医学与急诊护理学的发展,开始了我国急危症护理学发展的初级阶段,同期,我国急危症护理也开始将危重患者集中在靠近护士站的病房或急救室,

以便于护士密切观察与护理。将外科手术后患者先送到术后复苏室,清醒后再转入病房。到20世纪80年代,各地才相继成立专科或综合监护病房。北京协和医院在1982年设立了第1张ICU病床,1984年正式成立了作为独立专科的综合性ICU。1989年,卫生部将医院建立急诊科和ICU作为医院等级评定的条件之一,明确了急诊和危重症医学在医院建设中不可或缺的地位,我国急危重症护理学随之进入了快速发展阶段。目前,各级医院已普遍设立了急诊科,坚持"以患者为中心",开通"绿色生命通道",以急救中心及急救站为主体的院前急救网络也已建立,试图以较短反应时间提供优质的院前急救服务。全国各城市普遍设立了"120"急救专线电话,部分地区开始试行医疗急救电话"120"、公安报警电话"110"、火警电话"119",以及交通事故电话"122"等系统联动机制,一些发达城市还积极探索海、陆、空立体救援新模式,全国整体急救医疗网络在不断完善中。此外,危重患者救护水平得到较大发展,ICU的规模、精密的监护治疗仪器的配制质量、医护人员的专业救护水平及临床实践能力,成为一个国家、一所医院急救医疗水平的主要标准。2003年传染性非典型肺炎(以下简称非典)流行后,国家又投入巨资建立和健全突发公共卫生事件紧急医疗救治体系,急诊医学与急危重症护理学在应对大型灾害中的地位得到进一步提升,甚至已经独立发展出灾害医学和灾害护理学的概念。

与国外相比,我国急危重症医学及护理学虽较晚成为独立学科,但在院前急救、院内急诊、危重病救治,乃至灾害救援等方面发挥着越来越重要的作用。1983年,急诊医学被卫生部和教育部正式承认为独立学科。1985年,国家学位评定委员会正式批准设置急诊医学研究生点。此后,中华医学会急诊医学、重症医学及灾难医学分会相继成立,中华护理学会也分别成立了急诊护理和危重症护理专业委员会。1988年,第二军医大学开设了国内第一门《急救护理学》课程。此后,国家教育部将《急救护理学》确定为护理学科的必修课程,中华护理学会及护理教育中心设立了多个培训基地,并多次举办急危重症护理学习班,培训了大量急危重症护理人员。急危重症护理理论不单纯局限于人的生理要求,而是着眼于人的整体生理、心理、病理、社会、精神要求,将现代急危重症护理观、急危重症护理技术由医院内进一步延伸到现场,扩展到社会。

第二节 急危重症护理范畴

急危重症护理随着急诊医学的发展,其内涵也在不断延伸。狭义上讲,急危重症护理的范畴仅包括院外急救、急诊科救护和重症监护。广义上讲,现代急危重症护理包括以下范畴:

1. 院外急救　院外急救是指急、危、重症伤病员到达医院之前这段时间的救护。主要包括呼救、现场救护、转运与途中监护。及时有效的院外急救对提高伤病员抢救成功率、降低伤残率和死亡率、减轻伤病员痛苦起着至关重要的作用。院外急救是我国急诊医学中较为薄弱的一个环节,要大力发展健康教育,进行公众急救知识及急救技术的普及宣传,培养现场最初目击者的急救意识及技术,使之能首先给伤病员进行必要的处理,及时、正确和有效的现场急救是复苏成功的关键。

2. 急诊科救护　在院外急救的基础上，医院急诊科医护人员对伤病员进行进一步救护，以控制或消除危及生命的严重情况，防止发生严重的并发症，以提高抢救成功率、降低伤残率及死亡率。这就要求急诊科区域相对独立、抢救设备充足和足够、有固定的编制及高素质的医护人员。

3. 危重症救护　危重症救护是指在备有先进救护设备的重症监护室，专门受过培训的医护人员对危重症伤病员进行全面监护及治疗。急救护理与其他临床各科护理的不同之处在于它始终处于处理急危重症伤病员的最前沿。急救护理技术是研究急救中的护理实施与护理行为的科学。危重症护理是现代护理水平的体现。

4. 急救医疗服务体系的完善　急救医疗服务体系对急救及灾难事故紧急救援起着非常重要的作用，研究如何建立和完善急救医疗服务体系，对提高整个救护服务质量具有非常重要的意义。由于各地区的状况不同，需要改造和完善的项目也不同，其目的是改造不合理的流程及优化不完善的流程，达到合理、标准、高效、安全的目的；同时建立监督管理机制，建立持续改进的长效机制，达到系统、科学、规范、长效的要求。

5. 急危重症护理培训、管理和科研　包括急危重症护理人员的技术业务培训、急危重症护理工作的管理、急危重症护理的科学研究和情报交流。此外，也应该参与交通及工业安全、传染病控制、中毒预防等。加强专业人才培养，提高管理水平，促进学术交流，开展相关领域的科学研究是推动急救护理技术不断发展的基础。

第三节　急救医疗服务体系

一、急救医疗服务体系的概念

急救医疗服务体系(emergency medical services system, EMSS)是集院前急救、院内急诊科诊治、重症监护病房(ICU)救治和各专科的"生命绿色通道"有机结合为一体，更加有效地抢救危重伤员为目的的急救网络，即院前急救负责现场急救和途中救护，医院急诊科和ICU负责院内救护。它们既有各自独立的工作职责和任务，又相互紧密联系，构成一个科学、高效、严密的组织和统一指挥的急救网络。一个完整的EMSS应包括完善的通信指挥系统、现场急救组织、有监护和急救装置的运输工具、高水平的医院内急救服务机构和重症监护单元。EMSS在概念上强调急诊的即刻性、连续性、层次性和系统性，既适合于日常急诊医疗工作，又适合于大型灾害或意外事故的急救。主要应对地震、水灾、火灾、重大交通事故、楼房倒塌、爆炸等灾难事故造成的群体伤员的紧急医疗救治。首先在事故现场或发病之初对伤病员进行初步急救，即人群自救互救；随后由携带抢救设备的急救人员和救护组来到现场参加救护，即现场急救；然后用配备监护和急救装置的运输工具快速安全地将患者转运至医院急诊科，使其接受进一步抢救和诊断，即医院急救；待其生命体征稳定后再转运至重症或专科监护单元，接受进一步支持治疗。

近年来，EMSS在国内外迅速发展，受到各级卫生机构和患者的关注。EMSS的主要目标是建立一个组织结构严密、行动迅速并能实施有效救治的医疗组织来提供快速、合理、及时的处理，将患者安全地转送到医院，使其在医院内进一步得到更有效的救治。各国政府机构也逐渐认识到发展 EMSS 的迫切性和重要性，发达国家尤其重视发展和完善 EMSS 体系。

我国 EMSS 起源于抗日战争和解放战争时对伤员的战地初级救护和快速转运。20 世纪 50 年代，我国部分大、中城市成立了院前急救的专业机构，即"救护站"，其功能只是简单的初级救护和单纯转运患者。1980 年 10 月，国家卫生部颁发了新中国成立后第一个关于急救的文件《关于加强城市急救工作的意见》。随后，我国的 EMSS 进入快速发展阶段，建立了日益完善的城乡急救组织。它是院前急救中心（站）、医院急诊科、重症或专科监护单元三部分有机联系起来的完整的现代化医疗机构。目前，我国二级以上的医院设有急诊科，地市级城市设有急救中心或急救站，综合性大医院都建立了 ICU，并配备一定的专业医护队伍，全国统一急救电话号码"120"，与此同时，EMSS 与 119（消防）、110（公安）、122（交通）等联网协同，组成了广域性的应急救援体系，为应对突发大型灾害或意外事故等奠定坚实基础。

二、急救医疗服务体系的组成

一个完整的急救医疗服务体系应包括以下几个方面：

1. **完善的通信指挥系统**　通信网络是其中重要的环节，全国"120"急救电话要接收畅通，充分利用各种有线、无线通信器材来进行联络、指挥、调度是不可缺少的。

2. **现场救护**　组织一支高素质、技术娴熟、有丰富急救经验的院外急救队伍，能熟练进行止血、包扎、固定、搬运、心肺复苏、气管插管等急救技术，以及常见急症如急性心肌梗死、休克、急性脑血管病变的应急处理，掌握心电监护仪、除颤仪、起搏器等监护设备和急救设备的使用方法。

3. **有监测和急救装置的运输工具**　标准装备的救护车、飞机等已不仅仅是单纯的运送患者的工具，也是抢救患者的"流动急诊室"。我国目前最常用的运输工具是救护车。救护车上应配备以下物品：①担架与运送保护用品，包括普通或折叠式担架、床垫、枕头、被子、胶布等；②止血、包扎、固定用品，包括止血带、压迫绷带、止血钳、三角巾、急救包纱布、夹板等；③人工呼吸器具，包括气管插管盘、简易人工呼吸器、面罩、开口器、压舌板、医用氧气等；④手术器械，包括手术刀、剪刀、镊子、手术针、手术线等；⑤容器，包括急救箱、瓶皿、纱布盘等；⑥急救用具，包括救生带、安全帽、救生具、非常信号用具、患者标记片等；⑦护理用品，包括洗手盆、胶皮手套、便器、冰袋、血压计、消毒棉签等；⑧消毒器具及一般消毒液；⑨外伤消毒药，包括红汞、碘酒、过氧化氢等；⑩洗眼用品；⑪必要的药物等。

对于具有复苏功能的救护车除上述常规装备外还要装备除颤器、监护仪（直流供电）、按需起搏器、射流式人工呼吸器及有关救助设备。

以上物品及装备仅供参考，各医院可根据院外急救组织的实际情况进行调整。

4. **高水平的医院急诊服务和强化治疗**　经过院前初步救护的患者，送入到符合急救网络条件、最近的医院，进一步接受诊治、抢救和留院观察。

三、急救医疗服务体系的主要参与人员

1. **第一目击者**　参与实施初步急救，并能进行正确呼救人员。

2. 急救医护人员　救护车上配备合格的急救人员,参加现场及运送途中的救护。

3. 医院急诊科的医护人员　伤病员送到医院,由急诊科医护人员进行确定性治疗。

四、急救医疗服务体系的管理

1. 选择有效适用的组织形式　急救中心(站)的组织形式可以根据当地具体情况决定。可以独立成一系统,根据区域面积和人口密度分布情况,划分区段设置分站、完成全城急救通信、指挥、现场急救、安全运送任务。也可依托一个或几个综合性医院,仅发挥通信、协调和指挥作用。决定急救医疗服务体系组织形式的因素如下:①要结合突发事件的应急,保证在统一调度下有很强的现场救护和接收患者的能力;②有利于合理利用急救资源取得最佳效益,减少人员资源浪费,提高急救设备的利用率。

2. 建立急救医疗通信网络　意外事故发生后,应在第一时间进行呼救,而院前紧急呼救离不开院前急救网络,院前急救网络的运行依赖于完备的急救通信系统。急救通信系统是急救医疗的重要组成部分,是日常院前医疗急救和灾害事故医疗救援反应的中枢。它负责急救医疗和灾害事故信息的接收、储存、传递和整理,是日常院前急救医疗和灾害事故医疗救援的调度、指挥、协调的工具,是进行急救中心(站)管理的重要信息来源。建立一个完善的现代化的通信网络,是急救医疗和灾害事故能得到及时、安全、准确、有效的处理,以及院内、外医疗能紧密结合的关键。

指挥中心应将现代化的计算机信息技术、数字通信技术、有线和无线通信技术(如急救电话受理系统、卫星定位系统和电子地图)有机联系在一起,形成一个立体化、全方位的急救通信网络。保证急救信息的接受和传递在所有急救站、救护车辆、医院急诊科之间畅通无阻。

3. 改善城市急救中心(站)的条件　配置快捷、功能齐全的转运工具,发达地区可构建陆、海、空立体急救运输网络。救护车配备先进的急救、监护及通信设备。要有足够的急救人员编制,24 h 值班,1~2名急救人员随车出诊,以便进行及时有效的现场救护和运送途中的监护。

4. 加强医院急诊科的建设,提高急诊科的应急能力　①提高急诊科医务人员的急救意识和群体素质;②建立健全急诊科的各项规章制度;③推行急诊工作标准化管理。

5. 开展应急救护知识的宣传和培训　急救中心(站)、红十字会和各级医疗机构有义务在公众中进行应急救护知识的宣传,提高公众对应急救护重要性的认识,普及现场救护技术。培养"第一目击者",即在突发伤害、危重疾病现场为患者提供紧急救护的志愿者。在救护车赶到前,"第一目击者"采用正确的急救措施,将为患者后续的专业救治提供支持和保障。

第四节　急危重症护理人员的素质要求

一、对急危重症护理人员的素质要求

急危重症护理工作复杂多变、千头万绪,医护人员职业素质的高低直接关系到救

护工作的质量和成效。病症的突发性或病情演变的急、危、重使患者承受巨大的痛苦和精神压力,必须要分秒必争,紧急正确处理。因此要求急危重症护理护士不仅要具有良好的职业道德、敏锐的思维、冷静的头脑、娴熟的技术,还要有健康的体魄、良好的心理素质及协作精神,能不断更新护理信息和总结经验,从而提高急救护理水平及抢救成功率,推动急救护理和相关学科的发展。

1. 具有良好的职业道德 急危重症护理护士要热爱本职工作,自觉以医务人员职业道德规范约束自己的言行。树立"时间就是生命""抢救就是命令"的观念,做到急患者之所急,争分夺秒,全力以赴,救人于危急之中。用满腔的热忱服务于患者,不计较个人得失,视患者的生命高于一切,一切以患者的利益为重。

2. 具有扎实的业务素质 急危重症抢救强调"急""救"和"准确",在任何急危重症护理操作中都必须准确配合,及时观察病情,及时预见潜在危险与突发变化。因此,要求护理人员具有综合性医学基础知识、丰富的临床经验和急救意识,要熟练掌握急救程序、急救技术、常用监护和抢救设备(如心电监护、呼吸机、除颤器、输液泵的使用与气管内插管等)的操作,能迅速对患者的病情做出评估,并准确地配合医生抢救治疗。为此,必须刻苦学习急救医学、危重病医学和急危重症护理学的知识,具备丰富的理论知识、娴熟的操作技能、细致的观察能力和敏锐的判断能力。

3. 具有良好的管理、沟通能力 急危重症护理护士的管理能力包括急救器材、药品的管理和急救过程中的动态管理。护士每人都应参与急救药物、器械的管理,并且做到定人保管、定点放置、定量供应、定期检查、定期消毒,每班交接,保证急救药物与器械处于备用状态,每周检查仪器性能并记录。由于急救工作范围大,服务人群杂,涉及部门多,护士在参与救护的同时还要协调好各方面的关系,排除护理中的各种障碍,及时上报相关部门。故良好的沟通、协调能力是保证急救工作顺利进行不可缺少的因素。

4. 具备健康的身体素质 急危重症护理工作的节奏快、任务重、随时性强、应变性高。面对突发性紧急事件伤员多的情况,急危重症护士必须无条件地投身于抢救之中。其工作负荷骤然增大和日夜操劳,要求必须具有健康的体魄、稳定的心态、良好的身体素质,练就一副吃得起苦、经得起磨炼的身体。

5. 具有良好的心理素质 急危重症护士在面临危急重病时,既有坦诚豁达的气度,又有严于律己、奋发向上的精神;既有坚定的正义感和法律法规意识,又有较强的应变能力、良好的忍耐力及自我控制力,善于应变、灵活敏捷;既有饱满的精神状态和强烈的进取心,能以积极、善良的心态面对身残、心灵痛苦的患者,又能保持愉悦、乐观的心情做好工作。

6. 具有协作精神 一个优秀的急危重症护理人员只有较强的个人工作能力是不够的,还需要有良好的与他人协作的能力。在抢救过程中,护士与护士之间,护士与医生之间,既要有明确的分工又需要积极地整体参与,彼此之间应默契配合、相互尊重、理解支持和密切协作,才能提高急救成效。

7. 总结经验、更新知识的能力 急危重症护理人员需要在长期的护理实践中不断总结经验和教训,研究与创新,培养良好的急救护理意识。另外随着急救医学的迅速发展,急危重症护理的知识需要不断更新,护理人员应通过多条途径,如上网查询新知识、参加专科学习培训、参加护理学术交流等,了解和掌握医学领域的新进展,以指导

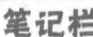

急危重症护理工作。

近些年来随着急危重症护理学的快速发展,护士的工作内容和其扮演的角色也在不断地发生变化。从早期简单的运送伤病员,打针、输液等单纯的医嘱执行者,发展到具备全面的操作技能(包括基本急救技术、监护和抢救设备使用),参与到救护过程的每一个环节。护士已不再是被动的执行者,随着工作范围的扩大,护士又逐渐扮演了协调者和管理者的角色。

如今我们对急危重症护理人员又提出了更高的要求,即逐步成为专科护士。专科护士是指在某一专科领域有较高理论水平和实践能力,专门从事专业护理的人员,如监护室护士、急诊室护士、手术室护士、导管室护士等。专科护士不同于一般护士,其工作任务是:利用某一专科领域的知识和技术,为患者和社会人群提供护理服务,并为患者提供相应的教育;对同行业护理人员提供专科领域的信息和建议,并对其护理工作给予指导和帮助;向咨询者提供专业的意见和建议;开展专科领域的护理研究,并将其成果运用于护理实践;参与护理质量及效果的考核评价工作和成本效益的核算工作。其具备临床专家、协作者、教育者、临床顾问、研究者和管理者的多重角色,是我们培养的目标。在急危重症救护工作越来越受到重视的今天,我们需要更多的急危重症护理方面的专科护士服务于患者和社会,为积极、稳步地推动急危重症护理学的发展做出贡献。

二、急危重症专业护士培训

发达国家十分重视对急诊护士和危重症护士的培训工作,认为急危重症护理人员除了要接受正规教育外,还要经过若干年实践磨炼和一定时间的继续教育,才能逐渐成熟,并充当技术骨干力量。各国针对急危重症专业护士的培训内容也不尽相同。例如,美国急诊专科护士证书课程一般包括急诊突发事件的评估及确定优先事项、对医疗和心理紧急情况的快速反应及救生干预、创伤护理核心课程、高级心脏生命支持术、急诊护理课程、急诊护理程序等。日本急救护理专家教育主要是进行能力的培养,包括抢救技术能力、准确地进行病情分类、调整治疗的顺序、把握患者及其家属需求并给予援助。教育课程包括理论和专业技术课程,专业技术课程则包括抢救、分诊和应急沟通技能。

我国急危重症专业护士培训工作起步较晚,但近年来逐步受到重视。目前,《急救护理学》已是各高校护理专业必修课程,适合于在职护士的各类继续教育项目也较为丰富。随着我国护理学科的飞速发展,专科护士培训已成为一种更高层次的培训形式。《中国护理事业发展规划纲要(2005—2010年)》中明确指出:要在2005—2010年,分步骤在急诊、急救、重症监护等重点临床领域开展急诊和危重症专科护士的培训。因此,在我国安徽、江苏、上海、北京等许多地区尝试开展了急诊和危重症专科护士的培训工作。

国内对急危重症专科护士的培训主要是以在职教育为主,安排急诊和危重症抢救方面临床经验较为丰富的教师授课,培训内容包括理论教学与临床实践。教学内容涉及急诊或急救、危重症监护的所有内容、学科发展与专科护士发展趋势、循证护理、护理昏迷、中毒等急救最新进展。采取理论讲座、病例分析、操作示范、临床实践等多种形式授课。

三、急危重症专业护士资质认证

很多发达国家对急诊和危重症专业护士已实行资质认证制度,要求注册护士在经过专门培训获得证书后方可成为专科护士。如在美国,成为急诊护士的条件包括:①具有护理学士学位;②取得注册护士资格;③有急诊护理工作经历;④参加急诊护士学会举办的急救护理核心课程学习,并通过急诊护士资格认证考试。日本在1995年正式进行急救护理专家的资质认证。英国、瑞典、奥地利、丹麦等国家对急救和危重症护士的资质认证也有各自的要求,待遇也优于普通护士。

为了保证护理工作质量,这些国家还对证书的有效期做了具体规定。如美国急诊和危重症专业护士执照有效期通常为5年,其间必须争取继续教育学分来保持执照的有效性,否则执照会被取消或被迫重新参加资格考试。日本护理学会及临床护理专家、专科护士鉴定部门规定:临床护理专家、专科护士每5年必须重新进行一次资格审查。资格审查条件包括:实践(工作)时间、科研成绩、专科新知识学习情况。这种非终身制的资格审查机制使高级护理人员产生危机感,促进其自身知识的进一步更新完善,推动临床急危重症护理工作向更高的方向发展。

我国的急危重症专科护士资质认证尚处在尝试阶段,目前尚没有统一的资格认定标准。2006年,在上海市护理学会牵头下,上海市开始进行急诊及危重症适任护士认证工作,对全上海各级医院在急诊科或ICU工作2年以上的注册护士,分期、分批进行包括最新专科理论学习、医院实训基地临床实践在内的培训,考核合格发放适任证书。安徽省立医院也在2006年建立了第1个急诊急救专科护士培训基地,已培养大量急救专科护士。

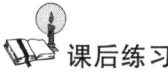
课后练习

急危重症护理技术的范畴不包括(　　)
　A. 院外急救　　　　　　　　　B. 急诊科救护
　C. 危重症救护　　　　　　　　D. 急救医疗服务网络
　E. 急危重症护理培训、管理和科研

(济源职业技术学院　张亚楠)

第二章 院前急救

> **学习目标**
> 1. 了解院前急救的工作特点和工作任务。
> 2. 熟悉院前急救流程。
> 3. 掌握院前急救的概念、原则及常用的院前急救技术。

院前急救也称院外急救,是指急、危、重症伤病员进入医院前的救护,也是急诊医疗服务体系的重要组成部分。随着我国急救事业的发展,急诊医学中的院前急救部分必将越来越受到重视。院前急救的成功率不仅取决于院前的医疗救护水平,还与公民的自我保护意识、自救与互救能力密切相关。为了提高全民的急救意识,需要在全社会中大力推广普及急救知识,使公民增强自我保护意识,减少一切可能发生的伤害,掌握自救及互救技能,在突发意外事故时能够运用医学常识就地取材,采取紧急而正确的急救措施,为院前医疗救护赢得时间,才能真正降低院前急症患者的死亡率。因此,作为未来的医务工作者,在学习急诊急救与重症护理学时,更需要学习院前急救知识。

第一节 院前急救的概念、特点及任务与原则

一、概念

院前急救指对遭受各种危及生命的急症、创伤、中毒、灾难事故等病人在到达医院之前进行的紧急救护,包括现场紧急处理、转运及途中的救护。尽管院前急救是短暂的、应急的,但及时有效的院前急救,对于维持患者生命、防止再损伤、减轻患者痛苦、提高抢救成功率、减少致残率,具有极其重要的意义。因此,院前急救是急诊医疗服务体系的最前沿阵地。

一个有效的院前急救组织应具备以下标准:①以最短的时间快速到达患者身边,根据具体病情转运到合适医院;②给患者最大可能的院前医疗救护;③平时能满足该地区院前急救需求,灾害事件发生时应急能力强;④合理配备和有效使用急救资源,获取最佳的社会、经济效益。

二、工作特点

1. **随机性** 这是院前急救工作的最大特点。急危重症病人的发病时间、病情及严重程度，重大事故或灾害的发生状况往往是个未知数，没有可预见性，决定着院前急救工作的随机性。

2. **紧急性** 表现在一有呼救必须立即出车，一到现场必须迅速抢救，充分体现"时间就是生命"的急救理念。不管是急诊病人还是危重病人，几乎都是急病或慢性病急性发作，必须紧急处理，刻不容缓。紧急还表现在不少病人及其亲属心理上的焦急和恐惧，要求迅速送往医院的心理十分迫切，即使对无生命危险的急诊病人也不例外。

3. **急救环境差** 现场急救的环境大多较差。如在家里，多数地方狭窄，光线暗淡，难以操作；有时在马路街头，围观人群拥挤、嘈杂；有时在险情未排除的环境救治易造成人员再次受伤；运送途中，救护车震动和马达声常使听诊难以进行，触诊和问诊也受影响；突发自然灾害时，交通不便，环境恶劣，急救转运过程中因路途远、车辆速度快、急转弯、急刹车等都会增加病人痛苦。

4. **病种复杂** 呼救的病人涉及各科，而且是未经筛选的急危重症病人，病情紧急，病种复杂多变，需要有快速果断的处理能力。因此，救护人员必须具有多学科的专业知识、过硬的抢救操作技能和熟练的应急应变能力。

5. **以对症治疗为主** 院前急救时间紧急，医疗环境差，加之部分患者病史不详、缺乏客观资料支持、仪器设备使用受限等，急救人员难以做出明确诊断。因此，院前急救以对症治疗为主。

6. **流动性大** 院前急救地点可以分散在城市的每个角落，病人流向可以是区域内的每一家综合医院。如有突发特大灾害事故时，急救单元也可能会超越行政医疗区域分管范围，前往临近其他省、市、县出事地点帮助救援。

三、任务与原则

（一）任务

1. **平时对呼救病人的院前急救** 这是院前急救的主要和经常性任务。呼救病人一般分为两种类型：一类是短时间内有生命危险的病人，称为危重病人或急救病人，如心肌梗死、窒息、休克等。此类病人占呼救病人的10%~15%，其中进行就地心肺复苏抢救的特别危重病人<5%。对此类病人必须进行现场抢救，目的在于挽救病人生命或维持其生命体征。另一类为病情紧急但短时间内尚无生命危险的病人，如骨折、急腹症、重症哮喘等病人，称为急诊病人。此类病人占呼救病人的85%~90%，现场处理的目的在于稳定病情、减轻病人在运送过程中的痛苦和避免并发症的发生。

2. **意外事故、灾难或战争时的院前急救** 对遇难者除应做到平时急救要求外，还要注意在现场与其他救灾专业队伍如消防、公安、交通等部门的密切配合及急救人员的自身安全。若遇特大灾害或因战争有大批伤员时，应结合实际情况执行有关紧急抢救预案。无预案时须加强现场指挥、现场伤员分类和现场救护，应区别不同情况，做到合理分流、转运。

3. **特殊任务时救护值班** 指当地的大型集会、重要会议、国际比赛、外国元首来访等救护值班。执行此项任务要求加强责任心,严防擅离职守。若意外遇有伤病员,可按上述两条处理。

4. **急救通信网络中心的枢纽任务** 急救通信网络一般由三方面构成:一是市民与急救中心(站)的联络;二是急救中心(站)与所属分中心(站)、救护车、急救医院即EMSS内部的联络;三是急救中心(站)与上级领导、卫生行政部门和其他救灾系统的联络。在通信网络结构中,急救中心(站)承担承上启下、沟通联络的枢纽任务。

5. **急救知识的普及教育** 急救知识的普及教育可提高院前急救的成功率,平时可通过网络、广播、电视、报刊等对公众普及急救知识,定期开展有关现场急救及心肺复苏的培训,增强公民的自救和互救能力。院前急救机构由于与病人家属、事故现场的目击者有直接的联系,同时掌握的现场抢救技术与院前急救及普及公众需要掌握的知识又比较吻合,因此,应该与红十字会一样成为开展普及教育的主力军。

(二)原则

院前急救总的目标是采取及时有效的急救措施和技术,最大限度地减少伤病员的痛苦,减少病死率,降低致残率,为医院内的进一步抢救打好基础。院前急救必须遵守以下6条原则:

1. **先排险后施救** 应先进行现场环境评估,排除险情后再实施救护,以保障伤病者和救护者的安全。

2. **先救命后治病** 院前急救最重要的是挽救伤病者的生命,应做到先救命后救伤,先重伤后轻伤,先复苏后固定,先止血后包扎,先固定后搬运。如果有大批伤病员出现时,在有限的时间、人力、物力情况下,在遵循"先重后轻"原则的同时,重点抢救有存活希望的患者。

3. **急救与呼救并重** 在遇到成批伤病员时,又有多人在现场的情况下,要紧张而镇定地分工合作,急救和呼救同时进行,以较快地争取到急救外援。如只有一人的情况下,应先施救,然后在短时间内进行电话呼救。

4. **分类检伤与安全转运** 根据伤情快速对伤病员进行分类检伤和安全转运。

5. **搬运与医护的一致性** 搬运和医护应在任务要求一致、协调步调一致、完成任务指标一致的情况下进行。在运送危重伤病员时,就能减少痛苦,减少死亡,安全到达目的地。

6. **加强监护和记录** 经现场急救后需快速转运,途中要密切观察伤病员病情变化并及时做好记录,必要时进行相应的急救处理如心肺复苏、除颤、气管插管等,保证伤病员安全到达医院。

第二节 院前急救流程

当病人突然急症发作或遭到意外伤害时,救护人员赶赴现场,利用所携带的医疗器械、设备和救护物品对病人立即救治,以达到保全病人生命、缓解疼痛和防止病情恶化的目的。在急救中,护士将配合医生,共同完成救护任务,主要护理工作包括:紧急呼救、现场评估、现场救护、转运及途中监护。这四部分紧密连接,构成院前急救的基本护理工作流程。

一、紧急呼救

国际上把呼救列为急危重症病人"生存链"的第一步,病人或目击者应立即启动救援系统,这对急危重症病人能否获得及时的救治至关重要。呼救网络系统的"通信指挥中心"对急救电话应立即做出反应,根据病人所处的位置和病情,指令就近的急救站、急救中心或医疗部门立即赶赴现场救护病人,以节约救援时间,提高工作效率。

我国医疗急救电话为120。使用电话呼救时应用简练、准确、清楚的语言说明地点、病人目前的情况及严重程度、伤病员的人数及存在的危险。注意事项有以下几个方面:

1. 告知病人性别、年龄和病情,不舒适的具体症状,是否有神志不清、胸痛、呼吸困难、肢体瘫痪等症状,以便急救人员做好准备,到达后对症抢救。

2. 清楚、准确地讲明病人所在的详细地址,救护车进入的方向、位置等,特别是夜间,以便急救人员可迅速、准确地到达现场。

3. 留下可联系的电话号码并保持通畅,以便急救人员随时通过电话联络,进一步了解病情和电话指导抢救。

4. 当遇到灾害事故、突发事件时,要说明伤害性质、严重程度、发生的原因、受伤人数等,以及现场已采取的救护措施。

5. 说清楚以上内容,得到"120"指挥中心示意挂机后方可挂机。

二、现场评估

救护人员赶赴现场后,首先应快速评估现场环境是否安全,是否会对救护者和伤病员造成危害,如环境危险应迅速撤离。其次评估伤病员的受伤情况,如受伤部位、性质、严重程度、潜在危险等。

(一)现场环境评估

1. 可见的危险 灾害或事故现场的环境一般较差,如地震、洪灾、水灾、倒塌、爆炸、车祸等。因此,救护人员进入现场的前提条件是自身安全得到保障。

2. 无形的危险 当发生毒气泄露、生物伤害、核辐射等情况时,救护人员进入现场前应采取有效的防护措施,如穿戴防护服、手套、口罩(或携氧呼吸面具)等,站在上风口,快进快出,尽量缩短停留时间。

3. 潜在的危险 若是存在潜在危险,如事故现场在高速公路上、化学物资失火、成群燃烧汽车等,救护人员不可盲目进入和久留,同时禁止吸烟,关闭手机,不使用对讲机,不穿带有钉掌的鞋,不拉动电源开关,禁止一切能够产生静电和火花的行为。

4. 脱离危险环境 进入灾害现场后,应迅速查看具体环境,帮助伤病员尽快转移到现场周围相对安全的地方,再进行抢救,但动作要轻稳,尽量避免脱、拉、拽,以免造成继发损伤。对于毒气泄露等造成无形危险的灾害,即使是危重患者,也不能就地抢救,必须将患者转移到空气新鲜的上风向位置,解除继发损伤因素后,才可进行抢救。

(二)伤情评估

1. 初步评估 按照ABCD程序进行评估,内容包括气道(A)、呼吸(B)、循环(C)

和神志(D)状况。

(1)气道(A)　检查伤病员能否说话、发音是否正常,判断气道是否通畅,观察有无造成气道阻塞的原因,如舌后坠、牙齿松脱、口腔内有异物、呕吐物、分泌物等。如果气道部分完全阻塞,应立即采取措施开放气道,对创伤病人注意固定颈椎以制动。开放气道可采用仰头抬颏法、托下颌法,或通过负压吸引抽吸分泌物,采用口咽/鼻咽气道等措施保持气道通畅。对气道阻塞、换气不良或无意识病人,应做好气管插管的准备。

(2)呼吸(B)　检查伤病员是否有自主呼吸、呼吸是否正常、胸廓有无起伏、两侧起伏是否对称,查看呼吸频率、节律、深度等,听诊呼吸音是否存在或减弱。如果病人无呼吸或呼吸不畅,立即给予辅助呼吸,或进行气管插管。

(3)循环(C)　检查伤病员有无脉搏,脉搏的频率、节律、强弱是否正常,皮肤的颜色、温度,血压情况等,判断周围循环灌注状况。如果病人循环功能不良,应立即给予心电监护、开放静脉通路等治疗。如果没有脉搏,应立即给予心肺复苏。

(4)神志(D)　评估伤病员的神志水平应包括瞳孔(大小、对称性、对光反应)和意识程度。对于不清醒的病人,注意保持气道通畅,维持呼吸功能,密切观察病情。

2.进一步评估　主要是采集病史和"从头到足"的系统检查。救护人员应结合伤病员主诉、生命体征及检查所见,进行综合分析和判断。病情变化或有疑问时应予重新评估。

(1)生命体征　主要检查以下5个方面。①瞳孔:是否等大等圆,对光反射是否灵敏,瞳孔是否固定,有无压眶或角膜反射。瞳孔不等大说明可能存在颅脑损伤,双侧瞳孔缩小或散大与中毒或意识丧失有直接关系,有时意味着心跳可能已经停止。②血压:常规测量肱动脉血压,看是否正常。如病人双上肢受伤,应测量股动脉血压,其压力值比上肢动脉压高20~30 mmHg(1 mmHg=0.133 kPa)。血压过高需立即控制,血压过低说明有大出血或休克存在。③脉搏:测量脉率及脉律,注意脉搏的强弱、动脉壁的弹性和动脉走行深浅的异常。常规触摸桡动脉,猝死病人触摸颈动脉或股动脉。脉搏的微弱或触摸困难与心脏活动和血容量有直接关系。④呼吸:测量呼吸频率,观察其速率、深浅度和节律有无改变,有无呼吸困难、被动呼吸体位、发绀及三凹征。⑤体温:观察或触摸病人肢体末梢循环血供情况,有无皮肤湿冷、发凉、发绀或花纹出现。肢端冰凉或皮肤花纹出现等说明微循环不良,是休克的主要表现之一。必要时可用体温计进行测量。

在检查生命体征的同时,可通过与病人对话判断其意识状态、反应程度、能否正确表达病情和有何医疗护理要求,如感到疼痛难忍、体位不适、口渴等。如病人意识已完全丧失,应配合医生迅速进行全身物理体检。

(2)头部　①口唇:有无发绀,口腔内有无呕吐物、血液、食物或脱落牙齿。如发现牙齿松脱或安装有假牙要及时清除。观察口唇色泽及有无破损、有无因误服腐蚀性液体而至口唇烧伤或色泽改变。观察口腔内有无异味。②鼻腔:是否通畅,有无呼吸气流,有无血液或脑脊液自鼻孔流出,鼻骨是否完整或变形。③眼:观察眼球表面及晶状体有无出血、充血,视力如何,睑缘是否完整,眼睑内侧是否苍白。④耳:耳道中有无异物,听力如何,有无液体流出,流出液体的性状,耳郭是否完整。⑤面部:面色是否苍白或潮红,有无大汗。⑥头颅骨:是否完整,有无血肿或凹陷。

(3)颈部 检查颈前部有无损伤、出血、血肿,颈后部有无压痛点。触摸颈动脉的搏动、检查脉率与脉律,注意有无颈椎损伤。

(4)脊柱 对创伤病人,在未确定是否存在脊髓损伤的情况下,切不可盲目搬动病人。检查时,用手平伸向病人后背,自上向下触摸,检查有无肿胀或形状异常。如病人无脊髓损伤或非创伤急症,但神志不清,护士应把病人放置"侧卧位",这种体位能使病人被动放松并保持气道通畅。

(5)胸部 ①锁骨:检查有无异常隆起或变形。在其上稍施压力,观察有无压痛,以确定有无骨折并定位。②胸部:观察两侧胸廓是否扩张、对称;胸部有无创伤、出血或可见畸形。双手平开轻轻在胸部两侧施加压力,检查有无肋骨骨折。

(6)腹部 观察腹壁有无创伤、出血或可见畸形;腹壁有无压痛或肌紧张;可能损伤的脏器及范围。

(7)骨盆 两手分别放在病人髋部两侧,轻轻施加压力,检查有无疼痛或骨折存在。观察外生殖器,看有无明显损伤。

(8)四肢 ①上肢:检查上臂、前臂及手部有无外形异常、肿胀或压痛。如病人神志清醒,可让他活动手指及前臂,检查推力和皮肤感觉,并注意肢端、甲床血液循环情况。②下肢:观察双下肢有无变形或肿胀,两侧相互对照,但不要抬起病人的下肢。检查足背动脉搏动情况,病人的足能否有力地抵住你的手。

(三) 伤病员分类

当灾害现场有大批伤病员时,应根据症状和体征进行分类,以便对伤病员进行及时、有序、恰当的处理。用颜色醒目的卡片或胶带做好分类标记卡,贴在病人左胸衣服上。

红色——危重伤:此类伤病员随时有生命危险,必须立即进行抢救,如室颤、大出血、窒息等。

黄色——重伤:伤病员伤情较重,但短时间内无生命危险,如股骨骨折、大面积烧伤、挤压伤等。

绿色——轻伤:伤病员神志清楚;能配合检查,生命体征平稳,如一般挫伤、扭伤、擦伤等。

黑色——死亡:伤者意识丧失、颈动脉搏动消失、自主呼吸消失、瞳孔散大。

三、现场救护

在进行初步体检后,护士应根据医嘱协助医生对伤病员进行急救处理。常规急救护理措施包括给病人摆放合理舒适的体位、观察维护生命体征、建立静脉通路和心理护理等。此外,对于不同专科的伤病员还应针对病情给予必要的护理准备,如为需要心前区除颤或创伤处理的病人暴露前胸、为烧伤病人剪去衣服、为心脏病病人做心电图检查等。

1.取合适体位 在不影响急救处理的情况下,可根据不同受伤部位和病情采取合适体位。最常用的是平卧位头偏向一侧或屈膝侧卧位。这种体位可使伤病员得以最大程度的放松且保持呼吸道通畅,防止误吸的发生。尤其在处理成批伤员,对轻症或中重度患者不能照顾周全时,这种体位具有最大的安全性。对疑有颈椎或脊柱、骨盆骨折者则宜平卧于硬担架上并做好固定。安置好体位后,要注意保暖。如无必要,不要对清醒病人反复提问,应尽量使病人安静休息以减轻心理压力。

2. 维持呼吸功能　及时清除呼吸道分泌物,保持气道通畅。缺氧者及时给予氧气吸入;昏迷者要防止舌后坠,可将病人头后仰或用口咽管通气或用舌钳牵出舌并固定;呼吸停止者应迅速建立人工气道,如应用简易呼吸器、气管内插管、环甲膜穿刺等。

3. 维持循环功能　对心搏骤停者立即行胸外心脏按压,有条件应及时进行心脏电除颤、心电监护及药物治疗等。

4. 建立有效的静脉通路　迅速建立静脉通路,最好使用留置针。静脉留置针穿刺针头锐利,很容易穿透皮肤,一旦进入血管,留置软管可保障快速而通畅的液体流速,对抢救创伤出血、休克等危重病人在短时间内扩充血容量极为有利。穿刺毕,用胶布固定外端,如无向外的牵拉力量,在病人躁动、体位改变和转运中均不易脱出血管外或刺破血管。各种型号的留置针几乎适合于所有外周静脉血管,甚至可用于儿童。

5. 正确暴露受伤部位　在院前急救现场中处理猝死、创伤、烧伤等病人,为便于抢救和治疗,均需要适当地脱去病人的衣物。尤其对创伤、烧伤病人,衣物不仅掩盖了真实的创口或出血,且有直接的污染作用。为避免操作不当加重伤情,需掌握一定的去除衣服技巧。

(1) 脱上衣法　解开衣扣,将衣服尽量向肩部方向推,背部衣服向上平拉。如病人有一侧上肢受伤,脱去衣袖时,应先健侧后患侧。提起一侧手臂,使其屈曲,将肘关节和前臂及手从腋窝拉出。脱下衣服,将扣子包在里面,可以打成圈状,将衣服从颈后平推至对侧。拉起衣袖,使衣袖从另一侧上臂脱出。如病人生命垂危,情况紧急,或病人穿有套头式衣服较难脱去时,可直接使用剪刀剪开,为急救争取时间和减少意外创伤。

(2) 脱长裤法　病人呈平卧位,解开腰带及扣,从腰部将长裤退至髋下,保持双下肢平直,不可随意抬高或屈曲,将长裤平拉下脱出。如确诊病人无下肢骨折,可以屈曲,小腿抬高,拉下长裤。

(3) 脱鞋袜法　托起并固定踝部,以减少震动,解开鞋带,向下再向前顺脚型方向脱下鞋袜。

(4) 脱除头盔法　如病人头部有创伤,且因戴头盔而妨碍呼吸时,应及时去除头盔。但对于疑有颈椎创伤者应十分慎重,必要时与医生合作处理。其方法是:用力将头盔的边向外侧扳开,解除夹头的压力,再将头盔向后上方托起,即可去除。整个动作应稳妥,以免加重伤情。如病人无颅外伤且呼吸良好,去除头盔较为困难时,即不主张必须去除。

6. 对症治疗　针对不同伤情,可针对性、快速地采取止血、包扎、固定、镇痛、平喘、解痉等救护措施。

7. 维持中枢神经系统功能　在现场急救实施基础生命支持时,即开始注意脑保护,可采用冷敷、冰帽、乙醇擦浴、冰袋等降温措施,并及时应用脱水药物降低颅内压。

8. 心理护理　由于突遭意外伤害或急症,伤病员往往没有足够的心理准备,会出现紧张、焦虑、恐惧、忧郁等各种心理反应,救护人员镇静、有序地进行救护可使病人产生心理慰藉和信任。所以,在救护时要关怀、安慰病人,对于家属应客观地介绍病情,取得其合作与理解,保证抢救工作顺利进行。

四、转运及途中监护

对伤病员进行现场初步救护后,应快速将病人转至医院,让病人能尽早地接受专科医生的治疗,对减少伤残率至关重要。目前医疗救护运送涉及的运载工具,不仅限于救护车辆,而且还包括救护飞机及汽艇船在内的先进交通运输工具。世界各国都已制定了急救车辆的标准化、现代化的标准,这些功能设备较齐全、级别较高的救护运输工具及较先进的通信联络器材在组织抢救、运送伤病员时发挥着重大作用。

病人从现场搬至担架,由担架抬到救护运输工具上,再转送到急救中心或医院,几经搬动。尽管这个过程不是很长,但也需十分谨慎小心,恰当处理。总的要求是根据病人的伤情选择合适的搬运方法和工具。抱扶病人时动作要轻巧、敏捷、一致,抬时尽量减少震动,以免增加病人的痛苦或加重病情。途中应有医务人员陪送,以便密切观察病情,必要时予以急救处理。

1. 根据不同的运输工具和伤病情安置病人体位。一般病人取平卧位;昏迷者将头偏向一侧;恶心呕吐者取侧卧位;颅脑损伤者应垫高头部,并用沙袋固定头部;胸、肺部损伤伴呼吸困难者可用支架或被褥将背部垫起或取半卧位。

2. 担架在行进中要保持平稳,病人头部在后,下肢在前,以便随时观察病情变化,如病人面色、表情、呼吸是否平稳,有无缺氧等。

3. 脊柱骨折病人运送途中,应将身体固定在硬板担架上。已确定或疑有颈椎骨折者要用颈托固定,尽量避免颠簸和摇动。

4. 转运途中严密监测病人的体温、脉搏、呼吸、血压、瞳孔、意识、出血等情况,对使用心电监护仪的病人应持续心电监护。

5. 转运途中加强生命支持性措施,如翻身拍背、吸痰、吸氧、输液、引流管护理等,一旦出现病情变化,应采取紧急救护措施如气管切开、心肺复苏、心脏电除颤等。

6. 准确填写出诊、抢救、观察、监护记录单等,并与医院做好转送病人后的交接工作。

第三节 院前急救技术

在我国,因突发伤病意外死亡的病例中,很多是由于没有得到及时、有效的现场急救处理而造成的。因此,普及院前急救知识和技术,是一项全民性的工作和任务,它可以极大地降低突发疾病或意外事故时病人的病死率和伤残率,提高其抢救成功率。

一、止血、包扎、固定、搬运

止血、包扎、固定和搬运是外伤救护的四项基本技术。在实施现场外伤救护时,通知就近医院的同时,要沉着、迅速地开展现场急救工作。在急救中,一般应本着先抢后救、先重后轻、先急后缓;先包扎、止血,再固定、搬运的原则开展急救工作。

(一)止血

在各种突发外伤中,出血是最常见、最突出的症状。有效地止血,是挽救病人生命、降低病死率的一项重要技术。

1. 出血的分类　见表2-1。

表2-1　出血的分类

类型	性状	颜色	速度	量
动脉出血	喷射状	鲜红	快	多
静脉出血	涌泉状	暗红	稍缓慢	较多
毛细血管出血	水珠状或片状渗出	鲜红	慢	少

2. 用物　止血可用的材料很多，在现场急救中可用无菌敷料、绷带，甚至干净的毛巾、衣物、布料等进行加压包扎止血，也可用充气止血带、橡皮止血带等制式止血带止血。紧急情况下可用绷带、布带等代替，但禁止用电线或铁丝等物代替。

3. 常用的止血方法　出血部位、性质和危险性不同，止血方法也有所区别。原则上应根据出血部位及现场的具体条件选择最佳方法。

（1）加压包扎止血法　体表及四肢外伤出血，大多可用加压包扎和抬高肢体来达到暂时止血的目的。方法是用无菌敷料将伤口覆盖，再用纱布、绷带做适当加压包扎，松紧度以达到止血为宜。包扎时敷料要垫厚、压力要适当、包扎范围要大，同时抬高患肢以避免因静脉回流受阻而增加出血。适用于小动脉，中、小静脉和毛细血管出血（图2-1）。

（2）指压止血法　根据动脉走行位置，用手指压迫伤口近心端的动脉，阻断其血运，达到临时止血的目的。适用于头、颈、面部和四肢的动脉出血（表2-2）。因动脉有侧支循环，故指压止血属应急措施，效果有限。应根据现场情况及时改用其他止血方法。

表2-2　常见出血部位的按压止血方法

出血部位	按压部位	解剖部位
头顶部及前额出血	同侧耳屏上前方1.5 cm（图2-2）	压迫颞浅动脉
颜面部出血	下颌骨下缘、咬肌前缘凹陷处搏动点（图2-2）	压迫同侧面动脉
头颈部出血	气管外侧与胸锁乳突肌前缘中点之间（图2-2）	压迫同侧颈总动脉
头后部出血	耳后乳突下稍后的搏动点（图2-3）	压迫同侧枕动脉
肩部、腋部出血	锁骨上窝中部、胸锁乳突肌外缘的搏动点	压迫同侧锁骨下动脉
上臂出血	上肢外展90°，腋窝中点	压迫同侧腋动脉
前臂出血	肱二头肌内侧沟中部的搏动点	压迫同侧肱动脉
手掌、手背出血	手腕横纹稍上方的内、外侧搏动点	压迫同侧尺、桡动脉
大腿出血	腹股沟中点稍下部的强搏动点（图2-4）	压迫同侧股动脉
小腿出血	腘窝中部（图2-4）	压迫同侧腘动脉
足部出血	足背中部近脚腕处和足跟内侧与内踝之间的搏动点（图2-4）	压迫同侧胫前、胫后动脉

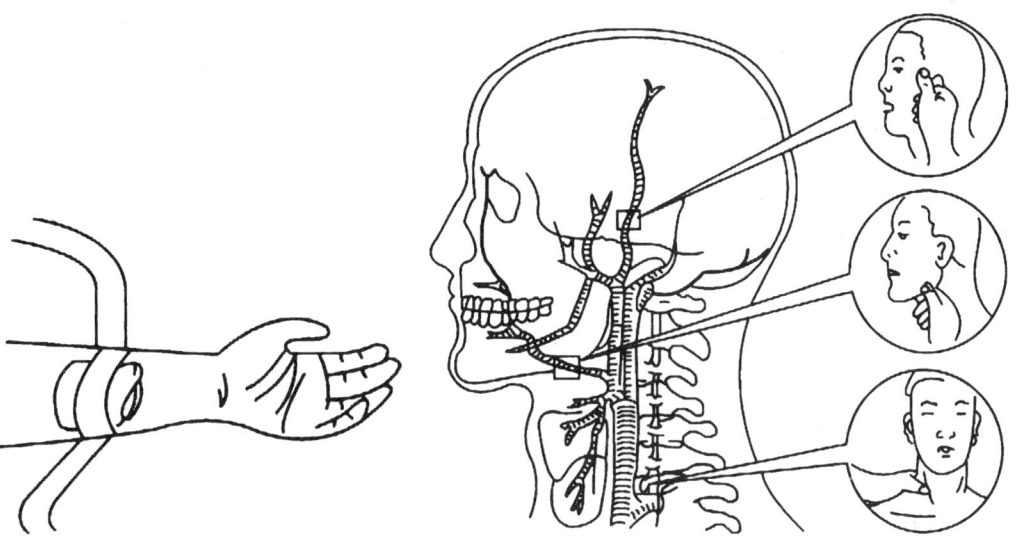

图2-1 加压包扎止血法　　图2-2 头、颈、颜面部出血常用指压部位

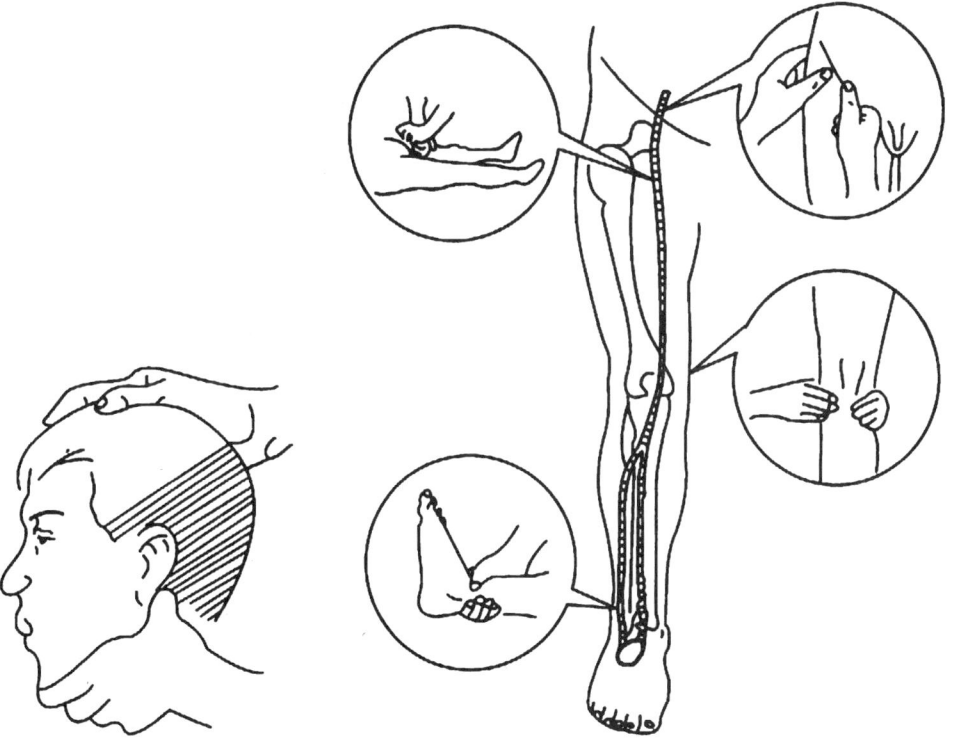

图2-3 头后部出血指压部位　　图2-4 下肢出血指压部位

(3) 加垫屈肢止血法　在肘窝、腘窝垫以绷带卷,然后强屈关节,借衬垫物压迫动脉,并用绷带、三角巾扎紧,以阻断关节远端的血流达到止血的目的。多用于肘或膝关节以下的出血,对疑有骨折或关节损伤时禁用。

(4) 止血带止血法　适用于四肢较大动脉的出血,或加压包扎不能有效控制的出

血。常用的有充气止血带和橡皮止血带两种,在紧急情况下也可用绷带、三角巾、布带等代替。常用的几种止血带止血法如下:

1)勒紧止血法:在伤口的近心端将叠成带状的三角巾绕肢体一圈为衬垫,第二圈压在第一圈上适当勒紧止血。

2)绞紧止血法:将叠成带状的三角巾,平整地绕伤肢一圈,两端向前拉紧打活结,并在一头留出一小套,以小木棒做绞棒,插在带圈内,提起绞棒绞紧,再将木棒一头插入活结小套内,并拉紧小套固定。

3)橡皮止血带止血法:在伤口的近心端,用棉垫、纱布、衣服或毛巾等作为衬垫物后再上止血带。此法松紧度不易准确掌握,有一定危险性,仅在十分危急时使用。

4)充气止血带止血法:根据血压计原理设计,有压力表指示压力的大小,压力均匀,效果较好。将袖带绑在伤口的近心端,充气后起到止血的作用。

止血带是止血的应急措施,使用过紧会压迫损害神经或软组织,过松起不到止血作用,过久会引起肌肉坏死、厌氧感染,甚至危及生命。①部位要准确:止血带应扎在伤口近心端,尽量靠近伤口。前臂和小腿不适于扎止血带,因其有两骨,动脉常走行于两骨之间,所以止血效果差。上臂扎止血带时,应扎在上 1/3 处,以防损伤桡神经;下肢外伤大出血应扎在股骨中下 1/3 交界处。②压力要适当:止血带的标准压力,上肢为 250～300 mmHg,下肢为 300～500 mmHg,无压力表时以刚好使远端动脉搏动消失为度。③衬垫要垫平:皮肤和止血带之间要加衬垫,且平整,以免损伤皮肤。切忌用绳索或铁丝直接扎在皮肤上。④定时放松:上止血带的时间不宜超过 3 h,每 30～60 min 放松一次,每次 2～3 min,放松时可用指压法临时止血。⑤标记要明显:上止血带的伤员要做醒目标记,注明上止血带的日期、时间和部位,以便后续观察。

(二)包扎

包扎在外伤救护中应用最广,使用的器材简便。其目的是保护伤口免受再污染,固定敷料、药品和骨折位置,压迫止血及减轻疼痛。原则上包扎之前要覆盖创面,包扎松紧要适宜,肢体应处于功能位,打结时注意避开伤口。

1. 用物 特制材料有绷带、三角巾、四头带、多头带、丁字带等,就便材料有洁净的毛巾、被单、丝巾、衣物等。

2. 常用的包扎方法

(1)三角巾包扎法 常用的三角巾为底边 130 cm,两边各 85 cm 的等腰三角形,顶角上有一条 45 cm 的系带,使用时可根据需要折叠成不同性状,如可展开或折成燕尾巾,用于包扎躯干或四肢的大面积创伤;可折叠成带状,作为悬吊带或用作肢体创伤及头、眼、下颌、膝、肘、手部较小伤口的包扎。

头顶部包扎法:将三角巾底边向上反折两横指宽,正中放于伤员前额齐眉处,顶角经头顶垂于枕后,然后将两底角经耳上向后扎紧,压住顶角,在枕部交叉再经耳上绕到前额打结固定,最后将顶角向上反折嵌入底边内(图 2-5)。

风帽式包扎法:在顶角、底边中点各打一结,将顶角结放在额前,底边结置于枕部,然后将两底边拉紧向外反折后,绕向前面将下颌部包住,最后绕到颈后在枕部打结(图 2-6)。

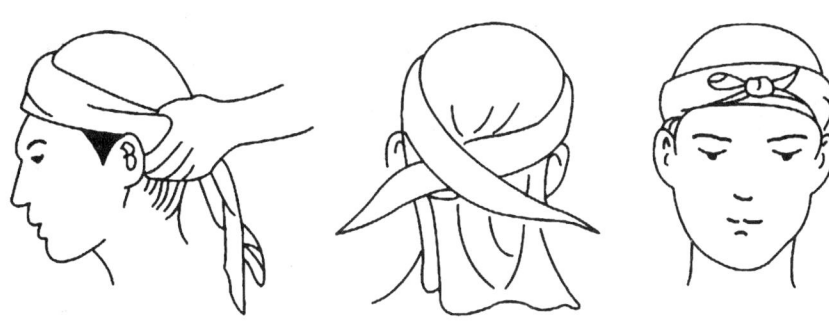

图 2-5　头顶部包扎法

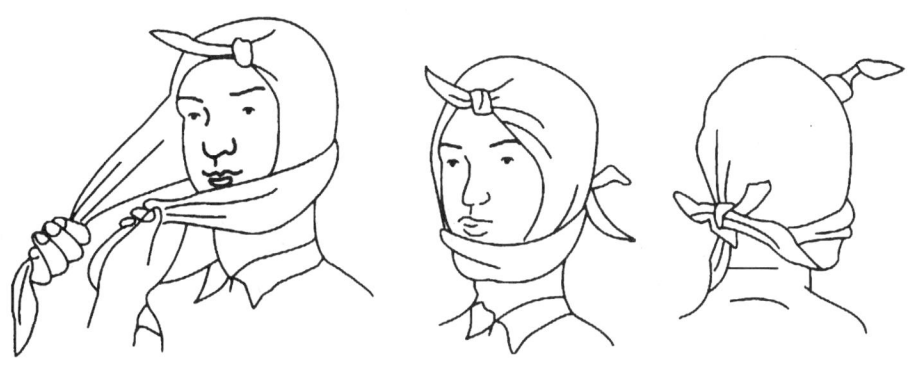

图 2-6　风帽式包扎法

单肩燕尾巾包扎法：将三角巾折成燕尾巾，把夹角朝上放在伤侧肩上，燕尾底边包绕上臂上部打结，两角（向后的一角大于向前的角并压住前角）分别经胸部和背部拉向对侧腋下打结（图2-7）。

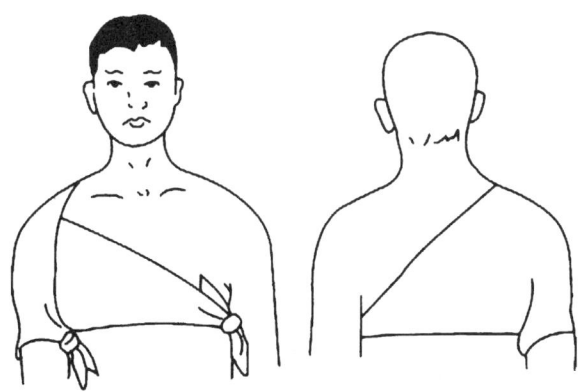

图 2-7　单肩燕尾巾包扎法

双肩燕尾巾包扎法：将三角巾叠成两燕尾角等大的燕尾巾，夹角朝上对准项部，燕尾披在双肩上，两燕尾角分别经左、右肩拉到腋下与燕尾底角打结（图2-8）。

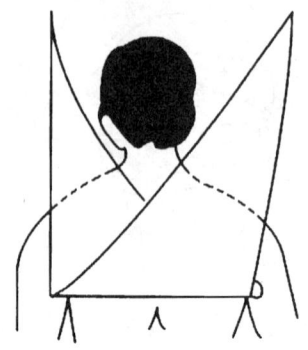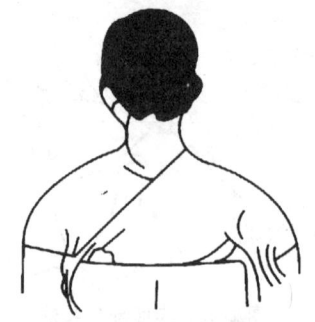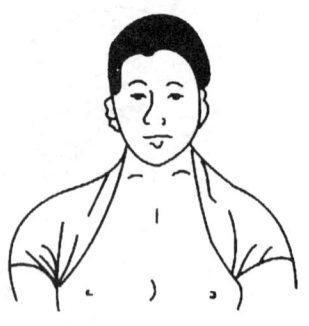

图 2-8　双肩燕尾巾包扎法

展开式三角巾胸部包扎法：将三角巾顶角越过伤侧肩部，垂在背部，使三角巾底边中央正位于伤部下侧，将底边两端围绕躯干在背后打结，再用顶角上的小带将顶角与底边连接在一起（图 2-9）。此法亦适用于背部包扎，只是位置相反，结打于胸前。

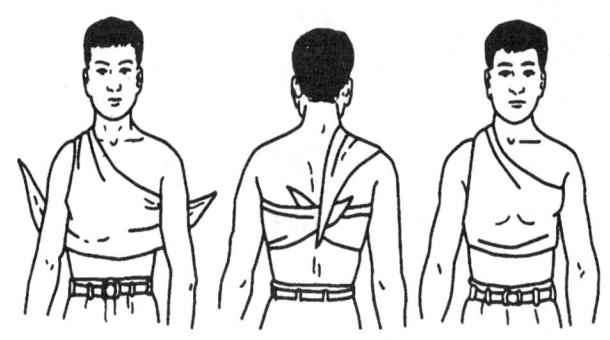

图 2-9　展开式三角巾胸部包扎法

燕尾巾胸部包扎法：将三角巾折成鱼尾状，并在底部反折一道边，横放于胸部，两角向上，分放于两肩上并拉至颈后打结，再用顶角带子绕至对侧腋下打结。此法亦适用于背部包扎，只是位置相反，结打于胸前。

腹部三角巾包扎法：将三角巾顶角放在腹股沟下方，取一底角绕大腿一周与顶角打结。然后，将另一底角同绕腰部与底边打结。此法也可包扎臀部创伤。

双臀三角巾包扎法：多用两块三角巾连接成蝴蝶巾式包扎，将打结部放在腰骶部，底边的一端在腹部打结后，另一端则由大腿后方绕向前，与其底边打结。

上肢悬吊包扎法：将三角巾底边的一端置于健侧肩部，屈曲伤侧肘80°左右，将前臂放在三角巾上，然后将三角巾向上反折，使底边另一端至伤侧肩部，在背后与另一端打结，再将三角巾顶角折平用安全针固定（大悬臂带）。也可将三角巾叠成带巾，将伤肢屈肘80°用带巾悬吊，两端打结于颈后（小悬臂带）。

手（足）包扎法：将手（足）放在三角巾上，手指（或脚趾）对准三角巾顶角，将顶角提起反折覆盖全手（足）背部，折叠手（足）两侧的三角巾使之符合手（足）的外形，然后将两底角绕腕（踝）部打结（图 2-10）。

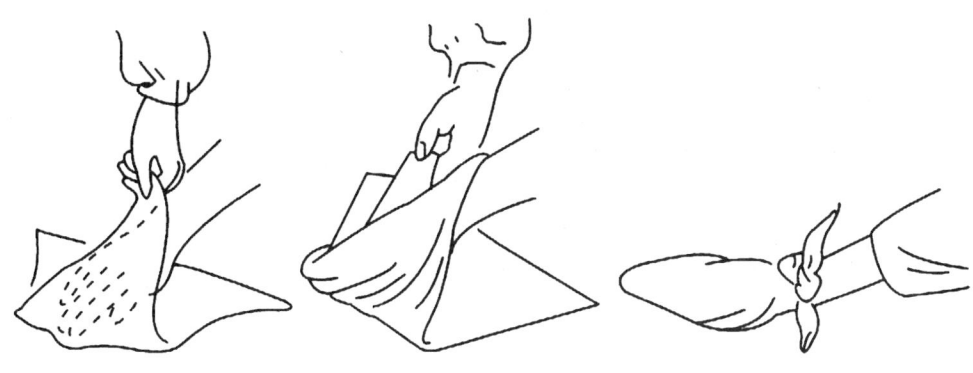

图 2-10 手(足)包扎法

(2)绷带包扎法 绷带包扎是包扎技术的基础。它可随肢体的部位不同变换包扎方法,用于制动、固定敷料和夹板、加压止血、促进组织液的吸收或防止组织液流失、支撑下肢以促进静脉回流。一般用于头部及四肢伤的包扎。

常用绷带有棉布、纱布、弹力绷带及石膏绷带等多种类型,宽窄和长度有多种规格。缠绕绷带时,用左手拿绷带的头端并将其展平,右手握住绷带卷,由肢体远端向近端包扎,用力均匀,不可一圈松一圈紧。为防止绷带在肢体活动时逐渐松动滑脱,开始包扎时先环绕2圈,并将绷带头折回一角在绕第2圈时将其压住(图2-11),包扎完毕后应再在同一平面环绕2~3圈,然后将绷带末端剪开或撕开成两股打结,或用胶布固定。绷带包扎的常用方法见表2-3。

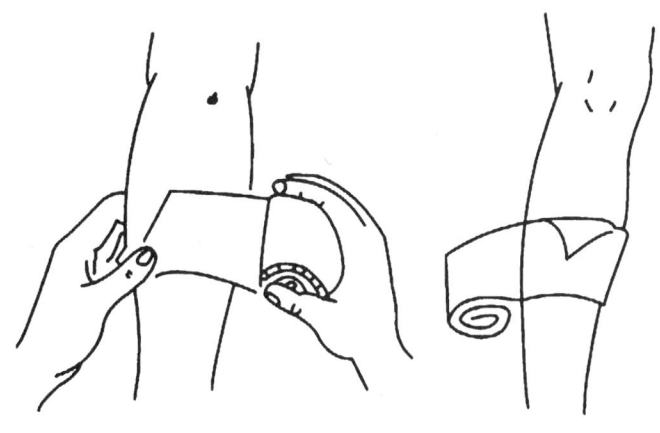

图 2-11 绷带包扎起始端

3. 注意事项

(1)包扎伤口前先简单清创并盖上无菌敷料,然后再行包扎。不得用手或脏物触摸伤口,不得用水冲洗伤口(化学伤除外),不得轻易取出伤口内异物,不准把脱出的组织回纳。

(2)包扎松紧适宜,过紧会影响局部血液循环,过松容易使敷料脱落或移动。包扎完毕后检查指(趾)末端血运情况。

表 2-3 绷带包扎的常用方法

名称	包扎方法	适用范围
环形包扎法	将绷带做环形缠绕	包扎的起始和结束,包扎粗细均匀部位如额、颈、腕及腰部
蛇形包扎法	以环形包扎法开始,再以绷带宽度为间隔,斜行上缠,各周互不遮盖	夹板固定,或需由一处迅速延伸至另一处时,或做简单固定时
螺旋形包扎法	以环形包扎法开始,再稍微倾斜螺旋向上缠绕,每周遮盖上一周的1/3~1/2	包扎直径基本相同的部位,如上臂、手指、躯干、大腿等
螺旋反折包扎法	以环形包扎法开始,再螺旋向上缠绕时每一圈均将绷带向下反折,并遮盖上一周的1/3~1/2,反折部位应位于相同部位,使之成一直线	包扎直径不等的部位,如前臂、小腿等。注意不可在伤口上或骨隆突处反折
"8"字形包扎法	以环形包扎法开始,在伤处上下,将绷带自下而上,再自上而下,重复做"8"字形旋转缠绕,每周遮盖上一周的1/3~1/2	包扎直径不一致的部位或屈曲的关节处,如肩、肘、髋、膝、踝等
回返式包扎法	以环形包扎法开始,由助手在后部将绷带固定,反折后绷带由后部经肢体顶端或截肢残端向前,也可由助手在前部将绷带固定,再反折向后,如此反复包扎,每一来回均覆盖前一次的1/3~1/2,直到包住整个伤处顶端,最后将绷带再环绕数圈把反折处压住固定	包扎没有顶端的部位,如指端、头部或截肢残端

(3)包扎时保持伤员体位舒适,皮肤皱褶处与骨隆突处要用棉垫或纱布做衬垫。需要抬高肢体时,应给予适当的扶托物,包扎的肢体必须保持功能位。

(4)从远心端向近心端包扎,以促进静脉血液回流。包扎四肢时,应将指(趾)端外露,以便观察血液循环。

(5)绷带固定时一般将结打在肢体外侧,严禁在伤口上、骨隆突处或易于受压的部位打结。

(6)解除绷带时,先解开固定结或取下胶布,然后以两手互相传递松解。紧急时或绷带已被伤口分泌物浸透干涸时,可用剪刀剪开。

(三)固定

固定是对骨折病人进行保护和治疗的一种方法,目的是减少伤部活动,减轻疼痛,防止再损伤,便于伤员搬运。所有四肢骨折均应进行固定,脊柱损伤、骨盆骨折及四肢广泛软组织创伤在急救中也应相对固定。

1.用物 特制材料夹板是最理想的固定器材,有木质夹板、金属夹板、充气性夹板和塑料夹板等。就便材料有竹板、树枝、木棒等,紧急时还可直接用伤员的健侧肢体或躯干进行临时固定。

2.常用的固定方法

(1)锁骨骨折固定　用敷料或毛巾垫于两腋前上方,将三角巾叠成带状,两端分别绕两肩呈"8"字形,拉紧三角巾的两头在背后打结,并尽量使两肩后张(图2-12)。也可在背后放"T"字形夹板,然后在两肩及腰部各用绷带包扎固定。一侧锁骨骨折,可用三角巾把患侧手臂悬兜在胸前,限制上肢活动即可。

(2)上臂骨折固定　用长、短两块夹板,长夹板置于上臂的后外侧,短夹板置于前内侧,用绷带或带状物在骨折部位上、下两端固定,再将肘关节屈曲90°,使前臂呈中立位,用三角巾将上肢悬吊固定于胸前(图2-13)。若无夹板,可用两块三角巾,其一将上臂呈90°悬吊于胸前,于颈后打结,其二叠成带状,环绕伤肢上臂包扎固定于胸侧。

(3)前臂骨折固定　协助伤员屈肘90°,拇指在上。取两块夹板,其长度超过肘关节至腕关节的长度,分别置于前臂内、外侧,用绷带或带状三角巾在两端固定,再用三角巾将前臂悬吊于胸前,置于功能位。

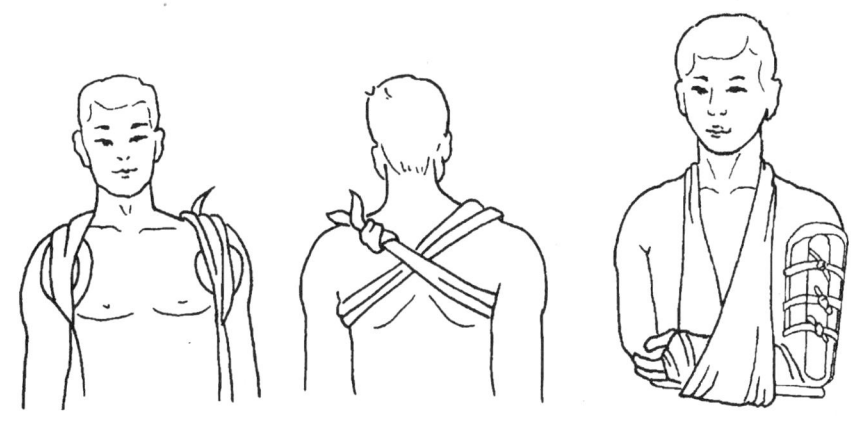

图2-12　锁骨骨折固定　　　　　图2-13　上臂骨折固定

(4)脊柱骨折固定　立即将伤员俯卧于硬板上,不可移动,必要时可用绷带固定伤员,胸腹部需垫上软枕,减轻局部组织受压程度(图2-14)。

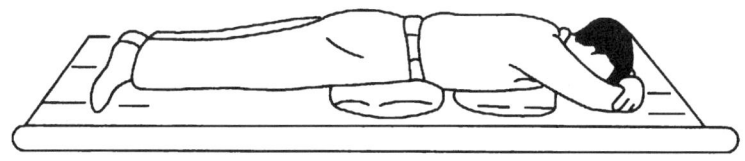

图2-14　脊柱骨折固定

(5)骨盆骨折固定　伤员仰卧位,膝微曲,在两膝、两踝之间及下部垫上软枕,后在踝关节、膝关节及髋关节上用三角巾或绷带固定(图2-15)。

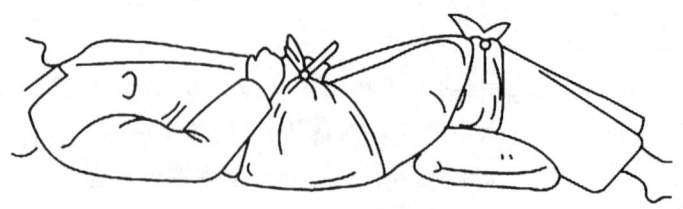

图 2-15　骨盆骨折固定

(6) 大腿骨折固定　把长夹板或其他代用品(长度等于腋下到足跟)放在伤肢外侧,另用一短夹板(长度自足跟到大腿根部),关节与空隙部位加棉垫,用绷带、带状三角巾或腰带等分段固定。足部用"8"字形绷带固定,使脚与小腿呈直角(图2-16)。

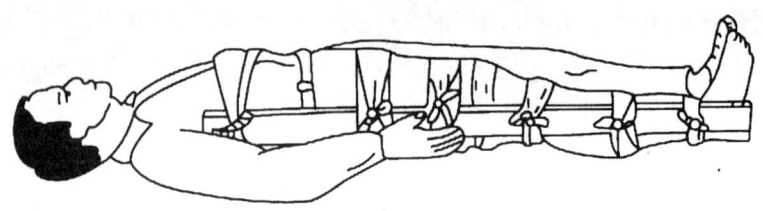

图 2-16　大腿骨折固定

(7) 小腿骨折固定　取长短相等的夹板(长度自足跟到大腿)两块,分别放在伤腿内、外侧,用绷带或带状三角巾分段固定(图2-17)。紧急情况若无夹板,可将伤员两下肢并紧,两脚对齐,将健侧肢体与伤肢分段用绷带固定在一起,注意在关节和两小腿之间的空隙处加棉垫以防包扎后骨折部弯曲。

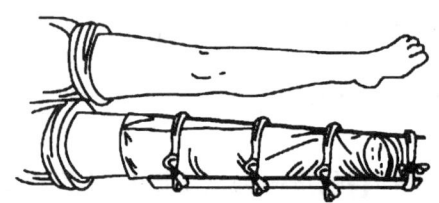

图 2-17　小腿骨折固定

3. 注意事项

(1) 如有伤口和出血,应先止血、包扎,然后再固定骨折部位;如有休克,应先行抗休克处理。

(2) 处理开放性骨折时,刺出的骨折断端在未经清创时不可直接还纳伤口内,以免造成感染。

(3) 夹板的长度与宽度应与骨折的肢体相适应,长度必须超过骨折上、下两个关节;固定时除骨折部位上、下两端外,还要固定上、下两个关节。

(4) 夹板不可直接接触皮肤,其间应加衬垫,尤其在夹板两端、骨隆突处及悬空部位应加厚衬垫,防止局部组织受压或固定不稳。

(5) 固定应松紧适度、牢固可靠,以免影响血液循环。固定肢体时,要将指(趾)端露出,以便随时观察末梢血液循环情况,如发现指(趾)端苍白、发冷、麻木、疼痛、水肿或青紫时,说明血液循环不良,应立即松开检查并重新固定。

(6)固定后应避免不必要的搬动,不可强制伤员进行各种活动。

(四)搬运

搬运是急救医疗不可或缺的重要组成部分,正确、稳妥、迅速地将伤员搬至安全地带对其抢救、治疗和预后都至关重要。现场搬运多为徒手搬运,也可用专用搬运工具或临时制作的简单搬运工具。

1. 用物　徒手搬运无须任何工具。搬运最常用的器械是担架,现场急救也可用椅子、门板、毯子、绳子等代替担架。

2. 常用的搬运方法

(1)担架搬运法　最常用,适用于病情较重、搬运路途较长的伤病员。常用的有适用于心肺复苏及骨折伤员的板式担架,适用于脊柱、骨盆骨折的铲式担架,帆布担架,四轮担架等。担架搬运的动作要领为:由3～4人组成一组,将伤员移上担架;伤员头部向后,足部向前,以便后面的担架员随时观察病情变化;担架员脚步行动要一致,平稳前进;向高处抬时,前面的担架员要放低,后面的担架员要抬高,使伤病员保持水平状态;向低处抬时,则相反。

(2)徒手搬运法　现场如果没有搬运工具,转运路程较近、伤员病情较轻,可以采用徒手搬运法。

单人搬运:①扶持法,搬运者站在伤员一侧,使伤员靠近并用手臂揽住搬运者头颈,搬运者用外侧的手牵伤员的手腕,另一只手扶持伤员的腰背部,扶其行走。适用于伤情较轻、能够站立行走的伤员。②抱持法,搬运者站于伤员一侧,一只手托其背部,另一只手托其大腿,将伤员抱起。有知觉的伤员可用手抱住搬运者的颈部。适用于体重较轻者。③背负法,搬运者站在伤员前面,微弯背部,将伤员背起。此法不适用于胸部伤的伤员。若伤员卧于地上,搬运者可躺在伤员一侧,一只手抓紧伤员双臂,另一只手抱其腿,用力翻身,使其负于搬运者的背上,然后慢慢站起。适用于清醒,但不能行走、体重较轻者(图2-18)。

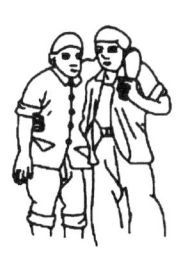 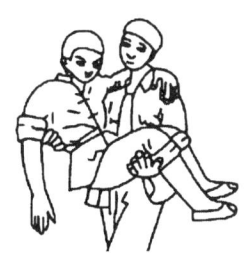 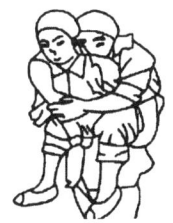

扶持法　　　　　抱持法　　　　　背负法

图2-18　单人搬运法

双人搬运:①椅托式,一人以左膝、另一人以右膝跪地,各用一只手伸入伤员的大腿下并互相紧握,另一只手彼此交替支持伤员的背部(图2-19);②拉车式,一名搬运者站在伤员的头部,以两手插到其腋前,将伤员抱在怀里,另一人抬起伤员的腿部,跨在伤员两腿之间,两人同方向步调一致抬起前行(图2-20);③平抬或平抱法,两人并排将伤员平抱,或者一前一后、一左一右将伤员平抬起。

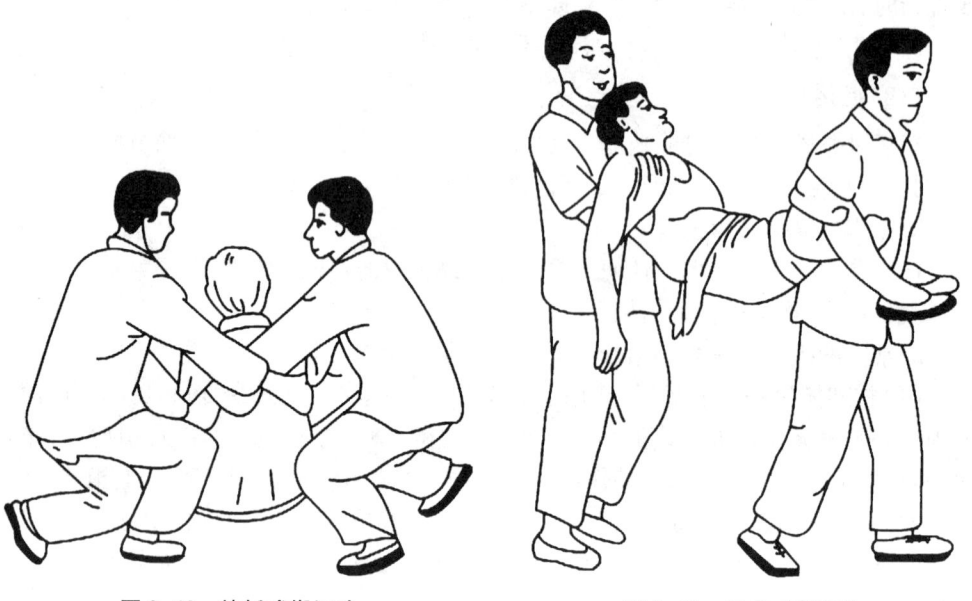

图 2-19　椅托式搬运法　　　　　图 2-20　拉车式搬运法

三人或多人搬运:三人可并排将伤员抱起,齐步一致向前(图 2-21)。四人或以上,可面对面站立将伤员平抱进行搬运。适用于胸、腰椎骨折者。

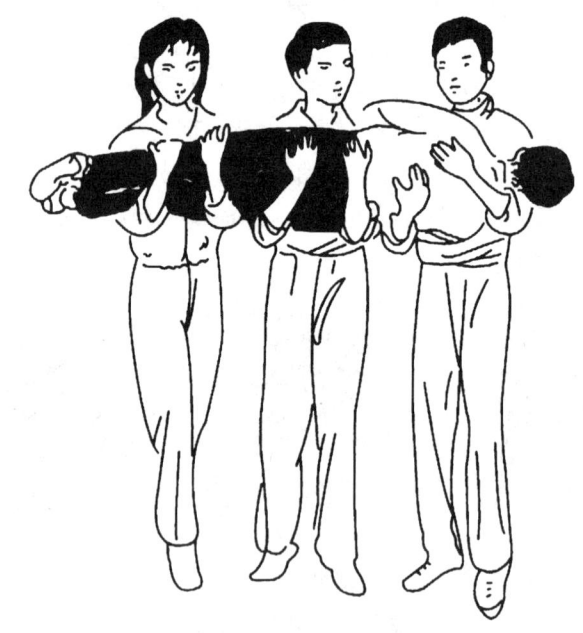

图 2-21　三人搬运法

(3)特殊伤员的搬运法

腹部内脏脱出的伤员:将伤员双腿屈曲,腹肌放松,防止内脏继续脱出。已脱出的内脏严禁回纳腹腔,以免加重污染,应先用大小合适的碗扣住内脏或取伤员的腰带做成略大于脱出物的环,围住脱出的内脏,然后用三角巾包扎固定。包扎后取仰卧位,屈曲下肢,并注意腹部保温,防止肠管过度胀气(图2-22)。

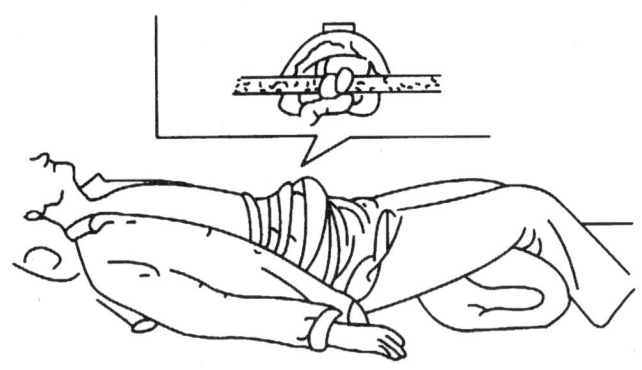

图2-22 腹部内脏脱出的搬运法

昏迷伤员:使伤员侧卧或俯卧于担架上,头偏向一侧,以利于呼吸道分泌物的引流。

骨盆损伤的伤员:先将骨盆用三角巾或大块包扎材料做环形包扎后,让伤员仰卧于门板或硬质担架上,膝微屈,膝下加垫。

脊柱、脊髓损伤的伤员:搬运此类伤员时,应保持脊柱伸直,严禁颈部与躯干前屈或扭转。对于颈椎损伤的伤员,一般由4人一起搬运,1人专管头部的牵引固定,保持头部与躯干呈一直线,其余3人蹲在伤员的同一侧,2人托躯干,1人托下肢,一起起立,将伤员放在硬质担架上,伤员的头部两侧用沙袋固定住(图2-23)。对于胸、腰椎损伤的伤员,3人同在伤员的右侧,1人托住背部,1人托住腰臀部,1人抱持住伤员的两下肢,同时起立将伤员放到硬质担架上,并在腰部垫一软枕,以保持脊椎的生理弯曲。

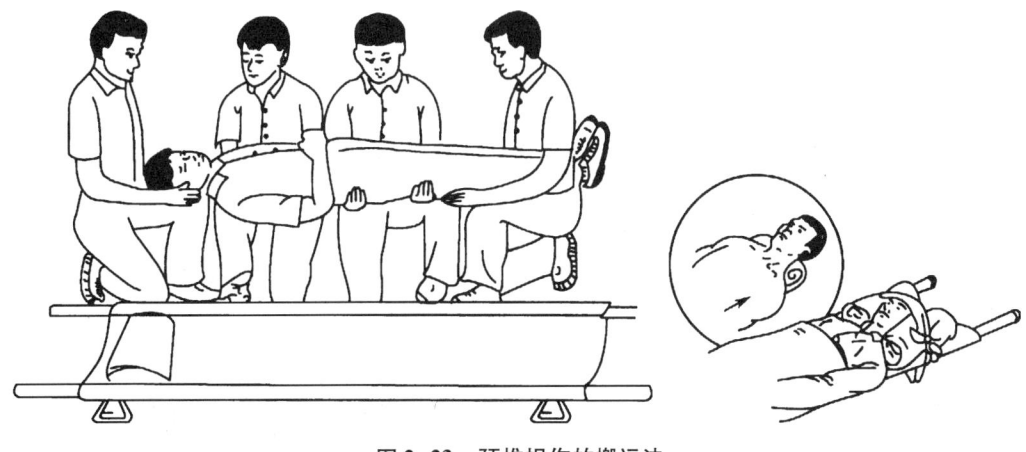

图2-23 颈椎损伤的搬运法

身体带有刺入物的伤员:应先包扎好伤口,妥善固定好刺入物,才可搬运。搬运途中避免震动、挤压、碰撞,以防止刺入物脱出或继续深入。刺入物外露部分较长时,应有专人负责保护刺入物。

颅脑损伤的伤员:使伤员取半卧位或侧卧位,保持呼吸道的通畅,保护好暴露的脑组织,并用衣物将伤员的头部垫好,防止震动。

开放性气胸的伤员:搬运封闭后的气胸伤员时,应使伤员取半坐位,以坐椅式双人搬运法或单人抱扶搬运法为宜。

3. 注意事项

(1)搬运动作要轻巧、敏捷、步调一致,避免震动、强拉硬拽等,以减少伤(病)员的痛苦。

(2)伤(病)员抬上担架后必须扣好安全带,以防止坠落;上、下楼梯时应保持头高位,尽量保持在水平状态;担架上车后应予固定,伤(病)员保持头朝前脚向后的体位;对不同病情的伤(病)员要求不同的体位,使病员舒适。

(3)密切观察生命体征及病情变化,保持各种管道通畅。

(4)对骨折、脱位及大出血的病人,应先固定、止血后再搬运。

(5)搬运途中注意保暖。

二、环甲膜穿刺术

环甲膜穿刺术是在确切的气道建立之前,迅速提供临时路径进行有效气体交换的一项急救技术。它是施救者通过用刀、穿刺针或其他任何锐器,从环甲膜处刺入,建立新的呼吸通道,快速解除气道阻塞和(或)窒息的急救方法。当气管插管不成功或面罩通气不充分时,环甲膜穿刺是急诊非手术方式提供通气支持的紧急治疗措施。

1. 目的　解除上呼吸道梗阻,迅速建立人工气道。

2. 适应证　①各种原因所致上呼吸道完全或不完全阻塞者;②牙关紧闭经鼻气管插管失败者;③气管内给药者。

3. 禁忌证　有出血倾向者。

4. 操作方法

(1)用物准备　环甲膜穿刺针或16号粗针头、T形管、吸氧装置。

(2)病人准备　仰卧位,头尽量后仰并保持中立位。

(3)操作步骤　常规消毒环甲膜区皮肤。确定穿刺部位,在环状软骨与甲状软骨之间正中可触及一凹陷,此即环甲膜。用左手拇指、示指分别固定穿刺点两侧皮肤,右手持穿刺针在环甲膜处垂直下刺,通过皮肤、筋膜及环甲膜,有落空感时,挤压双侧胸部有气流溢出,随即病人上呼吸道梗阻症状缓解,出现咳嗽反射,说明穿刺成功。固定针头于垂直位,用T形管的上臂一端与针头连接,并通过下臂连接吸氧装置。

(4)术后处理　整理用物,医疗垃圾分类处理,做好穿刺记录。

5. 注意事项

(1)环甲膜穿刺术仅是应急手术,带管超过48 h可引起喉水肿、声带损伤而造成声门狭窄的严重后遗症。因此当病人呼吸困难缓解,危急情况好转后应改换气管切开术。

(2)穿刺中进针不宜过深,避免损伤气管后壁黏膜。

(3)穿刺部位有明显出血时应先止血,以免血液流入气管内。

知识链接

海姆立克(Heimlich)腹部冲击法

Heimlich腹部冲击法用于神志清楚的异物阻塞气管病人,也适用于1岁以上的儿童。施救者站于病人身后,用双臂环绕其腰部,一只手握拳,以拇指侧紧顶住病人腹部,位于剑突与脐的腹中线位置,另一只手紧握该拳,用力快速向内、向上冲击腹部,反复冲击直至异物排出(图2-24)。

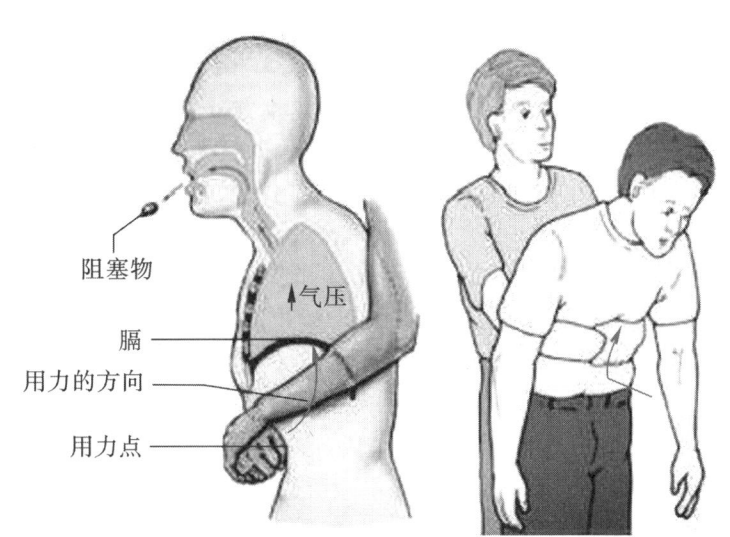

图2-24 Heimlich腹部冲击法

三、电除颤器的使用

心脏电复律是用电能治疗异位性快速心律失常使之转复为窦性心律的一种方法。根据发放脉冲是否与心电图的R波同步,分为同步电复律和非同步电复律。启用同步触发装置用于转复心室颤动以外的各类异位性快速心律失常,为同步电复律。不启用同步触发装置,可在任何时间放电,主要用于转复心室颤动,为非同步电复律,亦称除颤。除颤是利用高能量的脉冲电流,在瞬间通过心脏,使全部或大部分心肌细胞在短时间内同时除极,抑制异位兴奋性,使具有最高自律性的窦房结发放冲动,恢复窦性心律。

引起心搏骤停最常见的致命性心律失常是室颤,室颤可在数分钟内转为心脏停搏。在发生心搏骤停的病人中约2/3为室颤。因此,尽早快速除颤是心肺复苏抢救中最关键的环节。除颤成功的可能性随着时间的流逝而减少或消失,除颤每延迟1 min

成功率将下降7%~10%。对于目击倒下或心电示波为室颤时,应将电击除颤放在首位,立即进行非同步电除颤。

1. 适应证　主要是心室颤动、心室扑动或无脉性室性心动过速者。

2. 操作方法

(1) 用物准备　除颤器,导电糊1支或4~6层生理盐水纱布,简易呼吸器,吸氧装置,急救物品等。

(2) 病人准备　除颤器未到前对病人进行高质量心肺复苏术,除颤器到后确保病人去枕平卧于坚硬平面上,检查并去除身上的金属及导电物质,松开衣扣,暴露胸部;了解病人有无安装起搏器;如果汗液多,用纱布擦净胸部汗液。

(3) 操作步骤

1) 评估:监测、分析病人心电示波,确认室颤、心室扑动或无脉性室性心动过速,需要电除颤;呼救,记录抢救开始时间。

2) 开机:连接电源,开机,将旋钮调至"ON"位置,机器设置默认"非同步"状态。

3) 选择能量:根据不同除颤器选择合适的能量,单相波除颤器为360 J,双相波除颤器为120~200 J,或根据厂家推荐;如不清楚厂家推荐,选择可调的最高功率。儿童首次2 J/kg,不成功则4 J/kg。

4) 准备电极板:将专用导电糊涂于电极板上,或每个电极板垫以4~6层生理盐水纱布。

5) 正确放置电极板:除颤器的2个电极板,一个放置在右锁骨中线第2肋间,另一个放置在左侧腋中线第5肋间,即心尖部(图2-25)。

6) 充分接触:两电极板充分接触皮肤并稍加压(如涂有导电糊,应轻微转动电极板,使导电糊分布均匀),压力约5 kg(电极板指示灯显示绿色)。

7) 再次评估:再次分析心电示波,确认室颤、心室扑动或无脉性室性心动过速。

8) 充电:按下"充电"按钮,将除颤器充电至所选择的能量。

9) 放电前安全确认:高喊"大家离开",并查看自己与病床周围,确保操作者与周围人无直接或间接与病床或病人接触。

10) 放电:操作者两手拇指同时按压电极板"放电"按钮给予电击除颤。注意电极板不要立即离开胸壁,应稍停留片刻。

11) 立即胸外按压:按压后,多数病人会出现数秒的非灌流心律,需立即给予5个循环的高质量胸外按压,增加组织灌注。

12) 观察除颤效果:再次观察心电示波,了解除颤效果;必要时再次准备除颤。

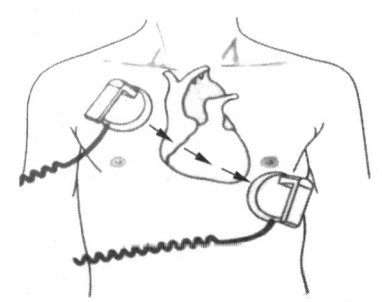

图2-25　前-侧位电极板放置位置

(4)除颤后处理 ①擦干病人胸壁的导电糊或生理盐水,整理床单位;②关闭开关,切断电源,清洁电极板,更换电极板外覆盖纱布,除颤仪充电备用;③留存并标记除颤时自动描记的心电图纸。

3. 注意事项

(1)除颤前要识别心电图类型,以正确选择除颤方式。

(2)除颤前确定病人除颤部位无潮湿、无敷料。如带有植入性起搏器,应避开起搏器部位至少10 cm。

(3)电极板放置位置要准确,两块之间距离应超过10 cm;导电糊涂抹均匀,不可用耦合剂代替。

(4)牢固按压电极板,以减少胸壁阻力。

(5)电击前观看左右前后,在场人员离开,不要触及病人的身体,以防伤及他人。

(6)连续3次除颤,如不成功则进行药物除颤。

(7)除颤部位皮肤可有轻微红斑、疼痛,3~5 d后可自行缓解。

4. 自动体外除颤器 自动体外除颤器(automated external defibrillator,AED)是一种便携、易于操作、配置在公共场所、专为现场急救设计的急救设备,具有自动识别、鉴别和分析心电节律,自动充电、放电和自检功能。操作者在使用AED时,首先将所附2个黏性电极板按指示分别贴于病人右锁骨下及心尖处,打开开关后按声音和屏幕文字提示完成简易操作。根据自动心电分析系统提示,确认为可电击的心律后,即可按下电击/放电键。此后系统立即进入节律再分析阶段,以决定是否再次除颤。

四、简易呼吸器

简易呼吸器即面罩-球囊,是进行人工通气的简易工具,具有供氧浓度高、操作简便等特点。2015年国际心肺复苏指南指出,双人心肺复苏基础生命支持阶段可用简易呼吸器代替口对口人工呼吸。简易呼吸器由一个有弹性的球囊、三通呼吸活门、衔接管、储氧袋和面罩组成,在球囊后面空气入口处有单向活门,以确保球囊舒张时空气能单向流入,其侧方有氧气入口,连接氧气后,使用储氧袋可提高给氧浓度。

1. 适应证 主要用于途中、现场或临时替代呼吸机的人工通气。

2. 禁忌证 ①中等以上活动性咯血;②颌面部外伤或严重骨折;③大量胸腔积液。

3. 操作方法

用物准备:选择合适的面罩,以便得到最佳使用效果。外接氧气,应调节氧流量至储氧袋充满氧气(氧流量8~10 L/min)。

病人准备:仰卧,取去枕、头后仰体位。

操作步骤:简易呼吸器分为单人操作法和双人操作法,双人操作法效果优于单人法。简易呼吸器必须在呼吸道畅通前提下使用,使用前应开放气道,清除口腔中义齿与咽喉部任何可见的异物,松解病人衣领。

(1)单人操作法(EC手法) 操作者位于病人头部的后方,将病人头向后仰,并托牢下颌使其朝上,保持气道通畅。将面罩扣在病人口鼻处,用一手拇指和示指呈"C"形按压面罩,中指和无名指放在下颌下缘,小指放在下颌角后面,呈"E"形,保持面罩的适度密封,用另外一只手均匀地挤压球囊,送气时间为1 s,将气体送入肺中,待球囊重新膨胀后再开始下一次挤压,保持适宜的吸气/呼气时间。若气管插管或气管切开病人使用简易呼吸器,应先将痰液吸净后再应用(图2-26)。

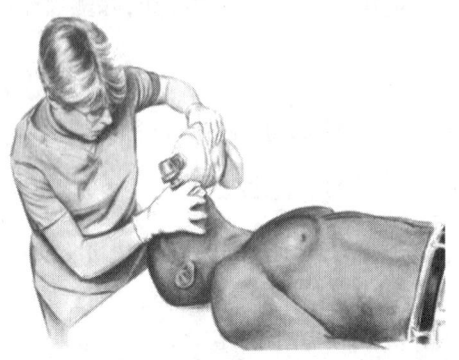

图2-26 简易呼吸器单人操作法

(2)双人操作法(双EC手法) 由一人固定或按压面罩,方法是操作者分别用双手的拇指和示指放在面罩的主体,中指和无名指放在下颌下缘,小指放在下颌角后面,将病人下颌向前拉,伸展头部,畅通气道,保持面罩的适度密封,由另一个人挤压球囊(图2-27)。

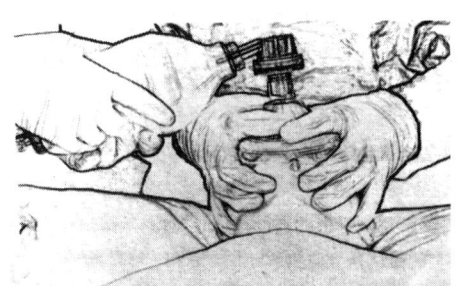

图2-27 简易呼吸器双人操作法

4.注意事项

(1)选择适宜通气量 应根据球囊容量、病人病情、年龄、体质等决定挤压的通气量,见到胸廓起伏即可,为400~600 mL。

(2)选择适当呼吸频率 美国心脏协会建议,如果成人患者有脉搏,每5~6 s给予1次呼吸(10~12次/min);如果没有脉搏,使用30∶2的比例进行按压通气;如果建立了高级气道,可以6 s进行一次人工通气(10次/min)。如果病人尚有微弱呼吸,应注意挤压球囊的频率和病人呼吸的协调,尽量在患者吸气时挤压,避免在呼气时挤压。

(3)使用时间不宜过长 受人为因素的影响,如果长时间使用,易使通气量不足,必须及时行气管插管。

(4)监测病情变化 使用简易呼吸器过程中,应密切观察病人的通气效果、胸腹起伏、肤色、听诊呼吸音、生命体征和血氧饱和度等参数。

五、多参数心电监护仪的使用

多参数监测是指用多参数心电监护仪对病人的各种生理参数和波形进行实时监测,以准确地评估病人当时的生理状态,为诊断及治疗提供依据。凡是急危重症病人都是多参数心电监护仪的适应证。

1. 应用多参数心电监护仪的目的　①及时发现致命性心律失常;②及时发现心肌损害;③监测电解质紊乱情况;④指导抗心律失常治疗;⑤监测生命体征、血氧饱和度等生理参数的变化。

2. 多参数心电监护仪的基本功能　①显示、记录心率和心电图及打印心电图;②图像冻结功能;③心律失常分析;④异常生理参数报警功能;⑤测量体温、血氧饱和度、呼吸、脉率、血压等生理参数;⑥趋势回顾和记录。

3. 操作步骤

(1) 开机:接通电源,打开电源开关。

(2) 检查监护仪功能及导线连接是否正常。

(3) 清洁病人皮肤,保证电极与皮肤表面接触良好。

(4) 安放电极片:将电极片与监护仪导联线相连,并正确贴于病人胸部位置,避开伤口,必要时应避开除颤部位。电极片安放位置:RA(右臂)电极,安放在锁骨下,靠近右肩;LA(左臂)电极,安放在锁骨下,靠近左肩;RL(右腿)电极,安放在右下腹;LL(左腿)电极,安放在左下腹;V(胸部)电极,安放在胸壁上(图2-28)。其中,V(胸部)电极安放位置:V_1 在胸骨右缘第4肋间;V_2 在胸骨左缘第4肋间;V_3 在 V_2 和 V_4 的中间位置;V_4 在左锁骨中线第5肋间;V_5 在左腋前线,平 V_4;V_6 在左腋中线,平 V_4;V_7 在左腋后线第5肋间(图2-29)。

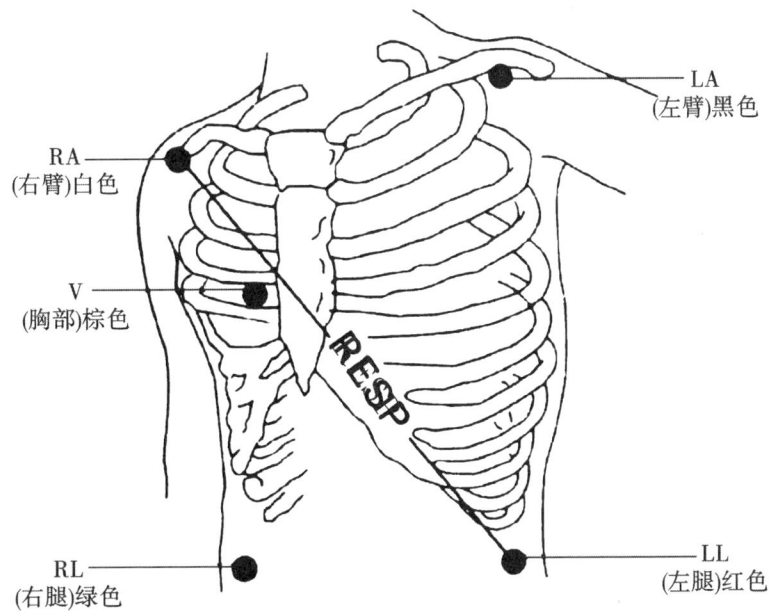

图 2-28　五导联电极安放位置

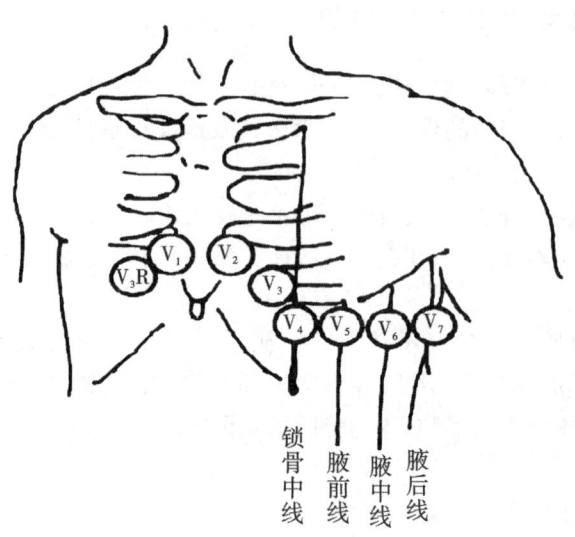

图 2-29 V 电极安放位置

(5)将血压计袖带安放在病人的上臂或大腿上,保证记号 Φ 正好位于适当的动脉之上,且松紧度适宜。

(6)将血氧饱和度探头正确安放于病人指(趾)或耳郭处,使其光源透过局部组织,保证接触良好。

(7)选择病人类型(成人、小儿、新生儿)、导联(一般选择Ⅱ导联)、波形增益、滤波方式(诊断、监护、手术),保证监测波形清晰、无干扰。

4.注意事项

(1)根据病人的不同年龄,正确设定病人类型。

(2)密切观察心电图波形,及时处理干扰和电极脱落。

(3)根据病情决定是否需要每日回顾 24 h 心电监测情况,必要时记录。

(4)正确设定报警界限,不能关闭报警声音。

(5)每日应检查电极安放位置的皮肤,若出现过敏迹象,应更换电极或改变安放位置。

(6)对躁动患者,应当固定好电极和导线,避免电极脱位、导线打折缠绕。

(7)滤波方式有 3 种,诊断:显示未经过滤的 ECG 波形(未经处理的真实波);监护:过滤可能导致假报警的伪差;手术:减少来自电外科设备的伪差与干扰。在干扰较小时,尽量采用"诊断"方式对病人进行监护。

(8)长时间连续监测血氧饱和度的病人,每 2 h 左右检查一次测量部位的末梢循环情况和皮肤情况,如果发现不良变化,应及时更换测量部位。安放手指血氧探头的电缆线应置于手背,确保指甲正对血氧探头光源射出的光线。不要在同一肢体上同时进行血氧饱和度和无创血压的测量。

(9)下列情况可影响血氧饱和度的监测结果:病人发生休克、体温过低、使用血管活性药物及贫血等。周围环境光照太强、电磁干扰及涂抹指甲油等也可影响监测结果。

(10) 选择合适的袖带,袖带宽度应是肢体周径的40%或者上臂长度的2/3,袖带的充气部分长度应足够环绕肢体的50%～80%。不要在有静脉输液或插导管肢体上安放袖带。

(11) 根据病情正确选择无创血压的测量模式:手动模式,只进行一次测量;自动模式,间隔时间可设为1、2、3、4、5、10、15、30、60、90、120、180、240、480 min;连续模式,5 min 内连续地进行测量。

(12) 停机时,先向病人说明,取得合作后关机,断开电源,取下电极片。清洁消毒机壳外部和各导联线,将各导联线顺势盘绕,妥善固定,避免折叠、扭曲、缠绕等。

六、动脉、静脉穿刺置管术及护理

(一) 动脉穿刺置管术

动脉穿刺置管术指经皮穿刺动脉并留置导管在动脉(如桡动脉、肱动脉、股动脉)腔内,经此通路进行治疗或检测的方法。

1. 适应证

(1) 重度休克病人须经动脉注射高渗葡萄糖注射液及输血等,以提高冠状动脉灌注量及增加有效血容量。

(2) 行特殊检查或治疗,如选择性动脉造影及左心室造影、经动脉注射抗癌药物行区域性化疗等。

(3) 危重及大手术后病人有创血压监测。

(4) 需动脉采血检验,如血气分析。

2. 禁忌证

(1) 桡动脉侧支循环试验阳性。

(2) 凝血功能障碍或有出血倾向者。

(3) 穿刺部位有感染者。

3. 物品准备 注射盘、无菌注射器及针头、肝素注射液。动脉穿刺插管包,内含弯盘1个、洞巾1块、纱布4块、2 mL注射器1支、动脉穿刺套管针1根,另加三通开关及相关导管、无菌手套、1%普鲁卡因、动脉压监测仪等。

4. 操作方法

(1) 确定穿刺部位,常用股动脉、肱动脉、桡动脉等,以左手桡动脉为首选。

(2) 常规消毒皮肤,术者戴无菌手套,铺洞巾。

(3) 于动脉搏动最明显处,用两指上下固定欲穿刺的动脉,两指间隔0.5～1 mL供进针。

(4) 右手持注射器或动脉插管套针(应先用1%普鲁卡因1～2 mL于进针处皮肤做局部麻醉),将穿刺针与皮肤呈15°～30°角朝向近心方向斜刺向动脉搏动点。如针尖部传来搏动感,表示已触及动脉,再快速推入少许,即可刺入动脉。若为动脉采血,可待注射器内动脉血回流至所需量即可拔针;若为动脉插管,应取出针芯,如见动脉血喷出,应立即将外套管继续推进少许,使之深入动脉内以免脱出,而后根据需要,接上动脉压监测仪或动脉加压输血装置等。如拔出针芯后无回血,可将外套管缓慢后退,直至有动脉血喷出。若无,则将套管退至皮下插入针芯,重新穿刺。

(5)操作完毕,迅速拔针,用无菌纱布压迫针眼至少5 min,以防出血。

(二)静脉穿刺置管术

深静脉穿刺置管术是抢救急危重症病人的一项基本技术,也是各种化疗、介入等治疗的基础。根据置管形式不同将深静脉穿刺置管术分为:中心静脉导管(central venous catheter,CVC)置管术、外周中心静脉导管(peripherally inserted central venous catheter,PICC)和完全植入式静脉输液港。本节主要介绍 CVC 置管术。

CVC 置管术指经锁骨下静脉、颈内静脉和股静脉穿刺置管,尖端位于上腔静脉或下腔静脉内,首选锁骨下静脉穿刺。

1. 适应证

(1)血流动力学监测,包括测定中心静脉压、Swan-Ganz 漂浮导管监测等。

(2)需快速输液或者四肢静脉输液困难者,如休克、周围循环衰竭的危重病人。

(3)全胃肠外营养,或者需要输入浓度较高、刺激性液体时。

(4)行特殊检查或治疗者,如心导管检查、安装心脏起搏器等。

2. 禁忌证

(1)穿刺部位有感染、放射治疗史、血管外科手术史者。

(2)凝血功能障碍者。

(3)上腔静脉压迫综合征者。

3. 用物准备 清洁盘,深静脉穿刺包,中心静脉导管,穿刺套管针,扩张管,生理盐水,5 mL 注射器,1% 普鲁卡因。

4. 操作方法

(1)锁骨下静脉穿刺置管术

1)病人体位:尽量取头低15°的仰卧位,头转向穿刺对侧,使静脉充盈,减少空气栓塞发生的机会。重度心力衰竭等病人不能平卧时,可取半卧位穿刺。

2)穿刺点定位:首选右锁骨下静脉,以防损伤胸导管。可经锁骨下及锁骨上两种进路穿刺。①锁骨下进路,取锁骨中、内 1/3 交界处,锁骨下方约 1 cm 为穿刺点,针尖向内,轻向上指,向同侧胸锁关节后上缘进针,如未刺入静脉,可退针至皮下,针尖改指向甲状软骨下缘进针,也可取锁骨中点、锁骨下方 1 cm 处,针尖指向颈静脉切迹进针。针身与胸壁呈 15~30°角,一般刺入 2~4 cm 可入静脉。此点便于操作,临床曾最早应用,但如进针过深易引起气胸,故目前除心肺复苏时临时给药外,已较少采用。②锁骨上进路,取胸锁乳突肌锁骨头外侧缘、锁骨上方约 1 cm 处为穿刺点,针身与矢状面及锁骨各呈 45°角,在冠状面呈水平或向前略偏呈 15°角,指向胸锁关节进针,一般进针 1.5~2.0 cm 可进入静脉。此路指向锁骨下静脉与颈内静脉交界处,穿刺目标范围大,成功率常较颈内静脉穿刺为高,且安全性好,可避免胸膜损伤或刺破锁骨下动脉。

3)穿刺:检查中心静脉导管是否完好,用生理盐水冲洗,排气备用。常规消毒皮肤,铺洞巾。1% 普鲁卡因 2~4 mL 局部浸润麻醉。取抽吸有生理盐水 3 mL 的注射器,连接穿刺针按上述穿刺部位及方向进针,入皮下后应推注少量生理盐水,将可能堵塞于针内的皮屑推出,然后边缓慢进针边抽吸,至有落空感并吸出暗红血液,示已入静脉。

4)置管:取腔内充满生理盐水的静脉导管自针尾孔插入。注意动作轻柔,如遇阻力应找原因,不可用力强插,以防损伤甚至穿通血管。导管插入后回血应通畅,一般插入深度不超过15 cm,达所需深度后拔除穿刺针,于穿刺口皮肤缝一针,固定导管,无菌敷料包扎。

(2)颈内静脉穿刺置管术

1)病人体位:取头低15~30°角的仰卧位,头转向穿刺对侧。

2)穿刺点定位:一般选择右侧颈内静脉。依照穿刺点与胸锁乳突肌的关系分3种进路。①中路,由胸锁乳突肌的锁骨头、胸骨头和锁骨组成的三角形称胸锁乳突肌三角,在其顶端处(距锁骨上缘2~3横指)进针,针身与皮面(冠状面)呈30°角,与中线平行,指向尾端。②前路,在胸锁乳突肌前缘中点(距中线约3 cm),术者用左手示、中指向内推开颈总动脉后进针,针身与皮面呈30~50°角,针尖指向锁骨中、内1/3交界处或同侧乳头。③后路,在胸锁乳突肌外缘中、下1/3交界处进针,针身水平位,在胸锁乳突肌深部向胸骨柄上窝方向穿刺。针尖勿向内侧过深刺入,以防损伤颈总动脉。

3)穿刺:常规消毒皮肤,铺洞巾。局部浸润麻醉。按上述相应进针方向及角度试穿,进针过程中持续轻轻回抽注射器,至见回血后,记住方向、角度及进针深度后拔针。

4)置管:进针点皮肤用尖刀切一小口,必要时用扩张管扩张,在导引钢丝引导下插入中心静脉导管,取出导引钢丝,缝合2针固定导管,无菌敷料包扎,胶布固定。

(3)股静脉穿刺置管术

1)病人体位:取仰卧位,穿刺侧的大腿放平,稍外旋、外展。

2)穿刺点定位:先触及腹股沟韧带和股动脉搏动处。在腹股沟韧带内、中1/3的交界外下方二指(约3 cm)处,股动脉搏动点内侧约1 cm处,定为穿刺点。

3)穿刺:常规消毒皮肤后,以左手示指扪及股动脉后,向内移1 cm左右,即以示指、中指分开压迫股静脉,右手持穿刺针,由穿刺点向上呈45°~60°角斜刺或垂直穿刺,边进针边抽吸,如抽得血液表示已刺入股静脉内。如未抽到回血,可继续进针,直至针尖触及骨质,再边退针边抽吸。

4)抽得静脉回血后,操作同上。

(三)动脉、静脉穿刺置管术后的护理

1.常规护理

(1)固定妥善,防止脱出。严密观察插管局部有无渗血、渗液。

(2)保持导管的通畅,防止受压、扭曲和堵塞。

(3)加强心理护理,在检查、治疗和监护的过程中要有专人护理,随时询问病人的感觉,给予生活和心理支持的全面照顾。

2.并发症的预防及护理

(1)血栓形成 血栓栓塞是动静脉插管术后最常见的并发症,主要与病人的防御反应加强、血流速度减慢、血容量不足和血液黏稠度增高等因素有关。护理中要重视预防血栓的形成,减少栓塞的发生。其预防措施如下:①选择管径适宜、管腔粗细一致、质地较柔软的导管进行插管,可减少血栓的形成。②导管要固定牢固,减少移动,可减轻血管壁的损伤,防止血栓形成。③用肝素溶液冲洗导管,以维护导管通畅和预防血栓形成。一般情况下在0.9%生理盐水500 mL中加入肝素50~100 mg,用持续冲洗器、微量泵或输液器持续缓慢滴注,进行冲洗;也可用1%肝素盐水0.5~1.0 mL

定时或根据需要从输液器莫非氏滴管中加入导管或直接经导管口注入导管,在静脉注射时,一旦遇到阻力切不可强行注入,以免引起血栓脱落,造成人为血栓栓塞。④尽量缩短导管留置的时间,一般不超过72 h。最安全的留置时间是48~72 h,时间延长血栓发生的概率将成倍增加。⑤加强置管侧肢体的观察与护理。一方面要严密观察肢体的温度、皮肤颜色、肢体的感觉及有无肿胀和疼痛等情况,以了解肢体供血情况,有助于尽早发现栓塞的迹象。另一方面,要帮助病人按摩肢体肌肉,活动关节,以促进肢体血液循环,减少血栓形成。

(2)感染　导管感染在动、静脉插管术后的发生率也较高,与机体抵抗力下降、用物的污染、无菌操作不严格置管时间过长等有关,要加强护理。①慎重选择置管部位,尽量避开会阴部、焦痂及创面等处,以减少感染机会。②术前要认真准备皮肤,术中要严格无菌操作,术后要减少污染。③加强导管入口处及周围皮肤的护理,保持其干燥、无菌。每24 h更换敷料一次,若有污染,应随时更换。在更换敷料时,要观察伤口有无红、肿、热、痛等炎症反应,有无出血倾向。一切正常,可用碘伏消毒,用无菌敷料重新敷盖伤口。④所有用物均应保持无菌状态,每24 h更换一次。⑤若发现导管少量脱出,不可随手送入血管。要经碘伏和酒精消毒后方可重新送回血管。⑥增强病人的抵抗力,必要时可用抗生素治疗,并争取尽早拔管。

(3)出血　引起出血的原因有:插管时反复穿刺加重了血管壁损伤、插管后常规抗凝用药、护理不当致导管连接处松脱、拔管后按压血管时间过短等。针对这些原因可采取以下护理措施:①插管时要求技术娴熟,动作轻柔、稳准,避免反复穿刺加重血管壁的损伤。②所有的接头都要衔接紧密,"三通"开关的位置要正确,否则会导致快速出血。③动脉插管后穿刺部位要加压包扎,必要时用1 kg沙袋压迫6~12 h。④插管后要严密观察出血倾向,如伤口有无渗血、牙龈有无出血,必要时进行凝血时间的监测。⑤拔管后立即局部按压10 min,以减少血肿的形成。

(4)气胸　由于锁骨下静脉插管时伤及胸膜腔和肺尖所致。预防的关键是熟悉局部解剖,正确操作。术后要注意观察病人呼吸,一旦出现呼吸急促或呼吸困难,应及时与医生取得联系。

问题分析与能力提升

病例1:道路上突发交通事故,一辆大客车与一辆货车相撞,已有多人死伤,现场目击者立即实施抢救,有人拨打了120急救电话。急救中心接到呼救后,紧急派出救护车和救护人员,携带急救器材和药物赶往事故现场。

思考:你作为一名120急救人员,应该如何进行救护?

病例2:病人,男,28岁,因车祸致肢体外伤,6 min后救护人员赶到现场,查体:病人意识清楚,呼吸急促,左上肢疼痛、畸形、活动受限,伤口出血不止。

思考:①如何对该病人伤口进行止血?止血时应注意哪些问题?②如何对该患者进行左上肢骨折固定?固定时应注意哪些问题?

课后练习

1. 前臂出血应压迫( )
   - A. 肱动脉
   - B. 锁骨下动脉
   - C. 颈动脉
   - D. 尺、桡动脉
   - E. 腘动脉

2. 包扎的目的是( )
   - A. 保护伤口、减少污染
   - B. 固定骨折、关节和敷料
   - C. 压迫止血
   - D. 减轻疼痛
   - E. 以上都正确

3. 紧急救护的原则应排除( )
   - A. 先止血后包扎
   - B. 先复苏后固定
   - C. 先重伤后轻伤
   - D. 先运送后救治
   - E. 急救与呼救同时进行

4. 使用多参数监护仪时,电极安放位置不正确的是( )
   - A. RA 电极安放在锁骨下,靠近右肩
   - B. LA 电极安放在锁骨下,靠近左肩
   - C. RL 电极安放在右下腹
   - D. LL 电极安放在左下腹
   - E. V 电极安放在右下腹

5. 关于中心静脉导管置管术的适应证不正确的是( )
   - A. 需长期静脉输液,但外周浅表静脉条件差,不易穿刺成功者
   - B. 静脉内高营养治疗
   - C. 上腔静脉综合征
   - D. 长期化疗、频繁留取血标本者
   - E. 需快速或加压静脉输液、输血、给药和监测中心静脉压者

6. 某助动车与大卡车相撞,助动车驾驶员被压在卡车车轮下,首先应采取的急救措施为( )
   - A. 不可开动卡车或将车轮前垫高 10 cm 左右再启动卡车,把伤者安全地从车轮下解救出来
   - B. 迅速处理伤口
   - C. 立即拨打急救电话
   - D. 快速检查伤员伤情
   - E. 去叫人一同抢救

7. 有一创伤病人同时出现下列几种病情,你首先采取的紧急救护措施应纠正( )
   - A. 伤口渗血
   - B. 休克
   - C. 内脏脱出
   - D. 窒息
   - E. 骨折

8. 张某,男,65 岁,发生车祸,当急救人员赶到现场时发现该病人极度呼吸困难,脉搏细弱,面色苍白,双手捂住胸部。请问该病人应用何种颜色的标示卡( )
   - A. 黄色
   - B. 红色
   - C. 绿色
   - D. 蓝色
   - E. 黑色

9. 魏某,男,38 岁,建筑工,在烈日下工作 2 h 后出现头晕、口渴、全身乏力、心悸、注意力不集中等症状,血压 90/60 mmHg,此时的最佳处理措施为( )
   - A. 冰水浸泡 30 min
   - B. 口服大量清凉饮料
   - C. 立即监测血压、呼吸
   - D. 快速静脉滴注甘露醇

E. 立即将病人搬离高温环境到通风阴凉处休息

10. 现场抢救中,怀疑病人有颈椎骨折时,在搬运过程中以下哪项错误( )
  A. 尽可能用颈托固定颈部　　　　B. 搬运时应固定头部,避免摇摆
  C. 保持脊柱的轴线稳定　　　　　D. 可用海绵垫抬动
  E. 将病人固定在硬板担架上搬运

11. 王某,男,40岁,1 h前从货车上跌下,造成右肩外伤和左锁骨骨折,现场急救的次序,下列哪项最正确( )
  A. 妥善固定、包扎伤口、初步检查、平稳运送
  B. 包扎伤口、妥善固定、初步检查、平稳运送
  C. 初步检查、包扎伤口、妥善固定、平稳运送
  D. 妥善固定、初步检查、包扎伤口、平稳运送
  E. 包扎伤口、初步检查、妥善固定、平稳运送

(12~13题共用题干)
病人,男,32岁,因车祸造成腹部严重创伤,病人神志清楚、痛苦病容、呻吟、面色苍白、皮肤湿冷、肠管外露。

12. 对该病人处理措施不正确的是( )
  A. 禁食、补液　　　　　　　　　B. 尽快术前准备
  C. 用消毒碗覆盖脱出物,初步包扎伤口　D. 抗感染
  E. 迅速向腹腔还纳肠管

13. 搬运该病人应安置的体位是( )
  A. 俯卧位、下肢屈曲　　　　　　B. 侧卧位、下肢屈曲
  C. 中凹位　　　　　　　　　　　D. 仰卧位、下肢屈曲
  E. 平卧头偏向一侧

(14~15题共用题干)
病人,男,26岁,右膝关节外侧皮肤挫裂伤,创面1.5 cm×3 cm,伤口内有泥沙污染。

14. 院前处理原则主要是( )
  A. 清创缝合+TAT　　　　　　　B. 清创不缝合+TAT
  C. 换药+抗生素　　　　　　　　D. 清创
  E. 抗生素+TAT

15. 用绷带给病人包扎固定,包扎方法主要选用( )
  A. 环形包扎法　　　　　　　　　B. 回返包扎法
  C. 螺旋包扎法　　　　　　　　　D. 蛇形包扎法
  E. "8"字形包扎法

(济源职业技术学院　高宁宁)

第三章 急诊科管理与护理

> **学习目标**
> 1. 了解急诊科的设置、任务和工作特点，突发公共卫生事件和灾难事故的应急处理。
> 2. 熟悉急诊护理工作流程、急诊的各项工作制度、绿色通道制度。
> 3. 掌握接诊和分诊的技巧、急救绿色通道的运行、急诊工作的护患沟通。

急诊科（室）是医院急危重症病人最集中、病种最多、抢救和管理任务最重的科室，各种急危重症病人需要通过急诊科医护人员依据相应的程序与原则对其进行分诊、救治、分流。对于病情特殊的急危重症救治工作往往由多学科、多科室、多部门医护人员协作完成。急诊科是一个在医院内有相对独立小区、布局合理、设备齐全、有对内对外通信设施，有固定人员编制、医疗、教学和科研全面发展的高度综合性科室，它的工作具有急、忙、杂、多学科性、涉及暴力事件多等特点。

第一节 急诊科的设置与管理

一、急诊科的设置

急诊科接受的病人多突发急、危、重症，就诊救治护理工作以应急为主，故急诊科的设置与布局应便于快速诊治处置急诊病人，最大限度地缩短病人就诊时间。急诊科应独立或相对独立成区，位于医院的一侧或前部。标志必须醒目、突出，便于寻找。白天应有指路标志，夜间应有指路灯标明急诊科位置。急诊科应有直接通道与住院部和门诊部相连，有单独出入口，运送病人的车辆可直接到达急诊科或抢救室门前。急诊科的门应足够大，门内大厅宽畅，门外设有无障碍通道，以便于担架、平车进出及病人和家属较多时做短暂停留。

一般情况下，500张床位以下的医院设急诊室，500张床位以上的医院应设急诊科。急诊科的面积应与全院总床位数及急诊就诊总人次形成合理的比例。对急诊病人应实行分科室急诊；对急救病人实行集中式抢救、监护、留观，好转或病情稳定后酌

情决定送院内相应的科室进一步治疗。为此,急诊科应设置以下部门:

1. 预检分诊处　预检分诊是指根据病人主诉及主要症状和体征,分清疾病的轻、重、缓、急及隶属专科,进行初步诊断,安排救治程序及分配专科就诊的技术。因此预检分诊处应设在急诊科入口明显位置处,是急诊护士接诊病人的第一站。预检的人员应是责任心强、经验丰富的专科护士,能快速地对病情做出轻、重、缓、急的判断和专科分诊。同时,预检分诊护士通知急诊医生及时处置就诊病人,积极协调急危重症病人的抢救任务,并对护送急诊病人的陪同者或家属给予有效的帮助。为预检分诊工作顺利进行,分诊处应备有诊查台、候诊椅和简单的医疗检查器械,如血压计、听诊器、体温计、手电筒、压舌板等,常用的检查单、病人就诊卡、登记本则便于预检护士做相应数据统计;预检处还应设有电话机、对讲机、信号灯、呼叫器等通信设备,有条件的医院可安装闭路电视监控系统,预检护士可随时接收院内、外急救信息,进行急诊咨询,协调组织患者抢救。

2. 急诊诊察室　设内科、外科、儿科、妇产科、眼科、耳鼻喉科、口腔科、皮肤科等专科诊察室。急诊诊察室的医生由专职与各科派值班医生轮流担任相结合,护士应设专职人员。诊察室内备有诊察床、桌椅,并根据各专科工作特点备有急诊诊察所需的医疗器械和抢救用品,用品应定期清洁消毒、检查更换;设有与工作量大体相适应的注射室、输液室;专科诊察室的布局还应遵循专科急诊工作要求,如外科急诊诊察室附近应设有清创室或急诊手术室,便于处置外伤急症病人。

3. 急诊抢救室　预检分诊后的危重症病人须立即送入急诊抢救室,故抢救室应设在急诊科入口最近处。通常由专职急救人员负责抢救,如遇病情复杂、抢救有困难时,有权急呼有关科室前来会诊,协助抢救。急诊抢救室应有足够宽敞的空间、充足的照明。一般设抢救床1~3张,每张床配有环形输液架、遮帘布等。急诊抢救室的设施配置应齐全,备有常用的抢救设备、器材、急救用品和急救药品,如心电监护仪、除颤仪、心电图机、起搏器、人工呼吸机、洗胃机、吸引器、气管插管用品、气管切开包、胸穿包、腹穿包、抢救车等。所有抢救用品必须做到"五定一保持",即定时核对、定人保管、定点放置、定量供应、定期消毒,保持良好的备用状态,保持抢救物品完好率达100%。有条件的医院可设内科系统抢救室、中毒抢救室和外科系统抢救室及急诊手术室。

4. 治疗室　位于抢救室旁边,室内有配液操作台和无菌物品柜,安装紫外线灯,有效距离为2 m,每日消毒一次,备齐各种消毒物品。

5. 急诊监护室(EICU)　一般设监护床2~8张,由专职医护人员对危重病人的生命体征、重要脏器功能及脑压等进行24 h不间断监护,发现异常及时处理。监护室应备有多功能监护仪、动脉血气分析仪,还需配备心肺脑复苏用物、心电图机、除颤器、呼吸机、输液泵、微量注射泵、中心静脉压导管、中央管道系统及常用抢救药品和物品。无条件时监护室可设在急诊科以外的ICU病房。

6. 急诊观察室　留观对象为暂时不能确诊、病情危重的病人,或抢救处置后需要进一步住院治疗的病人。观察床位可按医院总床位数的5%设置,室内设备、护理工作要求和护理管理程序与普通病房相似。留观时间原则上不超过72 h,其后应根据病情决定留观病人离院、转院或收入相关科室住院。

7. 急诊清创室　急诊清创室的位置临近急诊外科诊察室。清创室内设有诊察床、清创台,专科医生在清创室对急性外伤病人完成清创缝合手术,故急诊清创室内须备齐清创缝合所用的各种用品,如清创缝合包、敷料、洗手池、站台、各种消毒液、消毒设施等。

8. 急诊手术室 急诊手术室的设置应结合医院总体规模、手术室格局而定。急诊手术室位置应与急诊抢救室相邻。急诊外科的危重症病人经过抢救和初步处理后,病情没有改善,须在急诊手术室接受进一步手术治疗。急诊手术室的常规设置应与医院手术室的要求相同,设有无菌手术间和清洁手术间,并有配套的器械设备、洗手间等,但规模较小。

9. 急诊输液室 急诊输液室设有输液躺椅、轨道式输液架,还可为临时需要输液治疗或短期系统治疗的病人设置一定数量的床位,其床位数应根据医院急诊就诊人数而定。急诊输液室配有中心供氧和中央负压吸引管道装置,治疗室内还备有常用输液用品和急救物品、器材。

10. 急诊隔离室 急诊隔离室设在预检分诊处附近,为传染病病人使用。遇有传染病可疑病人,预检护士应立即隔离病人,并及时通知专科医生会诊。一旦病人确诊为传染病,应尽早转送至专科病房或医院,并按照传染病管理办法进行消毒隔离和疫情报告。

11. 急诊辅助科室 急诊辅助科室包括 X 射线、CT、MRI 检查室、B 超检查室、心电图室、常规化验检查室、药房、急诊收费处等,其中较大型的诊疗设备可采用与门诊共用的形式,使资源充分利用。同时,急诊病人须做的基本辅助检查与处置不出急诊区便可完成。急诊药房应当储备足够数量用于急救治疗的药物。

二、急诊科的任务

急诊科病人多为遭受意外伤害或突发疾病者,使急诊科护理工作具有突发性、护理对象人员集中、疾病谱广和多学科性的特点,使急诊科护士承担着繁重的救护任务。

1. **急诊护理** 短时间内没有生命危险的急诊病人占急诊就诊人群的大多数,是急诊科护理工作的主要服务对象。如果忽视对这些人的诊治,部分病人可能发展为危重病人,从而增加工作难度。因此,对每一位急诊病人应及时、准确地做好预检、分诊工作,使其得到快速有效的诊治和护理。

2. **急救护理** 对生命受到威胁的急危重症病人需要预先制订各种急诊抢救和护理的实施方案。一旦出现这类病人,立即组织协调人力、物力进行有效的抢救,必要时给予重症监护。

3. **培训宣传** 通过培训可不断学习急救护理方面的新理论、新技术,提高急救护理人员的业务水平;还担负向基层卫生组织和公民宣传普及急救知识的工作,可为社会培训大批的二线救护人员,更好地发挥急诊医疗服务体系的作用。

4. **科研工作** 急诊护士处于急诊病人救治与护理临床实践第一线,归纳总结各种急危重症病人病情发生发展、救治的经验和规律,认真开展护理方面的科学研究,在不断提高急诊护理质量的同时促进急危重症护理专业的发展。

三、急诊科的工作特点

1. **发病急骤、时间紧迫** 急诊科收治的病人病情急、危、重、变化快速,能否进行及时有效的救护是抢救成功的关键,必须分秒必争,迅速处理,争取抢救时机。

2. 随机性大、可控性小　急诊病人的就诊时间、就诊人数、病种及危重程度均很难预料,尤其是遇到意外伤害如交通事故、自然灾害、传染病流行、急性中毒等,病人常集中就诊。因此,必须保持抢救设备、药品随时处于备用、够用状态;要求急诊护士必须具备良好的应急、应变能力。

3. 疾病谱广、多学科性　急诊病人疾病谱广泛、病种复杂,涉及临床各科。病情急、危、重,尤其是疑难病例及复合伤常涉及多个系统、多个脏器,这就要求急诊护士要具备多学科护理知识和技能,要有良好的团队协作精神,积极主动参与救治工作。

4. 工作繁忙、责任重大　急诊工作的服务对象是需要快速救护处置的危重、紧急病人,急诊医护人员长期处在紧张繁忙的环境中,劳动强度大、精神高度紧张,因而要求选派技术水平高、身心健康、适应性强的医务人员担任。

四、急诊科的管理

医院急诊科管理工作的核心是保证抢救急危重症病人的高效率和高质量。综合医院宜从本地区、本单位的实际情况出发,建立健全急诊科组织管理体制,提升急诊科医护人员专业业务水平,制定完善各级各类急诊工作岗位职责、规章制度、技术操作规程和各类疾病抢救实施预案及流程,加强防范,防止差错事故发生,保障急诊医疗护理工作质量。

(一)管理制度

急诊科参照《全国医院工作条例》中急诊方面的相关规定,结合急诊科工作实际,制定适合医院急诊工作的规章制度,使急诊科医护人员明确职责,规范工作,有章可循。同时,制定切实可行的各项急诊抢救技术操作常规、急救程序、护理常规及质量标准,成立成批伤病员的抢救预案。

1. 急诊工作制度

(1)急诊科医护人员必须坚守岗位,随时准备抢救病人,不得离开指定地点。值班人员如因事离开,必须告知有关人员,并找人代班,代班人到指定地点签到后,才能离开。

(2)急诊科医护人员对急诊病人的救治处置与护理具有高度责任感、认真严肃的工作态度,并能迅速准确做出判断和处理,不应出现各科室相互推诿的现象。

(3)急诊各辅助诊疗科室均应指派急诊值班人员,坚守岗位,接急诊通知后,立即赶赴急诊科,优先检查,尽快报告检查结果。

(4)急诊病人是否需住院或留观,由急诊医师决定,特殊情况可请示上级医师。对急诊和留观的病人,应留陪伴者,以便了解病情、照顾病人,及时与家属和单位联系。

(5)急诊病人住院及检查,应由急诊科工作人员或家属陪送,危重症病人必须由工作人员陪送。住院病人应先办理住院手续后住院,若病情危重须先送手术室抢救者,先抢救,后再补办住院手续。

(6)急诊科医师如经仔细检查确认无本科情况时,应在病历上详细写明检查情况后,转科或请有关科室会诊。接到急诊通知后的各专科会诊医生应在规定时间内赶到急诊科进行会诊,商定处理办法,不得延误。

(7)急诊科内各分诊室须充分做好急救药品器材的准备,固定存放地点,指定专人负责,每天检查,随时补充,同时做好外出抢救的人员、药品、器材与运输工具的准备,保持临战状态。

(8)急诊各分诊室值班护士交接班时,应检查一切急救用品的性能、数量及其放置位置,如有缺损或不适用时,应立即补充更换;对急诊留观病人,应床旁交班,避免将处理未毕的事项交他人处理,特殊情况必须离开时,应交代清楚;交接班时应注意查对,将交接事项摘要记入交班本,并双方签字。

(9)凡因交通事故、斗殴致伤、服毒、自杀等涉及法律者,应立即上报医务部门或院总值班,并通知公安部门及有关单位来人处理,要留陪送人员。

(10)遇传染病或疑似传染病的病人,应按消毒隔离制度执行。

2. 预检分诊制度

(1)急诊预检分诊工作由业务知识技能熟练、责任心强、临床工作经验丰富、服务态度好的护士担任。

(2)预检护士须坚守工作岗位,不得擅自离岗,如临时有事离开时必须由能力相当的护士代替。

(3)预检护士应主动热情地接诊前来就诊的病人,简明扼要询问病情,测量生命体征,通过必要的体检、检验,进行快速、合理分诊,做到不漏诊,如分诊遇有困难,请有关医师协助。

(4)分诊护士应根据病人病情的轻重缓急迅速分流病人,指导就诊,对危重症病人应立即处理,并迅速通知有关医生和护士开展抢救。危、急、重病人实行先抢救后补办手续。

(5)对于急救绿色通道的病人,要联系呼叫相关环节人员,并及时报告。

(6)分诊护士做好传染病的预诊,对传染病病人或疑似传染病者均应安排到隔离室就诊,避免交叉感染,并做好传染病疫情登记工作。

(7)遇有严重工伤事故、交通事故及其他突发事件、大批伤病员来院等情况时,应立即通知急诊科领导及医务部门,以便组织抢救。对涉及刑事、民事纠纷的病人除向医务部门汇报外,还应向有关公安部门报告。

(8)对于短时间内反复急诊或辗转几个医院均未收治的急诊病人,即使其临床表现可能不符合急诊条件,也应适当放宽,给予合理的解释,不能贸然从事,避免贻误病情。

(9)做好急诊就诊的各项登记工作及记录,尤其是病人就诊时间、首诊医生姓名、所属科室、接诊时间和病人转入、转出或死亡时间,要求记录及时、准确、完整,对无家属病人应尽量尽快与家属或单位取得联系。

3. 急诊首诊负责制度

(1)凡第一个接待急诊就诊病人的科室和医师为首诊科室和首诊医师。首诊医师对所接诊病人,特别是对急症、危重症病人的检查、诊断、治疗、转科和转院等工作负责到底。

(2)急诊病人由预检护士引导至急诊专科诊察室,首诊医师应当做好病历记录,完善有关检查并给予积极处理。若确属他科情况,应进行必要的紧急处置后,及时请相关科室会诊,直到会诊科室签署接收意见后方可转科。不得私自涂改科别,或让病人去预检处改科别。

(3) 凡遇有多发伤、涉及多专科疾病或诊断未明的病人,首诊科室和首诊医师应承担主要诊治责任,并负责及时邀请有关科室会诊。在未明确收治科室时,首诊科室和首诊医师应负责到底。必要时,由急诊科组织会诊,协调解决,有关科室均应服从。

(4) 如病人确需转科,且病情允许搬动时,由首诊科室和首诊医师负责联系安排;如需转院,且病情允许搬动时,由首诊医师向医务部门汇报,落实好接收医院后方可转院。

4. 急诊抢救制度

(1) 急诊抢救工作应分工明确,统一协调。参加抢救的医护人员应严肃认真,分秒必争,密切协作,避免忙乱,不得互相指责、埋怨,应做到一科抢救,多科支援,一科主持,多科参加。

(2) 抢救工作事先要有充分准备,做好各种抢救的预案,抢救时应快速、准确,争取时机,全力以赴进行抢救。

(3) 抢救危重症病人应按照病情严重程度和复杂情况决定抢救组织工作。有重大抢救工作时,护士应立即与科主任、护士长联系,报请院领导及医务部门,由有关领导亲临指挥。

(4) 抢救工作遇到诊断、治疗、技术操作困难时,应立即请示上级医生及时处理。一切抢救工作均要准确、清楚、完整、及时做好记录,并标明执行时间。

(5) 抢救过程中医护人员要积极协作,口头医嘱要准确、清楚,尤其是药名、剂量、给药途径与时间等,护士要复述一遍,避免有误。抢救结束后及时补办医嘱,并于 6 h 内完成记录。

(6) 抢救过程中使用的各种急救药物的安瓿、输液空瓶、输血空袋等用完后暂行保留,两人核对后方可丢弃,避免医疗差错。

(7) 抢救室一切急救用品实行"五固定"制度,即定数量、定地点、定人保管、定时核对、定期消毒,各类仪器要保证性能良好。急诊室抢救物品一律不外借,值班护士要班班交接,并做记录;用后归放原处,清理补充。

(8) 对于经抢救病情稳定、需转入病房或手术室治疗的病人,急诊科应派人护送;病情不允许搬动者,需专人看护或经常巡视;对已住院的急症病人定期追踪随访。

(9) 急诊主管医师或护士长应对每一次抢救工作进行总结,内容包括病人到院后处理是否及时、正确,组织是否得力,医护配合如何;抢救中有何经验教训等。

5. 急诊留观制度

(1) 需收住急诊观察室的病人,由接诊医师通知观察室护士和医师。对于危重病人,接诊医师应当面向观察室护士和医师详细交代病情。

(2) 留观病人必须建立病历,负责观察室的医师应及时查看病人,下达医嘱,及时记录病情变化及处理经过。

(3) 值班护士应及时巡视病房,按医嘱进行诊疗护理并及时记录,病人病情变化时随时向值班医师报告。

(4) 留观时间一般为 24 h,最多 5 d,特殊情况例外。

(5) 值班医师或负责观察室的医师应及时向危重病人的家属交代病情,取得家属的理解,必要时需请家属签字。

(6)值班医师或负责观察室的医师、护士下班前应巡视一遍病人,尽可能做到床头交班,并写好交班记录。

(7)对可以离院的病人,各级医护人员应及时动员其离院,并开好诊断证明、处方,详细交代注意事项。

6.急诊监护制度

(1)监护室是抢救并监护危重病人的场所,室内需要保持清洁、肃静,非有关人员未经批准不得入内。

(2)监护室的急救仪器、监护设备要按操作规程使用,操作前要熟悉仪器性能和注意事项,用后要整理并放回原处,关掉电源。

(3)贵重仪器要建立使用登记卡,遇有故障速报护士长及科主任,并通知专业人员检修。

(4)严格按医嘱对危重病人执行监护,监护过程中,认真详细填写监护记录,发现病情变化及时报告医师。

(5)监护人员在工作时必须集中精力,不得擅离职守,如需暂时离开必须有人替换。

7.出诊抢救制度

(1)凡接到所承担区域内呼救信号时,应由急诊科派出救护车奔赴现场抢救。

(2)抢救车内应配备急救箱、必要的抢救仪器。有条件者应配备心电监护等装置。出诊医生、护士、担架员随车出诊。

(3)根据病人情况就地抢救或运送途中抢救。

8.救护车使用制度

(1)救护车专供抢救运送病人使用,不得调做它用。

(2)司机要轮流值班。救护车一般由医务部或急诊科调度。

(3)救护车平时停放于急诊科附近,做好检修保养和必要的消毒工作,保证及时使用。

(4)要建立车辆出车登记制度。每次出车均应将出车地点、开车时间、到达时间、至入院时间、公里数、耗油等登记清楚。

(5)救护车外出救护应按标准收费。

9.涉及法律问题的伤病员处理办法

(1)对于自杀、他杀、交通事故、殴打致伤及其他涉及法律问题的伤病员,医护人员应实行人道主义精神,积极救治。同时应增强法制观念,提高警惕。

(2)预检护士应立即通知急诊科主任、医务部,并上报治安部门。病历书写应实事求是、准确清楚,检查应全面仔细,病历要注意保管,切勿遗失或被涂毁。

(3)急诊科医生开具验伤单及诊断证明时要实事求是,并经上级医师核准,对医疗工作以外的问题不随便发表自己的看法。

(4)若是服毒病人,须将病人呕吐物、排泄物留下送毒物鉴定。若系昏迷病人,需与陪送者共同检查其财物,有家属在场时应交给家属(要有第三者在场),若无家属由值班护士代为保管,但应同时有两人签写财物清单。

(5)涉及法律问题的伤病员在留观期间,应有家属或公安人员陪守。

10. 隔离工作制度

(1) 隔离室属感染区域,应独立设区,设两个出入口,做到工作人员与病人进出口分开,其隔离病房需保持通风良好。

(2) 隔离室区域严格划分清洁区、半污染区和污染区,各交界处必须设擦脚垫,并用消毒液浇湿,不定期加消毒剂,保持脚垫湿润,地面每天用消毒液喷或洗擦消毒2次。

(3) 进入隔离病区应戴16层棉纱口罩、帽子、鞋套、手套,穿隔离衣。

(4) 当班医护人员应坚守岗位,不得随意离岗,如有隔离病人,未转诊前负责所有治疗与护理工作,严禁无关人员入内。

(5) 隔离病人须戴口罩,严格隔离,严格管理,不得离开隔离病房。

(6) 严格探视制度,不得陪护,不得探视,严格做好个人防护。

(二) 人员的素质要求

1. 从事急诊护理工作的护士必须接受过正规护理专业教育,具备护士资格资质,毕业后在院内主要科室进行过轮转学习,有一定的临床工作经验。

2. 从事急诊护理工作的护士接受过重症监护技术短期培训,具备熟练的抢救护理技能,熟悉抢救仪器的操作与抢救药物的应用,并具有对各专科危重症病人病情观察、分析、判断的能力,具有良好的护患沟通能力和突发事件的紧急协调和管理能力。中医医院急诊护士还应掌握常见急危重症疾病的辨证施护和针灸、擦浴、刮痧、拔罐等中医急救技术。

3. 从事急诊护理工作的护士应具备高尚的医德品质、认真负责的工作态度、健康的心理状态、良好的身体素质和团结协作的团队精神。

(三) 工作质量要求

1. 医护人员应有全心全意为病人服务的思想,有良好的医德和献身精神,工作主动、热情、周到,急病人所急。

2. 所有抢救工作均要有相应的时间要求,所谓"急"就是指病人病情急,诊治要快。时间就是生命,急诊科工作要有严格的时间观念,如医护人员的接诊时间、医生到达时间、抢救开始时间、进行治疗处理时间、留观察后确诊时间、转入院时间及病人死亡时间等。时间长短是评价工作效率、医护工作质量和管理水平的重要标志之一。

3. 强调危重病人的抢救成功率,可根据医院的技术水平拟定常见急诊病种的抢救成功指标。

4. 急诊用医疗仪器、药品要时刻保持性能良好、数量齐全,有固定的存放位置,处于应急状态,不准随意拿动。严格执行交接班制度,有专人负责。

5. 各种抢救记录、表格、病历等应清楚、完整、及时、真实。

6. 建立常见急症的抢救程序,医护人员有过硬的基本功,能熟练操作抢救仪器和排除一般故障。

7. 抢救工作组织要严密,要井然有序地进行,真正做到人在其位、各尽其责。

8. 积极采取措施,防止各种医护差错的发生。

第二节　急诊科护理工作

一、急诊科护理工作流程

急诊科护理工作流程包括护士接诊病人后,进行分诊、急诊护理处理。工作流程中的各环节岗位职责明确、衔接紧密,以保障急诊病人得到快速、准确的救治。

(一)接诊

接诊是指预检护士快速、妥善接待来急诊科就诊的病人及家属,并给予准确评估和处理。

急诊科面向全社会,病人来自不同社会阶层,其疾病特点、心理状态、个人素质、文化修养、社会背景千差万别,故急诊接诊工作要求预检护士谨慎细致地对待每一位急诊病人。依据病人病情轻重缓急,可安排一般急诊病人坐在候诊椅或躺在平车上,分别在不同专科诊室依序候诊;预检护士若接到救护车通知或有成批伤病员入院的通知时,应主动到急诊科门口接诊,并与护送人员进行病情交接;在就诊过程中,预检护士应做到耐心细致,对于需要进行抢救的病人应立即通知医生和护士参加抢救,并对候诊秩序进行有效的协调,对病人或家属的质疑进行解释和情绪安抚。

(二)分诊

分诊是指急诊护士根据病人的主诉、主要症状与体征,对疾病的轻重缓急和隶属专科进行初步判断,以便安排救治顺序及分配专科就诊的一项技术。所有前来急诊科就诊的病人均要先经过分诊后,才能得到专科医生的诊治。因此,预检护士在进行分诊时应突出重点、紧急评估和快速分类,不能延误病人抢救治疗时机。

1. 分诊方法　病情评估主要通过以下方法。

(1)询问　通过询问病人、家属及知情者,主要了解此次发病经过和当前的病情,适当运用问诊的技巧,有可能得到最有价值的主诉。

(2)护理体检　分诊护士除注重病人主诉外,还应做好体检,重点在于测量病人生命体征及运用感官收集其客观资料,如用眼观察意识、面色、表情、体位等一般情况;用耳辨别呼吸音、咳嗽、心音、肠鸣音等身体不同部位的声音变化;用鼻去闻身上有无乙醇味、大蒜味、烂苹果味等异常气味;用手触摸了解脉搏频率、节律和周围血管充盈度、疼痛的范围及程度等。

(3)其他检查　根据病情需要做血尿便常规、血糖、血尿淀粉酶等测定,有助于正确分诊。

2. 分诊技巧　在临床上常用的分诊技巧可概括为分诊公式,简单易记、实用有效。分诊护士应掌握好这些分诊技巧(表3-1),及时准确分诊,做到分诊准确率达到95%以上。

表 3-1　常用的急诊分诊技巧记忆公式

记忆公式	分诊用途	公式含义
SOAPIE	用于快速分诊急诊病人	S(subjective),通过询问收集病人的主观资料
		O(objective),通过评估收集病人的客观资料
		A(assess),将收集的资料综合分析,得出初步判断
		P(plan),根据判断结果,进行专科分诊
		I(implementation),按轻重缓急安排诊疗和护理
		E(evaluation),评价候诊或已就诊者的病情是否有变化
PQRST	用于询问病人的疼痛情况	P(provokes),疼痛的诱因、加重或缓解的因素
		Q(quality),疼痛的性质
		R(radiates),疼痛的部位、有无放射痛
		S(severity),疼痛的程度
		T(time),疼痛开始、持续、停止的时间

3.急诊病人的病情分级　如表 3-2 所示。

表 3-2　急诊病人的病情分级

病情级别	病情特点	疾病举例	就诊顺序
1 级	危急症,病人生命体征不平稳,随时有生命危险	休克、心跳呼吸骤停、严重的呼吸困难、致命的创伤等	需紧急抢救,立即处理
2 级	急重症,有潜在生命危险,病情随时可能急剧变化	严重骨折、哮喘急性发作、胸痛怀疑心肌梗死、高热等	优先就诊
3 级	亚紧急,生命体征平稳,无严重并发症	小面积烧伤、高血压、闭合性骨折、轻度腹痛等	一般急诊,但需在 3～6 h 内治疗
4 级	非紧急,病情轻,无生命危险	轻中度发热、皮疹、伤风感冒、皮擦伤等	可等候、在门诊诊疗或次日就诊

(三)急救护理处理

急诊护士对应诊病人进行评估分诊后,应根据不同病种和病情,给予进一步处理措施。急救护理措施需具有针对性和有效性。

1.急危重症病人处理　对急危重症病人,应立即送入抢救室、急诊手术室或监护室进行救治,开放急救绿色通道,同时通知有关专科医生,然后再去办理就诊手续。紧急情况下,医生未到时,护士可酌情予以急救处理,如吸氧、建立静脉通路、人工呼吸、胸外心脏按压、吸痰、止血等,同时密切观察病情变化。

2.一般急诊病人处理　按照病情级别和分诊科别引导至相应专科诊室依次就诊。

急诊各诊室护士对一般急诊候诊病人应注意动态观察,并根据病情变化随时调整就诊次序。

3. 特殊病人处理　如有疑难病例或就诊者过多,应及时请上级医生协助处理;遇有成批伤员就诊及需要多专科合作抢救的病人,应通知门诊部和医务部门值班人员,协助调配医护人员参加抢救;复合伤病人涉及两个专科以上的,应由病情最严重的处理科室首先负责治疗,并邀请专科会诊,其他科室密切配合。

4. 病人分流与转送处理　按病情需要进行辅助检查,如血、尿、大便常规检查和生化检查,需做 X 射线、B 超等检查者,应有专人陪送,并做好交接工作。经抢救病情平稳允许移动时,要迅速转入病房;如需继续抢救或进行手术者,应通知病房或手术室做准备;不能搬动的急需手术者,应在急诊手术室进行,留观室或监护室继续抢救治疗,待病情平稳后再转入病房;凡是抢救的病人,都应有详细的病历和抢救记录;抢救记录填写要认真细致、清楚;转入病房时,要有医护人员陪送,并将病情及处理经过向病房医护人员进行交班。

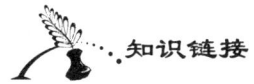

急救护理工作"五快、四个一"

五快:院前抢救快,分诊快,接诊快,转运快,治疗快。

四个一:打好入院第一针,抽好第一次血,做好第一次治疗,给病人留下良好的第一印象。

二、急救绿色通道

急救绿色通道即急救绿色生命安全通道,是指对急危重症病人一律实行优先抢救、优先检查和优先住院的原则,医疗相关手续酌情补办。建立急救绿色通道制度能更加及时有效地抢救危重病人,提高救治成功率和生存质量。

(一)进入急救绿色通道的病人范围

原则上所有生命体征不稳定和预见可能危及生命的各类急危重症病人均应纳入急救绿色通道。但不同地区、不同医院的人力资源、医疗配置、急救制度不同,纳入病人的范围有所不同。休克、昏迷、心跳呼吸骤停、严重心律失常、急性重要脏器功能衰竭所致的生命垂危病人;无家属陪伴、无法确认身份、无法交付医疗费用但须急诊抢救的病人均应纳入急救绿色通道范围。

(二)急救绿色通道的保障制度

1. 急救绿色通道首诊负责制　首诊医护人员根据病人病情决定启动急救绿色通道,通知通道相关环节做好准备。遇有大批伤员、严重创伤、重症病人的情况时,应及时报告科主任和护士长、医疗管理部门或相关院领导,组织和协调抢救。急救绿色通道运作时,首诊医护人员要随时确保各环节的顺畅交接和协调。

2. 急救绿色通道记录制度　首诊医护人员应详细记录纳入急救绿色通道的病人姓名、性别、年龄、住址、就诊时间与方式、生命体征、初步诊断、陪同人员的联系电话等。对于"无姓名、无地址、无联系方式、无家属、无费用"的五无病人,应及时报告,并积极寻找家属及联系信息。进入急救绿色通道的病人,其辅助检查申请单、处方、住院单等单据上应加盖"急救绿色通道"的专用章,以保证病人抢救运输的通畅。

3. 急救绿色通道转送制度　首诊医护人员在转送急救绿色通道病人时,须提前电话通知相应环节的人员做好接收准备,并全程陪同转送。交接时应明确交代病情、已进行的相关治疗和检查、注意事项、可预见的各种情况等。

4. 急救绿色通道备用药品管理制度　急诊科应备有常规的抢救药物,有专人或班次负责保管、定期清点,以保证齐全,随时可用。抢救急救绿色通道病人时可按急需先用药,后付费。

(三)急救绿色通道的人员要求

综合医院都设有急救绿色通道抢救领导小组,由医院业务院长领导,急诊科主任、护士长和各相关科室领导组成。各级急救绿色通道岗位职责明确,担任急救绿色通道的各环节人员须要有2年以上的急诊工作经验,具备高度责任心、技术熟练,能胜任各个环节各自的工作。急救绿色通道专业医护人员须定期开展业务学习、危重病疑难病例讨论与相关培训,以提升急诊急救水平。

(四)急救绿色通道的运行过程

接到急救绿色通道专线电话、急危重症病人或院前急救车到院后,预检分诊护士应通知相关医生接诊,并将平车推至急诊门口等候;生命体征不稳定者应立即推入抢救室进行抢救;初步判断病情后,接诊医护人员开通急救绿色通道,并通知各环节工作人员;病人需做任何辅助检查,在病情允许搬动的情况下,医护人员应全程陪同;若不宜动,应在抢救室进行床旁检查;各辅助科室人员、会诊医生在接到急诊电话要求对病人行床旁检查时,应在10 min内到位;急救绿色通道病人各项挂号、检查、治疗用药、住院等手续简化,先检查,先用药,后补缴费、取药、住院等手续。

三、护患沟通

急诊护理工作中,要想达到良好的护理效果,护士必须了解急诊病人及其家属的心理特点,运用有效的交流方式,加强沟通,才能与病人及其家属建立良好的护患关系,消除他们的心理压力,提高救护质量。

1. 急诊病人及家属的心理压力源

(1)疾病的影响　由于急危重症,如呼吸困难、创伤、疼痛、出血等,造成躯体上的难受不适,往往使病人感到预后难测、心神不安,产生焦虑与恐惧。

(2)治疗的影响　在对危急重症病人实施治疗的过程中,难免要用到吸氧、吸痰、气管插管、呼吸机、静脉留置针等,会使病人感到不适,从而诱发不良的心理反应。

(3)陌生的环境　急诊病人及家属到急诊室,对周围嘈杂声、仪器信号闪烁和报警声的环境,以及病人要与不熟悉的医护人员、服务人员进行交流沟通而感到陌生,如未能及时解除,会产生紧张心理,对疾病不利。

(4) 信息的缺乏 有时由于疾病复杂，反复多科的会诊、多项多次的检查等，使病人及家属较长时间得不到医疗结果的信息，会使他们产生焦虑与无助。

2. 建立良好的护患关系，减轻患者的心理压力

(1) 分诊护士应将来院的急诊病人进行快速、准确地分诊、分流，使他们尽快就诊。护士应主动向病人及家属介绍急诊科的设施与布局，使他们尽快熟悉环境，消除陌生感与恐惧感，自觉遵守医院规定，配合治疗与护理。

(2) 在救护过程中，对待病人要热情和真诚，处理问题要沉着而果断，技术操作要准确而熟练，护理人员娴熟的操作技术和严谨的工作作风，不仅为抢救赢得时间，而且也是对病人最好的支持与鼓励。

(3) 尊重病人及家属的知情权，及时向他们解释或通告病情、治疗方案和预后的变化，耐心倾听家属的诉说，对其疑问及时予以解答，尽量消除其顾虑，促进相互理解。稳定病人的心理，缓解其紧张情绪，以达到最佳救治效果。

(4) 对家属提供适当的心理安慰，指导他们如何配合医疗护理工作，在不影响治疗的情况下，尽量让家属陪伴病人，消除其孤独感与无助感，使病人心理得到支持与稳定。对救治无效死亡的病人，做好家属的心理疏导，严肃、认真地做好死者的善后护理。

第三节 突发公共事件的应急处理

突发公共事件是突然发生，造成或可能造成严重社会危害，需要政府采取紧急处置措施予以应对的重大危险事件。突发公共事件包括自然灾害、事故灾难、公共卫生事件、社会安全事件及传染病等事件。本节重点阐述公共卫生事件和灾害事故的应急处理。

一、突发公共事件的分级与特点

突发公共卫生事件是指突然发生，造成或者可能造成社会公众健康严重损害的重大传染疫情、群体性不明原因疾病、重大食物和职业中毒，其他严重影响公众健康的事件。公共卫生事件是一项重大的社会问题，关系到人群整体健康水平和生活质量。突发公共卫生事件直接关系到公众的健康、经济的发展和社会的安定，已日益成为社会普遍关注的热点问题。突发公共卫生事件预防和控制是全球当前及至今后的一项重要的公共卫生工作。

1. 分级 根据突发公共事件的性质、社会危害程度、影响范围等因素，将突发公共卫生事件分为特别严重（Ⅰ）、相当严重（Ⅱ）、比较严重（Ⅲ）和一般严重（Ⅳ）四级。

2. 突发公共卫生事件的特点

(1) 突发性和意外性 突发公共卫生事件往往是突如其来，不易预测的，有的甚至是不可预测的。

(2) 群体性或社会危害性 突发公共卫生事件常常同时涉及多人甚至整个工作或生活的群体，在公共卫生领域发生，具有公共卫生属性。

(3) 对社会危害的严重性 突发公共卫生事件由于其发生突然，累积数众，损害

巨大,往往引起舆论哗然,社会惊恐不安,危害相当严重。

(4)处理的综合性和系统性 由于突发公共卫生事件发生突然,其现场抢救、控制和转运救治、原因调查和善后处理涉及多系统多部门,政策性强,必须在政府领导下综合协调处理,才能稳妥。

二、突发公共卫生事件的应急处理

突发公共卫生事件预防与应急处理目的在于有效预防、及时控制和消除突发公共卫生事件的危害,保障公众身体健康与生命安全,维护正常的社会秩序,促进社会经济的顺利发展。

(一)突发公共卫生事件前

1. 政府部门组织成立突发公共卫生事件办公室,组织相关的部门系统,如医疗、公安、消防等部门共同承担突发公共卫生事件工作。各系统及部门要制定健全的制度和职责,明确分工,各尽其责。

2. 由于公共卫生事件的发生大多具有突发性,急救部门要制定好救灾预案,并能在公共卫生事件突发时立即投入使用,做到应付自如。

3. 建立良好的急救护理队伍,制定完善的急救护理管理制度,以胜任院内外急救护理工作。

4. 培养有经验、有精力、适应能力强、技术娴熟的急救护士,准备好充足的急救药品、物品和设备,以待随时启用。

5. 急救护士应具有高尚的情操、坚强的意志和良好的心理素质,广泛学习各种灾害科普知识,树立强烈的灾害意识。在必要的时候能有效地传授人们掌握自救与互救基本技能。

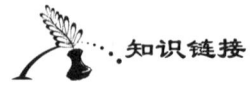

突发公共卫生事件报告时限

有关单位发现突发公共卫生事件时,应当在2 h内向所在地县级人民政府卫生行政部门报告。接到报告的卫生行政部门应当在2 h内向本级人民政府报告,并同时通过突发公共卫生事件信息报告管理系统向卫生部报告。

(二)突发公共卫生事件的处理方法

1. 现场急救 突发公共卫生事件一旦发生,急救医护人员应在接到消息的第一时间赶赴现场,实施急救工作。现场临时指挥汇集情况后,及时向上级有关部门汇报现场伤亡情况,以取得有效的后续救援。现场急救护理工作常包括对伤情、病情快速评估,准确判断,果断采取必要的急救护理措施及进行安全转运等程序。

(1)现场医疗救援人员须本着"先救命,后治伤;先救重,后救轻"的原则,快速展开救援工作。

(2)最先到达现场的救援人员首先对所有伤病员进行检伤分类,并按照国际惯例分别用蓝、黄、红、黑4种颜色的标志牌,对轻、重、危重伤病员和死亡人员做出标志,一般扣系在伤病员手腕或脚踝部位,以便后续救治时辨认或采取相应措施。

(3)做出初步判断后,护士应遵医嘱配合医生对生命垂危的伤病员实施抢救措施,要积极给予生命支持抢救,包括人工呼吸、胸外心脏按压、电除颤、心电监护、气管插管、气管减压、开放静脉通路、止血、骨折固定等。这些救护措施的实施可以穿插在评估和体检的过程中完成。

2. 伤病员转送　当现场环境处于危险或在伤病员情况允许时,要按照"就急就近分流和专科专治"的原则,尽快将伤病员转送并做好以下工作:

(1)对已经检伤分类待送的伤病员进行复检。对有活动性大出血或转运途中有生命危险的急危重症者,应就地先予抢救、治疗,做必要的处理后在进行监护下转运。

(2)尽量提供伤病员的性别、年龄、伤情、事件发生时间及已采取过的抢救措施等相关资料,认真填写转运卡提交接纳的医疗机构,并报现场医疗卫生救援指挥部汇总。

(3)在转运途中,医护人员必须在医疗仓内密切观察伤病员病情变化,并确保治疗持续进行。

(4)在转运过程中要科学搬运,避免二次损伤。

(5)合理分流伤病员或按现场医疗卫生救援指挥部指定的地点转送,任何医疗机构不得以任何理由拒诊、拒收伤病员。

3. 院内救护

(1)突发事件发生后,院突发事件领导小组迅速对突发事件进行综合评估,初步判断突发事件的类型,明确是否启动突发事件应急预案的意见。

(2)应急预案启动后,各小组应当根据预案规定的职责要求,服从突发事件应急领导小组的统一指挥,立即到达规定岗位,履行职责。

(3)急诊科及门诊各科室应当严格落实"首诊负责制",对在突发事件中致病的人提供医疗救护。对就诊病人必须接诊治疗,并书写详细、完整的病历记录。

(4)预检登记,正确分诊:预检护士根据病人受伤的部位、性质、循环、呼吸、意识5个方面分析病情,遵循先重后轻、先急后缓的原则,对病人实行及时的抢救、诊断、治疗。

(5)抢救措施:详细询问病史,全面掌握病情。根据病情需要进行有效的治疗护理工作,控制大出血,积极抗休克治疗,保持呼吸道通畅及有效的呼吸支持,对心跳呼吸骤停者行心肺脑复苏术,需手术者积极做好术前准备工作并进行紧急手术等。加强监护,详细记录病情变化、抢救措施及药物、检查结果。

(6)分流转道:根据病人病情需要或抢救处理完善后,要对病人进行合理的分流转道。

(7)就诊统计,情况汇总:准确统计灾害事故伤病员的各类数据,及时向上级领导或相关部门汇报情况。

(8)做好传染病和中毒病人的报告,协助疾控机构人员开展标本的采集、流行病学调查工作。

(9)做好医院内现场控制、消毒隔离、个人防护、医疗垃圾和污水处理工作,防止院内感染和污染。

附:突发公共卫生事件应急处理工作流程(图3-1)。

```
"120"电话呼救
当突发公共卫生事件时,伤病员或目击者拨打"120"急救电话
            ↓
受理急救电话
调度员了解病情、事故地址,按需要迅速调派急救资源,并做好记录,必要时向上级报告
            ↓
救护人员快速出动
急救人员根据调度指令和病情,携带必要的急救药品和器材快速出诊
            ↓
到达现场,展开救援
急救人员携带急救药品和器材尽快赶到病人身边,根据病情实施现场急救
            ↓
告知病情,确定转运医院
向病人或家属告知病情,根据病情以就近、就急、就能力、尊重病人医院为原则转送医院,要求病人或家属在医疗文书上签字确认。在突发公共事件的紧急医疗救援中,转送病人要服从现场指挥
            ↓
安全转运
根据病情,采取规范的搬运方式,安全搬运病人
            ↓
途中监护
转运途中,医护人员应对病人的生命体征进行严密监护,最大限度地维护病人的生命安全
            ↓
抵达医院
抵达医院后将病人送至急诊科,与接诊人员就病情与处置行书面与口头交接
            ↓
返回
返回后,整理病历、进行登记、检查器材、补充药品,做好再次出诊准备
```

图3-1 突发公共卫生事件应急处理工作流程

三、灾难事故的急救处理

灾难事故包括自然灾害(如地震、洪水、台风、雪崩、泥石流、虫害等)和人为灾害(交通事故、化学中毒、放射性污染、环境剧变、流行病和武装冲突等)所造成的后果。突发性伤亡是许多灾害的共同特征,必须在灾前做好应付灾难发生的各种救护准备。

一旦灾难发生,应立即组织人员赶赴现场,医疗救护的主要任务是组织医护人员,避免盲目行动带来的损伤,对医护人员进行明确分工,对伤病员进行有力的救助、转运和治疗。

(一)院前急救

1. 寻找并救护伤病员　这是院前急救的第一步。

2. 检伤分类　现场伤病员分类应以"先危后重,先急后缓"的原则,根据伤病员的生命体征、受伤部位、出血多少来判断伤情的轻重,按危重、重、轻、死亡分类,分别以红、黄、蓝、黑色的伤情识别卡来代表。

3. 现场急救　包括现场急救、转运及途中监护。由于院前急救的特殊性,在有限的人力、物力与时间的情况下,要达到最大的救治效果,必须遵循一定的急救原则。

(1)立即让伤病员脱离险区　如触电、塌方、火灾、各种中毒环境,尽快地使伤病员脱离险区,以免受到再次伤害。

(2)先救命再救伤　先复苏后固定、先止血后包扎、先重伤后轻伤、先救治后运送。

(3)急救与呼救并重　从急救生存链可以看到,现场群众的呼救是重要的一环。另外,在遇到成批伤病员时,急救应与呼救同时进行,以尽快得到支援,加快救治的工作。

(4)保存离断的肢体或器官　如断肢、断指等,应避免遗漏在现场,及时做好保存工作,以增加再植的成功率,减少伤残。

(5)搬运与医护的一致性　搬运危重伤病员时,医护人员必须步调一致,以减轻痛苦、减少死亡,安全地把伤病员送达目的地。

(6)加强途中监护　对危重伤病员进行转运时,存在相当高的危险性,应采取相应的急救措施后,在转运途中要充分利用急救车上的仪器与设备,对伤病员进行严密的监护,发现病情变化及时处理。

4. 运输和疏散伤病员　使用救护车等转运工具,实现伤病员的转运。转送之前,一定要做好相应的急救措施,尽量稳定病情;搬运过程中要谨慎小心,避免过多地改变伤病员的体位或剧烈震动伤病员;一旦进入了救护车,就要充分利用车上的设备对伤病员进行监护,及时发现病情变化。运输途中监护要注意以下几点:

(1)合理的体位　根据病情选择,一般重病者均可取仰卧位,脑损伤和呕吐者头应偏向一侧,以免发生窒息。

(2)呼吸系统的监测　观察气道是否通畅,呼吸频率、节律、深度有无改变,口唇、末梢有无发绀,连续监测血氧饱和度;氧气是否充足,缺氧是否改善;使用机械通气时,密切观察两侧胸廓起伏是否对称,人机是否同步,呼吸机参数是否正常等。

(3)循环系统的监测　做好心电监护,观察心率,是否存在严重心律失常,血压是否正常等。

(4) 维持有效的静脉通道　观察静脉通道是否通畅、输液的速度是否合适,注意用药安全。

(5) 神经系统的监测　观察伤病员的意识状态,瞳孔大小、对光反射是否灵敏。合并颅脑伤时,意识由安静转入躁动,或由躁动转入沉睡,结合瞳孔变化,要考虑有继发颅内血肿、脑疝的可能。

(6) 严格观察伤情　注意伤病员面色、表情、伤口敷料污染程度等。

(二)院内救护

1. 伤病员即将到达医院时,要及时通知医务科、科室领导、行政值班、各科医生、抢救护士,迅速组织成灾难事件急救小组或启动院突发事件处理预案。

2. 伤病员到达医院后,急诊分诊台护士马上进行预检登记、正确分诊。危重者按部位、性质、循环、呼吸、意识5个方面分析病情,及时抢救。

3. 做好数据统计工作。准确统计灾害事故伤病的各类数据,及时向上级领导或相关部门汇报情况。

4. 伤病员分流转道。根据病情需要或抢救处理完善后,要对伤病员进行合理的分流转道,如手术、住院、留观、回家、转院。

5. 医院安排接待肇事方单位人员、配合有关人员调查取样。

(三)突发意外事件批量伤员抢救应急预案

为了保证突发意外伤害批量伤员的救治安全,使抢救工作紧张有序进行,特制定此预案。

1. 院内外批量伤员执行医院抢救预案。

2. 急诊科护士接诊批量伤员,立即通知接诊医生、科主任、护士长,同时通知医务科,夜间通知院总值班、医务科,总值班向业务院长报告。

3. 接诊护士根据伤员轻重程度合理检诊,安排救治,配合医生抢救治疗。主任、护士长未到位时,急诊救治医生负责总协调,根据医生抢救需要协助通知或请医院协助通知相关科室医护人员。被通知人员要求10 min内到位。医疗科室负责人负责本科室工作后续人员协调。

4. 急诊科主任、护士长为第一协调人,负责总指挥协调,根据抢救需要通知相关医务人员。

5. 护理人员紧缺,执行护理人员紧急替代预案、启动护理应急组织。

6. 根据医嘱安排住院、转院、离院等。

7. 做好护理记录。

附:突发意外事件批量伤员抢救流程(图3-2)。

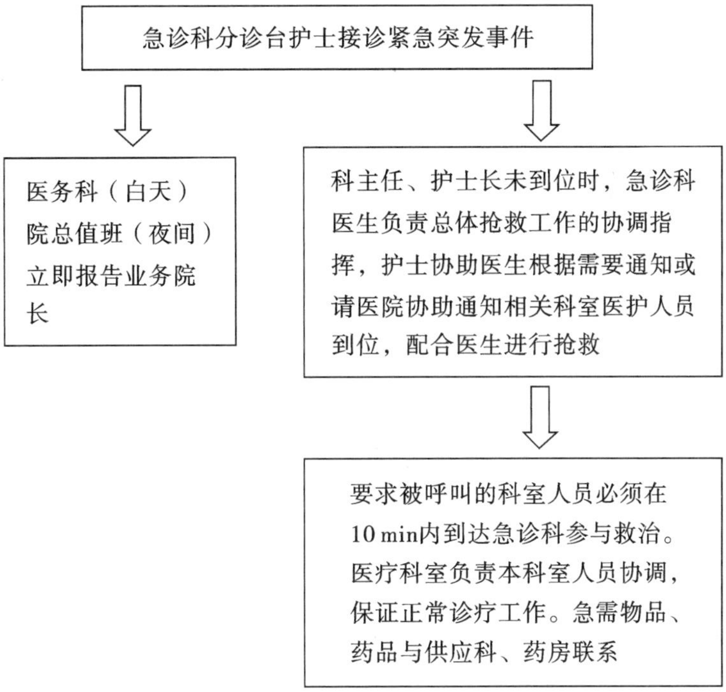

```
急诊科分诊台护士接诊紧急突发事件
```

```
医务科（白天）
院总值班（夜间）
立即报告业务院长
```

```
科主任、护士长未到位时，急诊科医生负责总体抢救工作的协调指挥，护士协助医生根据需要通知或请医院协助通知相关科室医护人员到位，配合医生进行抢救
```

```
要求被呼叫的科室人员必须在10 min内到达急诊科参与救治。医疗科室负责本科室人员协调，保证正常诊疗工作。急需物品、药品与供应科、药房联系
```

图3-2 突发意外事件批量伤员抢救流程

问题分析与能力提升

下午4点，急诊科同时接收了4位病人，护士经过快速评估，得到4位病人的主客观资料，如下：

病人1：女，56岁，有高血压病史，主诉头痛、心悸、烦躁、视力模糊，测血压200/120 mmHg。

病人2：男，28岁，汽车撞伤，由急救车送到，昏迷，瞳孔不等大，呼吸不规则，血压测不出。

病人3：女，17岁，右手腕部毛巾覆盖，由同学陪同步入就诊。陪同人代诉病人腕部切割伤，出血不止，血压95/70 mmHg。

病人4：男，40岁，主诉流涕、鼻塞、发热，体温38.3 ℃。

思考：①急诊科护士在进行分诊时，如何对上述病人进行病情分级？并根据上述资料，写出对各病人的护理措施。②护士在对病人3实施紧急救护的过程中，了解到该病人情绪不稳定，请问护士该如何做好心理护理？

课后练习

1. 关于急诊科的设置，错误的是　　　　　　　　　　　　　　　　　　　　　　（　　）
A. 急诊科应独立或相对独立成区　　B. 出入口通道不必太宽
C. 预检分诊处设置在入口明显处　　D. 大门应有明显的急诊标识
E. 抢救室不宜设在离急诊进口太远处

2. 急救药品完好率应为　　　　　　　　　　　　　　　　　　　　　　　　　　（　　）
A. 70%　　　　　　　　　　　　　　B. 80%
C. 90%　　　　　　　　　　　　　　D. 100%

E. 95%

3. 急诊护理工作流程是 （　）
   A. 急诊分诊、接诊、护理处理　　　B. 急诊分诊、输液、护理
   C. 输液、急诊分诊、护理　　　　　D. 急诊接诊、分诊、护理处理
   E. 急诊处理、分诊、输液

4. 下列预检分诊工作中错误的是 （　）
   A. 分诊护士分诊时遇到困难要请有关医师协助
   B. 危重病人应迅速办理手续后送入抢救室
   C. 对传染病人，应安排到隔离室就诊
   D. 对传染病人，应填写传染病疫情报告
   E. 必须坚守工作岗位

5. 急诊科抢救、治疗与护理工作的直接实施者是 （　）
   A. 急诊医生　　　　　　　　　　　B. 护士长和护士
   C. 急诊护士　　　　　　　　　　　D. 急诊科室主任
   E. 以上均不是

6. 不属于急救器械的物品是 （　）
   A. 全自动吸痰机　　　　　　　　　B. 心电图机
   C. 电动洗胃机　　　　　　　　　　D. 雾化吸入器
   E. 简易呼吸器

7. 用手的感觉来感知病人身体部位有无异常的检查方法是 （　）
   A. 视诊　　　　　　　　　　　　　B. 触诊
   C. 叩诊　　　　　　　　　　　　　D. 听诊
   E. 嗅诊

8. 某女，因突发心肌梗死送入急诊室，护士立即给氧、心电监护、医生下医嘱溶栓治疗，医护人员进行急救，病人的心理特点是 （　）
   A. 优先感　　　　　　　　　　　　B. 否认疾病
   C. 无望　　　　　　　　　　　　　D. 无助
   E. 陌生感和恐惧感

9. 病人，男，57岁，糖尿病史20年，近期加重，今晨昏迷急诊入院。其呼出的气体可能有何种气味 （　）
   A. 氨味　　　　　　　　　　　　　B. 刺激性大蒜味
   C. 腐臭味　　　　　　　　　　　　D. 烂苹果味
   E. 肝腥味

10. 病人，男，在海边游泳时不慎溺水，被送到急诊室，查体：神志清楚，口流海水，呼吸微弱，心率45次/min，血压90/60 mmHg，医生不在场，护士处理正确的是 （　）
    A. 立即呼叫医生等待医嘱　　　　　B. 立即头偏向一侧，吸出口腔异物，吸氧
    C. 立即心外按压　　　　　　　　　D. 立即心电监护
    E. 先测生命体征

11. 病人，男，58岁，冠心病史3年，今晨于公交车上突然出现四肢抽搐、两眼上翻、呼吸心跳减弱，司机与乘客立即将其送到急诊室，分诊护士处理正确的是 （　）
    A. 立即协助医生进行心肺复苏　　　B. 立即开通急救绿色通道
    C. 立即心电监护　　　　　　　　　D. 立即呼叫医生进行抢救
    E. 立即建立静脉通路

（12～13题共用题干）

王某,男,42岁,因酗酒后突发急性胰腺炎,送院急诊室。查体:神清,反应迟钝,屈膝卧位,呼吸26次/min,血压80/45 mmHg,脉搏54次/min。

12. 在下列抢救中,护士操作不正确的是 ( )
   A. 及时做好记录　　　　　　　B. 护士向医生重复背述口头医嘱
   C. 医护双方核对后用药　　　　D. 快速急救,不必双方核对医嘱
   E. 超常规用药应双方核对后用药

13. 在没开书面医嘱或没记录的情况下抢救,处理正确的是 ( )
   A. 抢救后不用补记　　　　　　B. 及时补上准确记录
   C. 抢救记录应简单　　　　　　D. 不能后补医嘱,只记护理记录即可
   E. 护理记录因急救不用规范书写

(14~15题共用题干)

王某,女,24岁,高热1 d,最高体温39.2 ℃,来院急诊室急诊。查体:神清,胸前、耳后出现散在水痘,无鼻塞、咳嗽症状。

14. 分诊护士处理正确的是 ( )
   A. 按高热病人就诊　　　　　　B. 按危重病人就诊
   C. 安排隔离室就诊　　　　　　D. 按轻病人分诊
   E. 安排儿科就诊

15. 护士对健康教育不正确的是 ( )
   A. 指导隔离相关知识　　　　　B. 指导皮肤护理知识
   C. 指导用药的注意事项　　　　D. 告知病人体温降至正常即可上班
   E. 指导病人饮食

(济源职业技术学院　高宁宁)

第四章 重症监护

> **学习目标**
>
> 1. 了解ICU的基本概念、基本设施、收治对象；氧疗的分类、酸碱平衡的调节机制；营养的基本概念、危重患者营养代谢特点；疼痛、谵妄的定义，分类及对机体的影响。
> 2. 熟悉ICU的监护内容、探视管理要求；各种血流动力学监测的应用范围，优缺点；营养支持的目的、途径与原则；镇静镇痛药物适应证及谵妄的评估方法。
> 3. 掌握ICU的监护程序、评估重点、感染控制要求；氧疗的方法、胸部物理治疗的方法选择及注意事项；机械通气的监测重点；血气分析的各项指标及酸碱失衡的判断方法；血流动力学监测的方法及意义；肠内营养、肠外营养的护理重点；疼痛及镇静的评估方法且能够运用评估工具进行有效评估，镇静镇痛的管理方法及谵妄的预防方法。

ICU意为加强监护单位、加强监护病房或重症监护病房，是重症医学学科的临床基地，它对因各种原因导致一个或多个器官与系统功能障碍危及生命或具有潜在高危因素的患者，及时提供系统的、高质量的医学监护和救治技术，是医院集中监护和救治重症患者的专业科室，具有先进的医疗设备，先进的专业理论和生命支持技术，专业医生和护士及其他辅助人员，为危重病人提供监护和生命支持。ICU作为急诊医疗服务体系组成部分之一，对提高危重症病人的治愈率和降低死亡率，发挥了重要作用，已成为衡量一所医院现代化水平的重要标志。

第一节 ICU设置与管理

随着医学发展的需要，越来越多的医院相继设置了ICU，但ICU的大小、模式应视医院的规模、人力和物力而定。对急危重症医学有积极性和能力的工作人员、完善的组织、科学的管理及现代化的监测和治疗设施，是保证ICU有良好工作效率和效果的先决条件。

一、ICU 设置

(一) ICU 的规模

根据医院等级和实际收治患者的需要,ICU 的病床数量一般以该医院病床总数的 2%~8% 为宜,可根据实际需要适当增加。床位使用率以 75% 为宜,超过 85% 时必须扩大规模。

1. ICU 的整体布局分为医疗区域、医疗辅助用房区域、污物处理区域和医务人员生活辅助用房区域等,具有相对的独立性,以减少彼此间的相互干扰并有利于感染的控制。

2. ICU 每床使用面积 ≥15 m^2,建议 15~18 m^2,床间距 >1 m,最少配备一个单间病房,面积 ≥18 m^2,建议 18~25 m^2。有条件的可设置负压病房。

3. ICU 应配备足够空间的中央工作站,满足护士的医嘱处理、医生的病历书写等工作,放置中央监护、抢救车、病历车等器材设备。

4. ICU 应建立完善的通信系统、网络与临床信息管理系统、广播系统等。

(二) ICU 运作模式

在我国,各地区、各医院的条件差别悬殊,因此存在不同运转模式的 ICU,通常分为 3 类。

1. 综合 ICU 综合 ICU 是跨专业面向全院的集中式 ICU,以处理多学科危重患者、实施生命支持、替代重要脏器功能为主要工作内容。综合 ICU 克服了专科的缺陷,体现了医学的整体观念,投入集中,减少浪费。但这一特点也对每个 ICU 医护人员提出了新的要求,救治、护理患者的综合水平需全面提高。综合 ICU 是医院内唯一跨学科的一个独立的临床业务科室,收治医院各科室的危重病人。综合 ICU 不仅相对地节约人力、物力,也符合 ICU 的特定目的,既有利于危重病人的救治也有利于学科建设,同时便于充分发挥设备的效益。规模较大的医院,除了设置综合性 ICU 以外,还应设置专科 ICU,如冠心病监护治疗病房(coronary care unit,CCU)及心外 ICU 等。国内 ICU 发展趋势仍以综合 ICU 和专科 ICU 为主。

2. 专科 ICU 专科 ICU 即各专科将本专业范围内的重症患者集中管理和加强监测治疗的病房,是建立在专科基础之上的。一般是临床二级科室所设立的 ICU,如心内科 ICU(cardiac care unit,CCU)、呼吸内科 ICU(respiratory care unit,RCU)、新生儿重症监护治疗病房(neonatal intensive care unit,NICU)。为收治某个专科危重病员而设立的,多属某个专业科室管理。专科 ICU 医务人员对抢救本专业的危重病员有较丰富的经验,对病人可做到更好的观察和处理是其优点,但病种单一,不能够接收其他专科危重病病人为其不足。

3. 部分综合 ICU 介于专科 ICU 与综合 ICU 之间,即由医院内较大的一级临床科室为基础组成的 ICU,如外科 ICU、内科 ICU、麻醉科 ICU 等。

(三) ICU 人员编制

ICU 专科医生的固定编制人数与床位数之比为 0.8∶1 以上,每个管理单元必须至少配备一名具有高级职称的医师全面负责医疗工作。专科护士的固定编制人数与床位数之比为 (2.5~3)∶1 以上,各层级护士应按比例配备,每个管理单元必须至少配备一名具有中级职称以上的护士全面负责护理工作。可以根据需要配备适当数量的医疗辅助人员,如呼吸治疗师、康复师等。

(四) ICU 仪器设备设置

每床配备完善的功能设备带或功能架,用于提供相应的功能支持。每张监护病床装配电源插座 12 个以上、氧气接口 2 个以上、压缩空气接口 2 个和负压吸引接口 2 个以上。医疗用电和生活照明用电线路分开,每个 ICU 床位的电源应该是独立的反馈电路供应。ICU 应有备用的不间断电力系统(UPS)和漏电保护装置。每床配备多参数监护仪 1 台,微量注射泵每床 4 台以上。为便于安全转运患者,每个 ICU 单元至少配备便携式监护仪 1 台,转运呼吸机 1 台。三级综合医院的 ICU 应该每床配备 1 台呼吸机,二级医院的 ICU 可根据实际需要配备适当数量的呼吸机,每床必须配备简易呼吸器。配备其他设备如:心电图机、血气分析仪、除颤器、连续性血液净化设备、连续性血流动力学代谢监测设备、心肺复苏抢救装备车(车上备有可视喉镜、气管导管、各种接头、急救药品及其他抢救用具等)、体外起搏器、纤维支气管镜、电子升/降温设备等。

二、ICU 管理

ICU 的收治范围:①急性、可逆、已经危及生命的器官或系统功能衰竭,经过 ICU 的严密监护和加强治疗短期内可能得到康复的患者。②存在各种高危因素,具有潜在生命危险,经过 ICU 严密的监护和有效治疗可能减少死亡风险的患者。③在慢性器官功能不全的基础上,出现急性加重且危及生命,经过 ICU 的严密监护和治疗可能恢复到原来状态的患者。④慢性消耗性疾病的终末状态、不可逆性疾病和不能从 ICU 的监护治疗中获得益处的患者,一般不是 ICU 的收治范围。

ICU 的收治程序:①重症患者需经 ICU 医师会诊后,对符合收治范围的病人,收入 ICU 病房。②ICU 病房收入和转出的病人需由医务人员护送。收入病人由病房医务人员护送,转出病人由 ICU 病房的医务人员护送。③需急诊手术的重症患者,应先由手术科室收入住院,手术后视病情转入 ICU 病房监护。④对轻症复合伤、无经济能力的患者,以及不能从 ICU 的监护治疗中获得益处的终末期患者,首诊医师不应建议入 ICU 病房。

(一) 监护内容

1. 一般监护

(1) 稳定情绪 对意识清醒者,医护人员应向病人解释每项监测的目的和作用,以消除紧张情绪。使用气管插管和气管切开的病人,应教会病人如何用手势、写字等表达自己的要求。

(2) 护理评估 通过详细的病史询问和体格检查,迅速全面地对病人存在的主要问题、重要脏器功能状态做出初步的护理评估并制订护理措施。

(3) 监测项目 根据病情及护理评估决定监测的项目和监测频度。

(4) 基础护理 ICU 病人病情危重,应给予特级护理,并根据病情适当鼓励和(或)协助病人翻身和活动四肢。

(5) 营养支持 根据病情需要选择合适的营养支持途径,并定期进行监测与评估。

(6) 记录出入量　为了保持液体平衡,应准确记录出入量并进行总结以便医生及时调整。

(7) 管道护理　一般有吸氧管、尿管、输液管;特殊的有气管插管、气管切开、鼻饲管、三腔二囊管、CVC 管、透析专用导管、胸腔闭式引流管等。应根据管道的作用及病情需要给予相应的护理。

(8) 实验室检查　根据病情留取相应的标本,及时送检关注结果。

(9) 观察病情　严密观察病情变化,及时报告医生,分析判断变化的原因,迅速做出相应的处理,并做好相关护理记录。

2. 加强监护

(1) 体温　包括中心温度及周围温度。

(2) 呼吸系统　包括呼吸频率、节律、形态、血气分析及呼吸功能监测。

(3) 循环系统　包括动脉血压、中心静脉压、心率、心电图等。

(4) 神经系统　包括意识形态、瞳孔大小及对光反射、对疼痛刺激的反应、其他各种反射、脑电图及颅内压监测等。

(5) 体液和电解质　包括体液平衡、补液速度、有效循环血量、电解质监测等。

(6) 肾功能　包括尿量、尿比重、尿酸碱度、尿蛋白定量分析及代谢废物清除率,血尿素氮和肌酐的测定等。

(7) 肝功能　白蛋白、球蛋白、血胆红素、转氨酶等。

(8) 胃肠系统　消化症状、肠鸣音、胃液 pH 值、大便隐血试验等。

(9) 细菌学监测　包括尿培养、粪便培养、血培养和各有创部位及其导管的细菌要检查。

(二) 监护级别

ICU 监护内容很多,医务人员根据病人全身脏器的功能状况及对监测水平的不同需求,选择适宜的监测项目,对减轻病人的痛苦、减轻病人的经济负担和减少医疗资源的浪费十分必要。临床上从重到轻一般分为三级监测。

1. 一级监护　凡病情危重,多系统功能障碍,支持治疗监护项目需累及 2 个脏器以上者。

2. 二级监护　凡病重、支持治疗监护项目为 1 个脏器以上者。

3. 三级监护　凡病重、保留无创监测,仍需在 ICU 观察治疗者。

监测的分级临床上应根据病人的具体情况随时调整,不可一成不变。危重病人病变常涉及多个器官,但对呼吸循环功能的监测尤为重要。

(三) 探视管理

因 ICU 收治的患者病情危重,免疫力低下,容易因获得性感染的侵袭致原发病加重,故对环境质量的要求极高,对家属探视的限制十分严格。应采用合理的探视方式,最大程度地满足患者家属的情感和精神需求,目前情景分析的多元化探视管理制度较为人性化。

(四) 感染管理

ICU 是院内感染的高发区域。主要原因为:患者病情危重,机体抵抗力低下,易感性增加;感染患者相对集中,病种复杂;各种侵入性治疗、护理操作较多;多重耐药菌在ICU常驻等。院内感染管理成了ICU护理工作的重要组成部分。因此要加强医院感染管理,严格执行手卫生规范及对特殊感染患者的隔离。严格执行预防、控制呼吸机相关性肺炎,中央导管所致血行感染,留置导尿管所致感染的各项措施,加强耐药菌感染管理,对感染及其高危因素实行监控。

1. 工作人员管理　尽量减少进出ICU的工作人员。进入ICU要更换专用工作服、换鞋、戴口罩、洗手,因事外出必须更衣或穿外出衣。接触特殊患者如MRSA感染或携带者,或处置患者可能有血液、体液、分泌物、排泄物喷溅时,应穿隔离衣或防护围裙。接触疑似为高传染性的感染如禽流感、SARS等患者,应戴N95口罩。严格执行手卫生规范和正确使用手套。每年接受院内感染控制相关知识的培训,尤其要关注卫生保洁人员的消毒隔离知识和技能的培训。

2. 患者管理　感染患者与非感染患者应分开安置,同类感染患者相对集中,MRSA、鲍曼不动杆菌等多重耐药感染或携带者单独安置,以避免交叉感染。对于空气传播的感染,如开放性肺结核,应隔离于负压病房。接受器官移植等免疫功能明显受损者,应安置于单间进行保护性隔离。医务人员不可同时照顾正、负压隔离室内的患者。

3. 探视管理　尽量减少不必要的访客探视。探视人有疑似或证实呼吸道感染症状或婴幼儿时,禁止进入ICU探视。探视者进入ICU前穿隔离衣、戴口罩和穿鞋套。进入病室前后应洗手或用快速手消毒液消毒双手。探视期间尽量避免触摸患者及周围物体表面,探视时间不超过1 h。对于疑似有高传染性的感染如禽流感、SARS患者等,应避免探视。

4. 医疗操作流程管理　各项医疗、护理操作严格执行无菌原则。各种引流应保持密闭性,引流管通畅。每日评估深静脉置管、尿管、呼吸机应用的必要性,尽早拔管。做好口腔护理、声门下分泌物吸引和机械通气护理。

5. 物品管理　规范使用一次性物品;用后物品按照使用规范和院内感染管理要求进行清洁、消毒或灭菌处理;定期对仪器、设备进行清洁消毒;病床、台面、桌面等定期擦拭消毒。

6. 环境管理　定期对病室进行彻底清洁和消毒,定时开窗通风或机械通风,保持ICU室内空气流通,空气新鲜无异味,有条件的医院最好进行空气层流净化。保持墙面和窗台清洁无尘。地面湿式清扫,地巾分开使用,有标记,严格按规定进行处理,悬挂晾干,有条件的医院可集中清洁消毒后再用。每天用清水或清洁剂湿式清洗地面,多重耐药菌流行或有院内感染暴发的ICU,必须采用消毒剂消毒地面,每日至少2次。禁止在病室走廊清点更换污染的被服、衣物。禁止在室内摆放干花、鲜花或盆栽植物。

7. 抗菌药物管理　根据细菌培养与药敏试验结果,合理应用抗生素。

8. 废物与排泄物管理　处理废物与排泄物时做好自我防护,防止体液接触暴露和锐器伤。医疗废物分类放置,规范处理。

9. 监测与监督　常规监测院内感染发病率,抗菌药物应用监测及各项感染控制措施的落实。早期识别院内感染,及时采取丁顶措施。院内感染管理人员应经常巡视等。

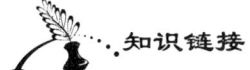

中央导管相关性血流感染(central catheter-related bloodstream infection,CRBSI)的预防和控制措施:

1. 应严格掌握中央导管留置指征,每日评估留置导管的必要性,尽早拔除导管。
2. 操作时应严格遵守无菌技术操作规程,采取最大无菌屏障。
3. 宜使用有效含量(W/W)1.8%~2.2%。氯己定-乙醇(70%体积分数)溶液局部擦拭2~3遍进行皮肤消毒,作用时间遵循产品的使用说明。
4. 应根据患者病情尽可能使用腔数较少的导管。
5. 置管部位不宜选择股静脉。
6. 应保持穿刺点干燥,密切观察穿刺部位有无感染征象。
7. 如无感染征象时,不宜常规更换导管;不宜定期送微生物检测。
8. 当怀疑中央导管相关性血流感染时,如无禁忌,应立即拔管,导管尖端送微生物检测,同时送静脉血进行微生物检测。

导尿管相关性尿路感染(catheter-associated urinary tract infections,CA-UTI)的预防和控制措施:

1. 应严格掌握留置导尿指征,每日评估留置导尿管的必要性,尽早拔除导尿管。
2. 操作时应严格遵守无菌技术操作规程。
3. 置管时间大于3 d者,宜持续夹闭,定时开放。
4. 应保持尿液引流系统的密闭性,不应常规进行膀胱冲洗。
5. 应做好导尿管的日常维护,防止滑脱,保持尿道口及会阴部清洁。
6. 应保持集尿袋低于膀胱水平,防止反流。
7. 长期留置导尿管要定期更换,普通导尿管7~10 d更换,特殊类型导尿管按说明书更换。
8. 更换导尿管时应将集尿袋同时更换。
9. 采集尿标本做微生物检测时应在导尿管侧面以无菌操作方法针刺抽取尿液,其他目的采集尿标本时应从集尿袋开口采集。

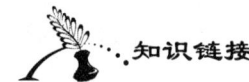

呼吸机相关性肺炎(ventilator-associated pneumonia,VAP)的预防和控制措施:

1. 应每天评估呼吸机及气管插管的必要性,尽早脱机或拔管。
2. 若无禁忌证应将患者头胸部抬高30°~45°,并应协助患者翻身拍背及震动排痰。
3. 应使用有消毒作用的口腔含漱液进行口腔护理,每6~8h一次。
4. 在进行与气道相关的操作时应严格遵守无菌技术操作规程。
5. 宜选择经口气管插管。
6. 应保持气管切开部位的清洁、干燥。
7. 宜使用气囊上方带侧腔的气管插管,及时清除声门下分泌物。
8. 气囊放气或拔出气管插管前应确认气囊上方的分泌物已被清除。
9. 呼吸机管路湿化液应使用灭菌注射用水。
10. 应每天评估镇静药使用的必要性,尽早停用。

第二节 ICU 的工作流程

一、危重患者的入院快速评估流程

评估的重点:气道(A,airway),呼吸(B,breathing),循环(C,circulation),功能障碍(D,disability),暴露(E,exposure)(ABCDE 注意:ABC 三者任一缺失需立即复苏)。

1. 气道 ①评价气道是否通畅;②呼吸频率、三凹征、哮鸣音。

注意:①气道严重阻塞病人可能没有哮鸣音;②SpO_2正常时也不一定能排除气道阻塞;③高碳酸血症和意识清醒程度降低常提示失代偿;④心动过缓提示很快发生心跳、呼吸停止。

2. 呼吸系统 ①明显的呼吸增快提示病情危重,不论病人是否有呼吸衰竭;②危重程度靠代偿程度判断;③SpO_2是呼吸受损的较晚指标。

注意:呼吸急促而氧合正常的病人,应检查是否有呼吸系统以外的病因,如代谢性酸中毒和脓毒血症。

3. 循环系统 评估重点:组织灌注、血压、心率、心律。

注意:①血压下降是循环衰竭的晚期指标;②组织灌注不足的指标:清醒程度降低;皮肤花斑,肢体末梢发凉,毛细血管再充盈时间延长,尿少,酸中毒。

4. 评估患者是否存在功能障碍 评估重点:①意识状况;②肢体功能状况;③器官功能状况。

5. 充分暴露患者的全身状态　评估时可移除患者的衣物以观察和识别任何潜在的疾病和损伤症状(注意给予患者保暖和隐私保护)。

二、在院危重患者的评估流程

危重病人病情变化的风险评估应从以下几个方面评估:神经系统评估、呼吸系统评估、心血管系统评估、排泄系统评估及辅助检查等。

每日病人的评估包括一般情况评估及根据病情选择评估系统。各系统评估内容如下:

1. 神经系统评估

(1)患者入院时,颅脑损伤、脑血管疾病、心肺复苏后、中毒、术后病情变化、使用麻醉镇静类特殊药物时应随时评估。

(2)意识障碍患者使用格拉斯哥(Glasgow)昏迷评分标准评估患者意识障碍或昏迷程度,意识状态的显著恶化往往提示代偿机制耗竭或严重的神经系统疾病,需立即进行支持治疗。

(3)发现患者意识改变,应同时观察患者生命体征、瞳孔大小、对光反应、眼球运动等有无改变,以评估患者的中枢神经功能。

2. 呼吸系统评估

(1)自主呼吸情况及呼吸形态,无论患者是否出现呼吸衰竭、呼吸频率改变均提示病情危重。脉搏氧饱和度不能作为判断呼吸的单一指标,因为呼吸异常进入晚期时才会显著降低。如果患者有呼吸困难却没有氧合障碍,应立即寻找非呼吸因素,如代谢性酸中毒或全身性感染。

(2)观察人工气道的种类、深度、固定及气囊情况;有无气道梗阻,通过视诊、触诊及听诊发现气道梗阻的证据。

(3)呼吸机运行情况。

(4)两肺呼吸音,听诊时注意有无哮鸣音,应注意上气道梗阻患者可能没有哮鸣音,特别是病情极重的患者。

(5)血气分析情况。

3. 心血管系统评估

(1)评估患者心率、血压、血氧饱和度、心电图、中心静脉压等血流动力学参数变化趋势。

(2)应注意皮肤黏膜、尿量、毛细血管充盈状况等表现及分辨休克的种类。

4. 排泄系统评估　评估大小便的量及性状情况。

5. 辅助检查　了解相关辅助检查结果。

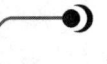

第三节 重症护理技术

一、氧气疗法

氧气疗法是通过提高吸入气体中的氧浓度,提高动脉血氧分压和氧含量,满足机体氧代谢的需要。

1. 氧疗的原则 持续评估患者的氧合状况,适时调整氧疗方案,以最低的氧吸入达到满意的 PaO_2 或 SaO_2。

2. 给氧方法 给氧方法可分为三类:低流量系统、储氧系统及高流量系统(表4-1)。

表4-1 常见的给氧方法

分类	方法	流速	提供氧浓度范围	氧浓度稳定性	优点	缺点	适应证
低流量系统	鼻塞	成人 1/4~8 L/min 婴儿 <2 L/min	22%~45%	可变	一次性使用;容易实施;价廉;耐受性好。用于成人、儿童和婴儿	吸入氧浓度不稳定;容易脱落移位;高流量时出现不适;可出现鼻腔干燥、出血;可出现痰液堵塞氧气管	患者病情稳定,需低流量吸氧;长期家庭氧疗患者
	鼻导管	1/4~8 L/min	22%~45%	可变	价廉;容易固定。用于成人、儿童和婴儿	插入困难;高流量增加氧气压力;需常规更换导管;可被痰液堵塞;可诱发呕吐、误吞入气体	婴儿长期氧疗;鼻塞使用困难时(如支气管镜检查时)
	经气管导管	1/4~4 L/min	22%~35%	可变	节约氧;无刺激;耐受性好;增加活动性;美观	费用高;可发生外科并发症;感染可能;气管黏膜干燥	需增加活动或拒绝接受经鼻给氧的家庭氧疗或非卧床氧疗患者

续表4-1

分类	方法	流速	提供氧浓度范围	氧浓度稳定性	优点	缺点	适应证
储氧系统	储氧导管	1/4~4 L/min	22%~35%	可变	节约氧,增加活动性	装置笨重;耐受性差;必须常规更换;受呼吸模式影响	需增加活动的家庭氧疗或非卧床氧疗患者
	普通面罩	5~12 L/min	35%~50%	可变	价廉;快速、方便实施;一次性使用。用于成人、儿童和婴儿	不舒适;进食时必需移开;影响散热;昏迷患者防碍呕吐物流出	用于紧急情况下短期需要中等浓度氧疗患者
	部分重复呼吸面罩	6~10 L/min	35%~60%	可变	同普通面罩。可提供中到高浓度氧	同普通面罩。有窒息的危险	用于紧急情况下短期需要中到高浓度氧治疗者
	非重复呼吸面罩	6~10 L/min	55%~70%	可变	同普通面罩。可提供高浓度氧气	同普通面罩。有窒息的危险	用于紧急情况下短期需要高浓度氧治疗者
	非重复呼吸回路	$3 \times V_E$	21%~100%	固定	提供任意氧浓度气体	有窒息的危险;需要50psi压力氧气或空气;容易出现空氧混合错误	需要任意精确氧浓度给氧的患者
高流量系统	空气吸入面罩	>60 L/min	24%~50%	固定	容易实施;一次性使用;价廉;提供稳定精确氧浓度	有噪声和不适感;进食时必需移开;氧源压力影响吸入氧浓度;氧浓度超过40%时实际吸入氧浓度不能保证	需要精确低浓度氧治疗、病情不稳定患者
	空气吸入雾化器	10~15 L/min	28%~100%	固定	可控制吸入气体温度和额外加湿	氧源压力影响吸入氧浓度;感染危险性高;氧浓度低于28%或超过40%时实际吸入氧浓度不能保证	需要低至中浓度氧治疗的人工气道患者

3. 氧疗的并发症

(1) 氧中毒　氧中毒是氧疗最严重的并发症,氧中毒的治疗目前尚无有效的逆转方法,主要是降低给氧浓度和对症处理,氧中毒关键在于预防,在给氧过程中,及时调整给氧浓度,观察患者有无氧中毒的临床表现:胸骨后疼痛、咳嗽、呼吸困难、肺活量降低、PaO_2下降;肺部呈炎性病变,有炎症细胞浸润、充血、水肿、出血和肺不张。若进一步损害脑组织,则称为脑型氧中毒,主要出现视觉和听觉障碍、恶心、抽搐、晕厥等神经症状,严重者可昏迷、死亡。任何患者吸氧浓度超过50%,持续时间超过24 h就可能发生氧中毒。适当补充维生素C和维生素E可预防氧中毒发生。

(2) 二氧化碳潴留　见于慢性阻塞性肺疾病(chronic obstructive pulmonary disease, COPD)患者,主要症状有出汗、摇头、烦躁、意识障碍、皮肤潮红、结膜充血、口唇呈樱红色等,动脉血气分析显示$PaCO_2$升高。治疗为低浓度吸氧,促进通气,有利于二氧化碳排出。慢性阻塞性肺疾病的患者采用低浓度吸氧,以最低的氧浓度维持SaO_2在90%以上,可预防高浓度吸氧引起的低通气和二氧化碳潴留。

(3) 吸收性肺不张　高浓度吸氧后氧气容易弥散吸收入血,使肺泡内气体减少,出现肺不张。表现为患者出现呼吸困难和发绀,血压下降,心动过速,胸部检查示病变部位叩诊呈浊音至实音,呼吸音减弱或消失,病变部位胸廓活动减弱或消失,气管和心脏移向患侧。预防的方法:①吸氧浓度尽可能不超过60%;②若行机械通气,可用呼气末正压通气;③鼓励深呼吸、咳嗽排痰。

4. 氧疗的监护技术

(1) 控制氧流量和浓度　为保证氧疗的效果,应根据实际情况选择合适的给氧装置,确保给氧装置输送的氧浓度正确。其中保持气道通畅是氧疗的关键,应充分清除口鼻和气管内分泌物,促进通气,在氧疗过程中严密监测,防止误调。

(2) 防止并发症　应对吸入氧气进行温化和湿化,观察患者有无氧中毒、吸收性肺不张和给氧不当所致低通气、二氧化碳潴留的临床表现。面罩吸氧患者应保持呼吸道通畅,防止窒息。

加热加湿高流量氧疗

加热加湿高流量氧疗又称经鼻高流量氧疗或者高流量鼻导管氧疗。高流量氧疗是由空氧混合器、加湿器、简易的热循环装置组成,经由鼻或鼻导管实现给氧,输送足够充分的气体,流速超过或者大致等于患者自主吸气的流速来满足患者自主呼吸的流速需求(气体流速可达60 L/min,氧浓度可以达到100%)。与传统低流速氧疗相比高流量氧疗可以提供额外的加热湿化功能。因其有一系列的生理学效应,如减少无效腔、利于二氧化碳的排出产生PEEP效应、抵消内源性PEEP,有利于呼吸道分泌物清除,具有较好的舒适性和耐受性,可以减轻患者焦虑和呼吸困难。

近年来，高流量氧疗应用于不同的疾病，如低氧性呼吸衰竭、急性心力衰竭、COPD急性加重、拔管前氧疗、手术后或拔管后呼吸衰竭的预防和治疗。临床研究显示，加热加湿高流量氧疗可以有效处理患有低、中度低氧血症患者，而不需要采用无创通气或机械通气。

（3）健康指导　氧疗场所禁用明火、吸烟等，保证用氧安全。告知患者合理用氧的重要性，如慢性阻塞性肺疾病患者必须低流量吸氧，指导患者正确处理面罩吸氧与进食之间的矛盾，采取交替进行或进食时以经鼻吸氧代替。

二、人工气道的建立与管理

人工气道不仅包括将导管经鼻腔或者口腔，插入鼻部、口咽部或者气管内的气体通道，还包括气管切开所建立的气体通道，是保证气道通畅的有效手段。要注意的是，人工气道一旦建立，就在一定程度上损伤和破坏了机体正常的生理解剖功能，为了最大程度地减少人工气道带来的危害，尽可能地恢复自然气道功能，对人工气道进行严格细致的管理是当前气道管理所面临的主要任务，也是危重病抢救成功的关键因素。

（一）人工气道的种类

1. 咽部气道　如图4-1所示，咽部气道分为口咽气道和鼻咽气道，常为中空弯曲状圆管，与口咽或鼻咽部矢状面相近，置入后可形成一个保持呼吸通畅，便于吸出分泌物的通道。咽部气道可防止昏迷患者因舌后坠造成的气道堵塞，但不能封闭气道，所以不能连接呼吸机辅助通气。

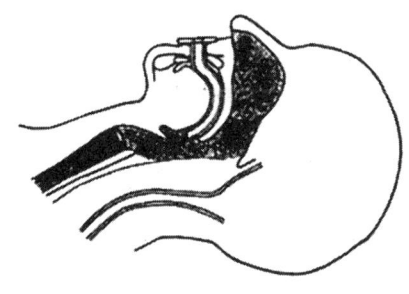
A.口咽气道

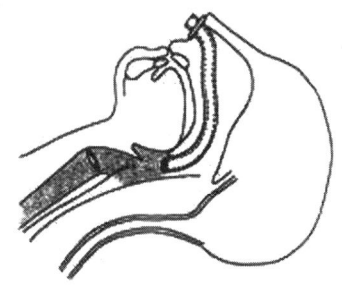
B.鼻咽气道

图4-1　咽部气道

安置口咽管的方法

选择相当于患者门齿到下颌角距离大小的口咽管，术者站于患者头侧，左手用压舌器下压舌，右手持口咽管，口咽管凹面面向上腭。将口咽管沿舌面向下插入,当口咽管插入约1/2时,旋转口咽管180°,然后顺舌面续插入口咽管,正确位置为口咽管前端在会厌上舌根处。为防止口咽通气管移位脱落,可用胶布在患者面部适当进行固定。

2. 气管插管导管　带有气囊,需用喉镜引导,能有效封闭气道,既可连接呼吸机保障有效通气,又可防止误吸,通常作为机械通气或急救时的首选途径。可分经鼻和经口两种形式,经鼻插管患者易耐受,易固定,一般可维持1周以上,但操作难度大,导管细,易引起鼻窦炎;经口插管操作简便、易掌握,管径较大,便于分泌物引流及气管镜检查等,鼻窦炎发生少,但维持时间短,口腔护理困难。

3. 气管切开套管　临床上用于解决上气道梗阻。对于长期昏迷或不能主动排痰的患者而言,可以作为充分吸除呼吸道分泌物、防治气道梗阻和肺部感染的有效方法。同时作为连接呼吸机的人工气道,其特点为无效腔最小,套管易于固定,便于气道分泌物吸引。患者对气管切开的耐受程度好,可长期带管,但气管切开也是损伤最大的人工气道,有一定的并发症,如感染、出血、术后留瘢痕等,因此适用于需要反复建立人工气道进行有创机械通气的患者。

4. 喉罩　喉罩是气囊充气后能在喉周围形成一个密封圈,既可让患者自主呼吸,又能连接呼吸机或简易呼吸器施行正压通气,是一种介于气管插管与面罩之间的通气工具。可用于短期气道建立的患者(图4-2)。

综上所述,究竟选用何种人工气道,需要结合患者病情、VAP发生风险及是否需要机械通气、机械通气时间、是否存在脱机困难等多方面因素综合考虑。

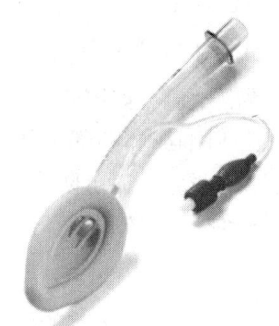

图4-2　常用喉罩

(二)人工气道的建立

危重患者的人工气道建立能否顺利完成,关系到患者的生命安全。因此,充分准备和严密监测、及时处理,是保障患者人工气道快速有效安全建立的重要措施。

1. 手法开放气道　如图4-3所示,患者平卧,将其枕部后仰并拉直还可适当垫高肩部以使颈部前伸、舌体前移;一只手示指及中指下颌托起,另一只手下压额部以开放气道,这一手法称为抬头举颏法;双手托颌法需要双手对称操作,要点是将双手置于患者的双颊处,以中指或示指顶下颌角,在将其上举的同时以手腕用力将头后仰。手法开放气道可作为昏迷伴有舌后坠的患者抢救时的应急手段,或作为其他措施(如插管)前的准备,对疑有颈椎损伤的患者禁用。

2. 气管插管　是指将特制的气管导管,通过口腔插入患者气管内。其目的是:解除呼吸道梗阻、保证呼吸道通畅、清除下呼吸道分泌物、行机械通气,经口气管插管流程详见表4-2。

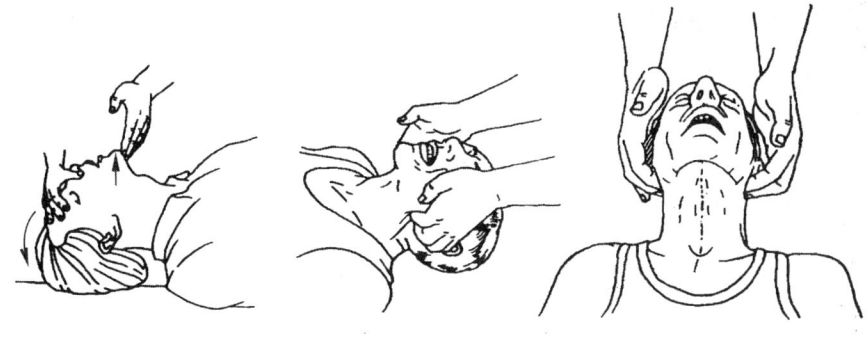

A. 抬头举颏法　　　　　　　B. 双手托颌法

图 4-3　手法开放气道

表 4-2　经口气管插管技术操作流程

项目	操作流程
准备质量	1. 人员要求：衣帽整洁，规范洗手，戴口罩。 2. 环境评估：环境整洁、安静、光线充足，符合无菌操作、职业防护要求。 3. 用物准备：①无菌盘内备气管导管、导管芯、5 mL 注射器、气囊压力计、喉镜、液体石蜡纱布、弯盘、牙垫。②另备：听诊器、无菌手套、压舌板、简易呼吸器、备用气管导管、胶布或导管固定器、小枕。
操作质量	1. 备用物至床旁，核对患者身份，清醒患者询问需求，做好解释工作。 2. 患者取仰卧、肩部垫一小枕（小枕：抬高约 10 cm），操作者站床头用右手压患者前额，使头部在寰枕关节处极度后伸，使口、咽和喉在一条直线上。 3. 检查口腔，清除异物，取出活动性义齿。 4. 打开无菌盘，戴无菌手套。 5. 检查导管气囊是否漏气，插入导管芯，用液体石蜡纱布润滑导管前端及喉镜末端。 6. 操作者左手握喉镜，沿口角右侧置入口腔，将舌头推向左侧，使喉镜移至正中位，观察口咽部，如有分泌物，则需充分抽吸，然后左臂用力上提暴露咽腔（不能以牙做支点上撬，以免损伤牙齿）。 7. 看到咽腔后镜片继续前，可见如小舌样会厌，用镜片前端挑起会厌，暴露声门，右手持气管导管借助喉镜插入气管。 8. 气管导管的气囊过声门后，将导管芯拔出，继续插至所需深度（成年男性 22～24 cm，女性 20～22 cm）。 9. 立即给予气囊充气，用注射器或气囊压力计向气囊内注气（气囊压力 25～30 cmH_2O），密闭气道。 10. 放入牙垫（牙垫大小合适），退出喉镜，用简易呼吸器连接气管导管（由助手协助挤压气囊），听诊双肺呼吸音，确定导管在气管内。 11. 固定导管及牙垫。 12. 协助患者取舒适卧位或功能位，整理床单位及用物。 13. 洗手，记录：准确记录患者插管时间、插管深度及患者病情。
终末质量	1. 操作规范、熟练，动作轻柔、敏捷。 2. 操作中做到以患者为中心，注重人文关怀。 3. 患者无并发症发生。避免插管时间过长，操作过程中保证氧气供应。

(三)插管过程中监测与处理

1. 生命体征及氧合状态监测

(1)氧合下降 插管过程中患者不适、躁动及有效通气不足等均可造成缺氧,可适当应用镇静剂减少患者痛苦、降低氧耗;观察患者气道是否通畅,尤其是昏迷患者,常常存在舌根后坠阻塞气道情况,需采用手法开放气道;若口咽部分泌物较多,堵塞气道,应充分吸出后再行气管插管;若插管后氧合不升反降,可能误入食管,需拔出待氧合改善后再重新插入;插管过程中氧合下降时应停止操作,设法提高氧合后再分析原因并做相应处理。

(2)血压下降 常见于正压通气后或应用镇静剂和(或)肌松剂后,可适当补充液体或应用升压药。

(3)心率增快、血压升高 常见于患者躁动时,可适当镇静。

2. 气管插管注意事项

(1)插管前充分评估患者的呼吸道,预测插管困难程度。

(2)每次插管时间不应超过30~40 s,如一次操作不成功,应立即给予面罩吸氧,待血氧饱和度上升后再行插管。

(3)严格无菌操作,动作轻柔,避免牙齿脱落、口腔黏膜损伤及喉头水肿的发生。

(4)做好紧急更换气管插管的物品准备。

(5)检查确定导管位置方法:①听诊双肺呼吸音对称;②双侧胸廓起伏均匀一致;③呼气末 CO_2 分压参数为阳性。

(6)推荐使用带有声门下吸引的气管插管,及时清除声门下气囊上分泌物。

(四)气管切开

气管切开是指切开颈段气管前壁,插入气管套管,建立新的通道进行呼吸的一种技术,也称之为外科气道。它可以维持气道通畅,减少气道阻力,减少呼吸道解剖无效腔,保证有效通气量(表4-3)。

1. 手术中协助与监测

(1)固定患者头部使之后仰,充分暴露手术区域,同时防止气管插管脱出。

(2)监测患者生命体征,据病情调节通气参数维持氧合。

(3)当手术医生分离切口至气管软骨环处时,解除气管插管固定,将气囊完全放气,并缓慢地将气管插管退出4~5 cm;待医生确定气管切开套管插入气道后,再将气管插管拔出。

(4)用注射器给气管切开套管气囊充气,并维持适当气囊压力。

(5)充分吸出气道分泌物,判断套管位置并固定,连接呼吸机辅助通气。

(6)观察并记录术后切口渗血情况,出血量多时应及时通知手术医生。

(7)观察切口周围有无皮下气肿、感染等并发症。

表4-3 气管切开置管操作技术配合流程

项目	操作流程
准备质量	1. 人员要求:衣帽整洁,规范洗手,戴口罩。 2. 环境评估:环境整洁、安静、光线充足,符合无菌操作、职业防护要求。 3. 用物准备:①治疗车,气管切开包、无菌手套2双、利多卡因1支、5 mL注射器2具,生理盐水、皮肤消毒液、治疗盘(无菌棉签、碘伏)、无菌纱布1包、砂轮、速干手消毒剂、手术照明灯、听诊器、知情同意书、气管切开套管2个(1个备用)。②患者床旁备氧气、负压吸引装置、一次性无菌吸痰包、吸痰用无菌生理盐水(或灭菌注射用水)。 4. 选择合适型号气管切开套管,检查无菌物品有效期。
操作质量	1. 携带用物至患者床旁,核对患者身份,清醒患者询问需求,做好解释工作。 2. 评估患者意识、四肢活动及烦躁情况,必要时给予保护性约束,并询问医生是否给予镇静剂或调整用药剂量。 3. 合理安置心电导联线、电极片及输液通路等物品,以免影响医生操作。 4. 协助患者去枕平卧位,肩下垫高,头向后仰,颈部伸直并保持正中位,使下颌、喉结、胸骨切迹在同一直线上,气管向前突出,气管上提并与皮肤接近,充分暴露气管。 5. 无菌吸痰操作,清除患者口鼻腔及气道内分泌物。 6. 洗手,准备注射器、碘伏和生理盐水于气管切开包内,协助医生进行局部麻醉。 7. 观察患者病情,生命体征变化及术区出血情况,及时配合医生清除气道内分泌物及血液。 8. 配合医生置入气管套管,协助医生固定,松紧以放入一指为宜(若为硅胶套管则气囊充气,并测量气囊内压力)。 9. 及时给予气管内氧气吸入,观察患者生命体征变化,术区出血情况,保持呼吸道通畅。 10. 询问需求,协助患者取舒适体位,整理床单位。 11. 医疗废物分类处置,洗手记录。
终末质量	1. 全程符合无菌技术操作原则。 2. 气管切开过程中能密切配合医师,遇到问题能沉着应对并予以恰当处理。 3. 操作中做到以患者为中心,保证患者安全。

2. 注意事项

(1)术前勿过量使用镇静剂,以免加重呼吸抑制。

(2)床边应备好氧气、吸引器、急救药品、气管切开包等,以及同一型号气管套管,以备紧急气管套管堵塞或脱出时使用。

(3)气管切开套管要固定牢固,松紧适宜。

(4)套管一旦脱出,立即将患者置于气管切开术的体位,用事先备妥的止血钳等器械在良好照明下分开气管切口,将套管重新置入。

(5)如原发病已愈、炎症消退、气道分泌物减少,可考虑拔管。拔管时间一般在术后1周以上。拔管前先试堵管,如无呼吸困难即可拔管。拔管后封闭伤口,外敷纱布,定时换药。拔管后床边仍需备气管切开包,以便病情反复时急救处理。

(五)环甲膜穿刺置管

患者发生急性喉梗阻(如过敏、颈部创伤、喉炎、喉部肿瘤),危及生命但又无法有效建立人工气道或其他紧急气道时,可行环甲膜穿刺置管以解除呼吸困难,抢救患者生命。手术流程:①患者取卧位或半卧位。②定位环甲膜:术者站在患者右侧,左手掌抵住患者下颌,将中指和拇指移动至喉的两侧,示指由甲状软骨切迹移向环状软骨,直到感觉到甲状软骨和环状软骨之间的缝隙,该缝隙即为环甲膜。③若时间允许,可用2%利多卡因局部浸润麻醉。④用穿刺针紧贴示指在环甲膜上穿刺,回抽有气泡。⑤置入导丝,扩开皮肤。⑥将带内芯的环甲膜穿刺套管沿导丝置入气管。⑦拔除内芯,固定导管。

(六)人工气道的固定

1. 气管插管　可使用一次性固定器、胶布或棉带固定,每班记录导管固定情况、深度,及时发现导管移位、器械相关压疮和医用黏胶相关性皮肤损伤等并发症。保持固定装置清洁、干燥,定时或及时进行更换。

2. 气管切开　使用带有衬垫的棉带进行固定,固定松紧度以可通过一根手指为宜。密切观察气管切开处皮肤情况,评估有无红、肿和分泌物等炎症表现。观察导管固定带与颈项皮肤的接触处,评估有无压疮、浸渍发生。保持固定装置清洁、干燥,定时或及时进行更换。

(七)气囊的管理

气囊的充气方法和压力监测:气囊若充气量过大,气囊压力过高,即使应用高容性低压气囊导管,气管黏膜压迫时间过长也会影响该处的血液循环,导致气管黏膜缺血性损伤甚至坏死,严重时可能发生气管食管瘘;相反,如果气囊充气不足,则导致漏气、误吸等。因此,保持合适的气囊压至关重要。

目前常采用测压表充气技术:应定时监测气囊压力,维持气囊压力于 25 ~ 30 cmH_2O。

(八)人工气道内分泌物的吸引

建立人工气道的患者,因会厌失去作用,咳嗽反射的完整性(刺激、吸气、屏气、咳出)在一定程度上受到破坏,分泌物不易咳出。气道内分泌物潴留会造成患者气道阻力增高,呼吸功耗增大,有可能造成肺不张、气道黏膜损伤等并发症。及时有效地对气道分泌物进行吸引,在疾病治疗过程中至关重要。

1. 吸痰指征及吸痰前评估　吸痰前应对患者进行评估把握吸痰的指征,避免盲目吸引给患者带来不必要的风险和痛苦。真正遵循"适时吸痰""按需吸痰"的原则。

吸引指征:①气管导管内明显可见分泌物;②患者频繁或持续呛咳;③听诊在气管和支气管处有明显痰鸣音;④呼吸机流速-时间曲线呼气相出现震动;⑤呼吸机出现高压或低潮气量报警;⑥可疑为分泌物堵塞引起的 SpO_2 降低;⑦患者突发呼吸困难等。

吸引分泌物时应该控制负压大小,不仅要有效地吸出分泌物,又要避免对气道黏膜造成损伤。不同年龄使用的负压大致为:成人 100 ~ 120 mmHg,儿童 80 ~ 100 mmHg,婴儿 60 ~ 80 mmHg。为避免肺不张的发生,要求吸痰管的外径不能超过人工气道内径的 1/2,吸痰管的粗细(外径)多以 French 号表示(1F≈0.3 mm),临床上常需根据人工气道的内径来选择适当型号的吸痰管,简便的计算公式是:吸痰管型号=人工气道的型号×2-2。

2. 吸痰步骤 具体参见表 4-4。

表 4-4 吸痰步骤

准备质量	1. 衣帽整齐、规范洗手、戴口罩、态度镇静。 2. 用物：①电动吸引器或中心负压吸引装置 1 套。②听诊器、治疗盘、无菌换药碗 1 个（盛无菌生理盐水）、弯盘、消毒纱布、一次性吸痰管（含一次性无菌手套）。③必要时备压舌板、开口器、舌钳、电插板、手电筒等。④快速手消毒液。⑤治疗车。 3. 用物清洁适用，摆放有序，便于操作。
操作质量	1. 将用物推至患者床旁，核对床号、姓名，向清醒患者说明目的，做好解释工作（吸痰的重要性和必要性），取得患者配合。 2. 评估：患者意识、呼吸状态、生命体征、氧流量或用氧浓度，血氧饱和度、痰鸣音（听诊 4 部位），有呼吸机者评估气道内压力及潮气量。 3. 协助患者取舒适卧位，检查患者口、鼻腔（有活动义齿者取下）；使患者头部转向一侧，面向操作者，昏迷患者用压舌板或开口器帮助张口，洗手。 4. 调节氧流量在原基础上加 3~5 L/min，有呼吸机者按纯氧键或按吸引支持。 5. 接通电源，打开开关，检查吸引器的性能是否良好及连接是否正确，调节负压（一般压力成人 100~120 mmHg，儿童 80~100 mmHg，婴儿 60~80 mmHg）；检查导管是否通畅。 6. 根据患者痰液的黏稠度选择合适的吸痰管，检查吸痰管的灭菌有效期后，撕开外包装，一手戴无菌手套，将吸痰管抽出并盘绕在手中，开口端与吸痰器负压管连接。 7. 用戴手套的手持吸痰管前端，另一手折叠导管末端，试吸检查吸痰管是否通畅、再次确认负压，若口咽部有分泌物要先吸尽；更换吸痰管，试吸通畅后将吸痰管插至气管深部轻轻左右旋转，向上提拉，边吸边退，吸尽气管内分泌物。 8. 观察患者的反应（面色、呼吸、心率、血压）、吸出痰液的性状、量、颜色等。 9. 每次吸痰后立即给予氧气吸入。 10. 吸痰结束时分离吸痰管，将手套反转脱去并包住用过的吸痰管及包装纸置于备好的医用垃圾袋内无害化处理，关闭吸引器，洗手。 11. 将吸氧流量调回至原来水平或根据患者情况调节。 12. 用纱布擦净面部，洗手。进行吸痰后再评估：呼吸状况、氧饱和度、痰鸣音、气道内压力、潮气量（限机械通气患者）（与吸痰前比）。 13. 整理床单位，患者取舒适卧位。 14. 整理用物，向患者或家属交代注意事项，规范洗手，记录。
全程质量	1. 严格操作规程，动作轻柔敏捷，体现人文关怀。吸痰时间不宜过久，负压不可过大。 2. 吸痰时注观察患者的病情变化，若发现吸出的痰液带新鲜血液提示黏膜有破损，应暂停吸痰。 3. 吸痰手法：做间歇性吸引，用示指和拇指旋转吸痰管，边吸边提，在痰多处停留以提高吸痰效率，切忌将吸痰管上下提拉。 4. 吸痰用物应每天更换，吸痰导管每次更换。 5. 储液瓶要每班及时倾倒清洗。 6. 每次插入吸痰的时间不超过 15 s，以免加重缺氧。

3. 吸痰中的注意事项

（1）吸痰过程中，应密切监测患者的生命体征、心律、呼吸形式、SpO_2、口唇和肢端颜色,评估患者对吸痰刺激的咳嗽反射;必要时监测颅内压。

(2)严格无菌操作,必须严格做到"待气管如血管",特别是对于开放式吸痰。使用单包装的附无菌手套的一次性无菌吸痰管。使用前,应做好用物准备再打开吸痰管包。根据患者痰液情况选择吸引顺序,避免交叉感染。

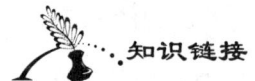

气道抽吸的方法和监测措施

◆气道抽吸前评估吸痰指征和患者的病情(如有无自主呼吸、咳嗽能力等),充分准备用物,提高吸氧浓度或流速进行充分氧合,防止盲目吸痰和准备不充分对患者造成损害。

◆吸痰过程中严密观察患者呼吸、SpO_2、HR、BP、口唇颜色和痰液量、颜色及性状,评估患者有无出现缺氧和气道损伤等。

◆吸痰结束后再次进行充分给氧,可纠正吸痰引起的低氧血症。

◆使用不超过气管导管内径1/2的吸痰管进行吸痰,可避免发生肺不张。

◆限制吸痰持续时间在10~15 s内,降低低氧血症、气道损伤和心律失常发生率。颅脑损伤患者吸痰时间间隔10 min以上可避免气道抽吸引起平均颅内压力、平均动脉压力和脑灌注压力累积性升高。

◆使用150~200 mmHg的负压进行气道抽吸可降低低氧血症、肺不张和气道损伤的发生率。

◆无确切证据显示气道内滴入生理盐水可促进人工气道的抽吸量,相反可引起低氧血症、细菌下移至呼吸道,出现肺部感染。

◆与浅吸引相比,深吸引所致的SpO_2下降、收缩压升高、脉搏增快、黏膜出血的发生率明显高于浅吸引,因此临床上应尽可能采取浅吸引方式。

◆使用封闭式吸痰有效降低吸痰过程中患者肺容量的损失,维持患者吸痰过程中较好的氧合和相对稳定的血流动力学,简化吸痰过程,节省时间和人力。但封闭式吸痰对吸痰量、VAP发生的影响还有待进一步研究。

◆气道护理需要严格无菌操作。

4.吸痰常见问题

(1)缺氧加重 最常见。在吸痰前后给予纯氧吸入或膨肺治疗,尽量减少呼吸支持的中断,可在一定程度上预防缺氧的发生。

(2)出血 负压过大时可导致气道黏膜损伤出血。

(3)心律失常 情绪紧张或缺氧患者,常见血压升高、心率增快;吸痰管插入刺激迷走神经也可出现心率减慢。

(4)气道痉挛　注意吸痰操作轻柔,避免过度刺激黏膜导致支气管痉挛。

(5)其他　心跳呼吸骤停、肺不张、感染、颅内压升高等。

(九)人工气道的湿化方法

湿化及监测：临床上常用的气道湿化方法有加热蒸汽加温加湿、雾化加湿、热湿交换器等。对湿化效果的评估主要是依据患者呼吸系统功能是否稳定和呼吸道通畅程度(痰液的量、性状)等综合进行,在临床观察和监护中至关重要。常见的湿化补充治疗方法见表4-5。

表4-5　常见的湿化补充治疗方法

方法	原理	优点	缺点	试用对象
加热蒸汽加温、加湿	将无菌水加热,产生水蒸气,与吸入气体进行混合	可控制吸入气体温度和湿度	需专门加热湿化罐	机械通气患者
雾化加湿	利用高速氧气、空气或超声发生器把湿化液变雾状随呼入气体一起进入气道	形成的微粒小,可达细末支气管和肺泡	需特殊雾化装置,对吸入气体基本无加温作用	所有患者都可选择使用
热湿交换器	呼出气中的水分及热量可部分进行循环吸入,减少呼吸道失水并对吸入气体进行适当加温	减少气道失水和散热,降低痰栓发生率	不额外提供热和水分,影响湿化和湿化效果使用不当可增加气道阻力	气管插管和气切的机械通气和非机械通气患者

(十)人工气道的拔出

气道梗阻病因一旦解除,应考虑拔出人工气道。在拔管以前除评估原发病、患者的生命体征及各脏器功能外,还需评估患者自主呼吸功能恢复状态(血气分析结果、自主咳嗽咳痰能力),判断有无上气道梗阻。

1.评估咳嗽能力　排除支配喉部动作的神经病变,咳嗽的有效性主要取决于患者是否有足够的呼出气量和呼气流速。因此,测定患者的呼气峰流速,常用作拔管前判断患者是否已具备有效咳嗽的生理指标。

2.判断有无上气道梗阻　上呼吸道梗阻主要原因是声门出现水肿或者大气道内出现痰痂,肿瘤等异物造成的,通常我们根据患者有没有插管困难,留置插管时间来进行评估。一般在给患者拔管前会常规进行"漏气试验"进行评估,充分清除气道分泌物后将气囊放气,采用容控模式观察患者的吸入量和呼出量,若下降值<110 mL时,说明漏气试验阳性。一般对于漏气试验阳性的患者,在拔管的过程中,可能会存在喉头水肿,在拔管前应用激素减轻水肿。

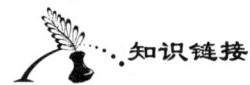

无人工气道患者维持气道通畅的方法

◆对于清醒患者应协助并鼓励咳嗽、深呼吸和咳痰,防止呼吸道分泌物潴留。

◆对于不能自行咳痰者应准备吸痰用物进行吸痰,若吸痰困难,应考虑建立人工气道。

◆对于昏迷、全麻未醒患者头应偏向一侧,防止口腔分泌物误吸入气道。

◆对于支气管扩张、肺脓肿等分泌物较多的患者及长期卧床患者,采用合理的体位护理,并结合胸部理疗,促进分泌物排出。

◆对于危重患者应常规进行雾化,根据病情及治疗情况合理选择雾化方式、雾化液等。

◆紧急情况下可采用抬颈法、仰面举颏法或抬下颌法等体位以暂时维持气道通畅。

三、机械通气

机械通气是利用机械装置来代替、控制或改变自主呼吸运动的一种通气方式。借助呼吸机建立气道口与肺泡间的压力差,给呼吸功能不全的患者以呼吸支持,普遍应用于麻醉、各种原因所致的呼吸衰竭及大手术后的呼吸支持与治疗中。

机械通气的正确使用,能够预防和治疗呼吸衰竭、挽救或延长患者的生命,反之,可加重患者病情,甚至危及生命。

(一)概述

1. 机械通气的原理与分类

(1)呼吸的原理　建立大气-肺泡压力差。机械通气患者由于各种疾病影响,吸气时不能有效建立大气-肺泡压力差,必须借助呼吸机产生的压力差来完成吸气动作,而呼气动作与正常人相同。机械通气时产生的肺内正压影响肺通气血流比例、肺循环阻力和静脉血回流等,进而对呼吸、循环、胃肠和肝肾等器官功能产生影响。

(2)分类　机械通气按呼吸机与患者的连接方式可分为有创机械通气和无创机械通气。①有创机械通气:呼吸机通过经口/鼻气管插管、喉罩、经气管切开插管等人工气道与患者连接。②无创机械通气:无须建立人工气道,呼吸机通过口鼻罩、鼻罩等方式与患者连接。

2. 机械通气的目的

(1)改善通气功能　维持呼吸道通畅,通过呼吸机正压通气维持患者足够的潮气量,保证代谢所需的肺泡通气量。

(2)改善换气功能　呼气末正压可防止肺泡塌陷,使肺内气体均匀分布,改善通气血流比例,减少肺内分流,改善氧运输,纠正低氧血症。

(3)减少呼吸肌功耗　减少呼吸肌做功,降低呼吸肌耗氧量,缓解呼吸肌疲劳。

(二)有创机械通气

1. 有创机械通气的评估　评估是否适宜进行有创机械通气。

只要患者出现呼吸功能障碍,引起严重缺氧或二氧化碳潴留,均需要机械通气治疗。机械通气的禁忌证是相对的,在出现致命性通气和氧合障碍时,应积极处理原发病(如尽快行胸腔闭式引流、积极补充血容量等),同时不失时机地应用机械通气。一般相对禁忌征为:①肺大疱和未经引流的气胸;②低血容量性休克未补充血容量;③严重肺出血;④气管食管瘘等。

2. 模式选择与参数设置

(1)模式选择　常用通气模式包括控制通气、辅助通气、辅助/控制通气、同步间歇指令通气、压力支持通气、持续气道正压等。

1)控制通气(control ventilation,CV):吸气压力、吸呼比、吸气流速由呼吸机完全代替患者的自主呼吸。适用于严重呼吸抑制或呼吸停止的患者,如呼吸、心搏骤停、严重脑外伤等情况。

2)辅助通气(assist ventilation,AV):依靠患者的自主吸气触发呼吸机按预设的潮气量或吸气压力进行通气支持,呼吸功由患者和呼吸机共同完成呼吸。该模式通气时可减少或避免应用镇静剂,保留自主呼吸以减轻呼吸肌萎缩,改善机械通气对血流动力学的影响。适用于呼吸中枢驱动正常的患者,如COPD急性发作、重症哮喘等。

3)辅助/控制通气(assist-control ventilation,A/CV):是辅助通气和控制通气两种模式的结合,当患者自主呼吸频率低于预置频率或患者吸气努力不能触发呼吸机送气时,呼吸机即以预置的潮气量及通气频率进行正压通气,即 A/CV。

4)同步间歇指令通气(synchronized intermittent mandatory ventilation,SIMV):是自主呼吸与控制通气相结合的呼吸模式,在触发窗内患者可触发和自主呼吸同步的指令正压通气,在2次指令通气之间触发窗外允许患者自主呼吸。SIMV 能与患者的自主呼吸同步,减少患者与呼吸机的对抗,减低正压通气的血流动力学影响,用于长期带机患者的撤机。

5)压力支持通气(pressure support ventilation,PSV):属部分通气支持模式,是患者在自主呼吸的前提下,当患者触发吸气时,呼吸机以预设的压力释放出气流,患者每次吸气都能接受一定水平的压力支持,以克服气道阻力,减少呼吸做功,增强患者吸气能力,增加吸气幅度和吸入气量。主要用于机械通气的撤机过渡。

6)持续气道正压(continuous positive airway pressure,CPAP):是在自主呼吸条件下,整个呼吸周期内气道均保持正压,患者完成全部的呼吸功,是 PEEP 在自主呼吸条件下的特殊技术。用于通气功能正常的低氧患者,可防止气道和肺泡的萎陷,增加肺泡内压和功能残气量,增加氧合,改善肺顺应性,降低呼吸功。CPAP 过高可增加气道压,减少回心血量,出现低血压、气压伤等表现。

(2)参数设置　机械通气参数设置时应注意设置参数与实际输出参数可能不同,同时应考虑不同参数之间的相符关系,根据患者病情、治疗需求与目标等合理设置参数。

1)潮气量(tidal volume,V_T):通常依据体重选择 5~12 mL/kg,并结合呼吸系统的顺应性、阻力进行调整,避免气道平台压超过 35 cmH$_2$O。在压力控制通气模式时,潮气量主要由预设的压力、吸气时间、呼吸系统的阻力及顺应性决定。最终应根据动脉血气分析进行调整。

2)吸气压力(inspiratory pressure,PI):一般成人先预设 15~20 cmH$_2$O,小儿12~15 cmH$_2$O,然后根据潮气量进行调整。原则上以最低的吸气压力获得满意的潮气量,避免出现气压伤和影响循环功能。

3)呼吸频率(respiratory rate,RR):呼吸频率的选择根据每分通气量、目标 PaCO$_2$ 水平进行,一般成人通常设定为 12~20 次/min。

4)吸气时间(inspiratory time,Ti)与吸呼比(I:E ratio):基于原发疾病、自主呼吸水平、氧合状态、血流动力学及人-机同步性,吸气时间一般为 0.8~1.2 s,吸呼比为 1:(1.5~3)。

5)峰值流速(peak flow):采用容量控制通气时通过调节峰值流速来调节吸气时间,V_T=峰值流速×吸气时间。理想的峰值流速应能满足患者吸气峰值流速的需要,成人常用的流速设置在 40~60 L/min 之间,根据每分通气量和呼吸系统的阻力和肺的顺应性调整,流速波形在临床常用减速波或方波。

6)触发灵敏度:一般情况下,压力触发常为-1.5~-0.5 cmH$_2$O,流速触发常为 2~5 L/min。灵敏度过高会引起与患者用力无关的误触发,灵敏度过低会增加患者的吸气负荷,消耗额外呼吸功。

7)吸入气氧浓度(FiO$_2$):机械通气初始阶段,可给予高浓度的氧(甚至是纯氧)以迅速纠正严重缺氧,以后依据目标 PaO$_2$、PEEP 水平、MAP 水平和血流动力学状态,酌情降低 FiO$_2$ 至 50% 以下,并设法维持 SpO$_2$>90%,若不能达到上述目标,即可加用 PEEP、增加 MAP,应用镇静剂或肌松剂。若适当 PEEP 和 MAP 可以使 SpO$_2$>90%,应保持最低的 FiO$_2$。

8)呼气末正压:设置 PEEP 的作用是使萎陷的肺泡复张,增加功能残气量,提高肺顺应性,改善通气和换气功能。PEEP 常应用于以 ARDS 为代表的Ⅰ型呼吸衰竭,一般初设在 5 cmH$_2$O,然后根据氧饱和度进行调整,直至获得满意的氧饱和度。PEEP 可增加胸内压,设置过高易出现气压伤和低血压等表现。

9)报警参数:包括压力报警、呼出潮气量报警、呼出每分通气量报警、呼吸频率报警、窒息时间报警等(表 4-6)。

表 4-6 常见报警参数设置

报警参数	上限	下限
气道压力	吸气峰压+(5~10)cmH$_2$O	吸气峰压-(5~10)cmH$_2$O
呼出潮气量	V_T实测+1/3V_T实测	V_T实测-1/3V_T实测
呼出每分通气量	MV 实测+1/3MV 实测	MV 实测-1/3MV 实测
呼吸频率	<35 次/min	6~8 次/min
窒息时间	30 s	15 s

3. 有创机械通气的护理

(1)常规护理

1)环境:室温控制在(24±2)℃左右,湿度控制在30%~65%,保持空气清新,为患者提供安静、安全、整洁、舒适、美观的住院环境。

2)体位:若无禁忌一般抬高床头30°~45°半卧位,可减少回心血量,减轻肺淤血,增加肺活量,改善心肺功能。

3)基础护理:①口腔护理,根据患者具体情况,做好口腔护理和口腔吸引。口腔护理时可配合使用牙刷、牙擦或氯己定等提高口腔护理质量。②翻身与拍背,若病情许可,每1~3 h翻身一次,翻身时配合拍背,促进肺部分泌物排出。③呼吸回路的管理,妥善固定呼吸机管道;积水杯应处于回路最低点,冷凝水及时倾倒;翻身、活动时预先固定管道,避免管道打折或牵拉引起人工气道移位;无须定期更换呼吸回路,但当管路破损或污染时应及时更换。④活动,病情稳定后尽早进行被动或主动运动,改善呼吸肌功能,降低谵妄、肌肉萎缩、深静脉血栓和压疮等并发症的发生率。⑤压疮预防,使用气垫床、减压敷料和采取翻身等措施对不能自行翻身的患者进行压疮的预防。

4)营养:根据患者营养状况、病情需要选择合适的营养支持途径,提高机体抵抗力,改善呼吸肌功能。

5)安全护理:妥善固定各种留置管道,保持通畅,规范护理,防止脱落、堵塞和感染等发生。对烦躁、昏迷患者采取约束、使用床栏等保护性措施,防止坠床发生。

6)心理护理:由于对机械通气的不理解、沟通交流障碍、担心呼吸机出现故障、担心痰液堵塞气道、担心医护人员不能及时发现病情变化、担心管道脱落和撤机困难等原因,患者容易出现焦虑、恐惧,缺乏安全感等。应评估后给予对应心理护理。

(2)观察重点 评估机械通气效果,及时发现相关并发症,提高机械通气的安全性。观察重点如下:

1)呼吸功能:观察呼吸节律、呼吸深度,评估有无呼吸困难、人机对抗等。机械通气患者缺氧时可出现脉搏、呼吸增快,注意气道压力、呼出潮气量、SpO_2,评估通气和供氧状况。观察患者皮肤黏膜、口唇和甲床,二氧化碳潴留可出现皮肤潮红、多汗和浅表静脉充盈,口唇和甲床青紫提示低氧血症。当患者病情严重必须给予高浓度氧时,应避免长时间吸入,密切观察有无氧中毒所致肺损伤出现。加强营养支持可以增强或改善呼吸肌功能。

2)意识:缺氧和(或)二氧化碳潴留所致意识障碍患者,有效呼吸支持后,患者意识应逐渐好转。若意识障碍加重应考虑呼吸机支持是否适当或患者病情发生变化。严密观察患者意识状况,出现异常及时通知医生处理。

3)循环功能:机械通气可使胸腔内压升高,静脉回流减少,心脏前负荷降低和后负荷增加出现心排血量降低,组织器官灌注不足,表现出低血压、心律失常、末梢循环灌注不良、尿量减少等。

4)血气分析:机械通气30 min后应做动脉血气分析,以评估机械通气的效果,血气分析结果对调整呼吸机模式和参数有参考价值。若治疗有效,患者血气分析结果应趋于正常。若治疗无效,血气分析结果显示无改善或继续恶化。在机械通气治疗过程中,需根据患者病情严密监测动脉血气状况。

5)其他:观察有无消化道出血和腹胀,评估肠鸣音变化情况;严密监测尿量,准确记录出入量;观察有无水肿、黄疸,监测肝脏转氨酶有无异常;评估心理状况,有无紧张、焦虑或谵妄等。

4.常见报警原因与处理 引起呼吸机报警的原因很多,危及患者生命的报警需要立即处理,如高压报警、窒息报警等。常见报警信息、原因及处理见表4-7。

表4-7 常见报警信息、原因及处理

报警类别	原因	处理
电源报警	停电;电源插头松脱;电源掉闸;蓄电池电量低	将呼吸机与患者断开并行人工通气支持;同时修复电源
气源报警	压缩氧气或空气压力低;气源接头未插到位;氧浓度分析错误	将呼吸机与患者断开;给患者行人工通气支持同时调整或更换气源,或校对FiO_2分析仪,必要时更换氧电池
断开报警	呼吸回路、人机连接脱开或漏气量过大	检查回路及人机连接,确保两者正常连接及固定
呼出V_T降低	患者呼吸减弱;呼吸回路漏气;气囊充气不足	检查患者呼吸;检查呼吸回路;检查气囊压力;检查胸腔闭式引流管;吸痰;监测校正呼出流量传感器
吸气压降低	呼吸回路漏气;气囊充气不足;检查患者呼吸;检查呼吸回路;检查气囊压力;气体经胸腔闭式引流管漏出;压力控制通气时检查胸腔闭式引流管;吸痰;检测校正呼出流量肺顺应性降低;呼出流量传感器监测错误	检查呼吸回路;检查导管位置;检查气囊压力;检查胸腔闭式引流管;重新设置峰流速和潮气量;检查患者是否出现较强自主呼吸
气道高压	呛咳;肺顺应性降低(肺水肿、支气管痉挛、肺纤维化等);分泌物过多,气道阻力增加;气道高压导管移位;呼吸回路阻力增加(如管路积水、管路打折等);吸入气量太多或高压报警限设置不当	吸痰;解除支气管痉挛;听呼吸音;检查呼吸回和保持通畅;检查导管位置;调整呼吸参数;安抚患者;使用药物镇痛、镇静
呼吸增快	患者兴奋、激动、想交谈,代谢需要增加;缺氧;高碳酸血症;酸中毒;疼痛;焦虑;害怕	监测动脉血气;纠正缺氧和酸中毒;镇痛;镇静;安抚患者
每分通气量高	病情变化,患者呼吸增快,潮气量增加;参数设置不当	处理原发疾病,必要时镇痛镇静;重新调整参数
窒息报警	患者病情改变,呼吸减慢或停止	根据患者病情调整呼吸模式和参数

5. 常见并发症与护理

(1)人工气道相关并发症

1)脱管:与导管未妥善固定或牵拉等有关,表现为呼吸机低潮气量报警、喉部发声和窒息等。应紧急处理,保持气道通畅,应用简易呼吸器通气和供氧,必要时重新置管。

2)气道堵塞:由痰栓、异物、导管扭曲、气囊脱出嵌顿导管口、导管远端开口嵌顿于气管隆嵴、脱管等引起,表现为不同程度的呼吸困难,严重时出现窒息。应针对原因及时处理,如调整人工气道位置、抽出气囊气体、试验性插入吸痰管等。若气道梗阻仍不缓解,则应立即拔除气管导管,重新建立人工气道。

3)气道损伤:与插管时机械性损伤、气道内吸痰、气道腐蚀、导管压迫气道和气囊压迫气管黏膜等有关,表现为出血、肉芽增生、气管食管瘘等。为避免气道损伤,插管前应选择合适的导管,插管时动作轻柔,带管过程中保持导管中立位,合理吸痰,做好气囊护理等。

(2)机械通气本身引起的并发症

1)呼吸机相关性肺损伤:指机械通气对正常肺组织造成的损伤或使已损伤的肺组织进一步加重,包括气压伤、容积伤、萎陷伤和生物伤,临床表现为肺间质气肿、皮下气肿、纵隔气肿、心包积气、气胸和肺水肿等。为了避免和减少VLI的发生,机械通气应避免高潮气量和高平台压,吸气末平台压不超过35 cmH$_2$O,以避免气压伤、容积伤,同时设定合适PEFP,以预防萎陷伤。出现张力性气胸应立即行胸腔闭式引流。

2)呼吸机相关性肺炎:是指气管插管或气管切开患者在接受机械通气48 h后发生的肺炎,呼吸机撤离,拔管48 h内出现的肺炎亦属于VAP,临床表现与肺内感染症状相似,包括发热、呼吸道有痰鸣音。

6. 呼吸机的撤离 吸机的撤离指根据患者的自主呼吸恢复情况,逐渐减少呼吸支持的时间,直至完全撤离机械通气的过程。当患者达到撤机指征时,应尽快开始撤机。延迟撤机将增加机械通气的并发症的概率和医疗费用。过早撤离呼吸机又可导致撤机失败,增加再插管率和病死率。

(1)撤机指征 根据中华医学会重症医学分会(2006年)机械通气临床应用指南,达到以下条件可考虑撤机,包括:①导致机械通气的病因好转或去除。②氧合指标:$PaO_2/FiO_2 > 200$ mmHg,$PEEP \leq 5$ cmH$_2$O,$FiO_2 \leq 40\%$,$pH \geq 7.25$。COPD患者要求$pH > 7.30$,$PaO_2 \geq 60$ mmHg,$FiO_2 < 40\%$。③血流动力学稳定,没有心肌缺血动态变化,临床上没有显著的低血压,无须血管活性药物的治疗或只需要小剂量的血管活性药物,如多巴胺或多巴酚丁胺<5 g/(kg·min)。④有自主呼吸能力和较强的咳嗽能力。

(2)撤机方法

1)自主呼吸试验:在撤机前,让患者通过T管自主呼吸、低水平CPAP或低水平PSV下呼吸,通过短时间(一般为30~120 min)的密切观察,判断其自主呼吸能力是否恢复,以帮助医务人员决定是否撤机的一种技术。

2)直接停机:适用于原心肺功能好,支持时间短的患者。若自主呼吸良好,且不耐受气管插管,可直接撤离呼吸机,让其自主呼吸。

3)T管撤机:气管插管或气管切开患者经T管呼吸湿化、温化的气体,与SIMV、PSV等相比,T管撤机属于完全自主性呼吸。

4)呼吸模式过渡:适用于原心肺功能较差,支持时间较长的患者,通过改变呼吸支持模式和参数降低呼吸机支持水平逐步过渡撤机,如使用 SIMV、PSV 等模式过渡。

5)间断停机:在脱机间隙使用射流给氧、T 形管给氧等间接支持,逐渐延长脱机时间,宜在白天进行。

(3)撤机实施　选择充分休息后的上午进行撤机,此时患者状态较好,医护人员较多,能保证抢救及时有效。撤机后严密观察患者病情,包括呼吸状况、SpO_2、心率、血压等,及时发现不耐受撤机指征并进行相应处理。

(4)不能耐受撤机的指征　出现以下变化应立即恢复机械通气:①呼吸频率>30 次/min;②血压升高或降低超过 20 mmHg,心率增加或减慢超过 20 次/min;③PaO_2<60 mmHg,$PaCO_2$>55 mmHg;④出现烦躁、出汗及尿量进行性减少。

(5)呼吸机依赖及护理　呼吸机依赖是指机械通气患者使用呼吸机通气支持的实际时间超过根据患者病情所预期的通气支持时间的一种状况,患者至少有一次撤机失败。呼吸机脱机时做好安全保障措施,床旁严密观察患者,及时向患者反馈其各项生命体征稳定的信息,增强患者对脱机的信心。

7.呼吸机的消毒与维护

(1)呼吸回路消毒　呼吸回路中包括呼吸机管道、过滤器、湿化罐等,根据所使用材质可选择浸泡消毒法、高压蒸汽灭菌法、环氧乙烷灭菌法等,有条件者可使用一次性呼吸回路。

(2)定期保养　定期检查更换氧电池、过滤器及过滤网等,呼吸机每工作 100 h,应由工程师进行保养及检修,建立保养和维修档案。

(3)使用前检测　包括电源检测、气密性检测、设置项目检测、报警系统检测、监测系统检测等。

(三)无创机械通气

无创机械通气包括经气道正压通气和胸外负压通气,以前者最为常见,也称无创正压通气(non-invasive positive ventilation,NIPV)。不需要建立人工气道,人机配合较好,痛苦少,使用方便,但需要患者配合,气道分泌物不易引流。

1.评估是否适宜进行无创机械通气　无创机械通气可用于各种情况引起的呼吸衰竭,如 COPD 急性发作、急性心源性肺水肿、阻塞性睡眠呼吸暂停低通气综合征(OSAHS)、中枢性睡眠呼吸暂停综合征、神经-肌肉疾病等。绝对禁忌证包括:①心跳呼吸停止;②自主呼吸微弱;③上呼吸道机械性梗阻;④误吸可能性高;⑤自主气道保护能力差;⑥面部创伤、烧伤或畸形;⑦严重脑部疾病;⑧生命体征不稳定(如低血压、严重心律失常等);⑨严重不合作或紧张等。相对禁忌证包括:①气道分泌物多或排痰障碍;②昏迷;③严重感染;④近期面部、颈部、口腔、咽部、食管和胃手术后等。

2.模式选择与参数设置

(1)CPAP 模式:呼吸机给予患者一个基线压力,在吸气时不增加压力来降低呼吸功。常用于睡眠呼吸暂停、急性心源性肺水肿等患者。设置参数包括 CPAP 和 FiO_2,CPAP 一般设置为 6~10 cmH_2O,FiO_2 根据患者氧合情况调整,一般不超过 60%。

(2)S/T 模式:即自主呼吸/时间触发模式。有自主呼吸时,患者在 IPAP、EPAP 和 FiO_2 的帮助下进行呼吸。在规定时间内没有自主呼吸时,患者的吸气由呼吸机预设的吸气时间、IPAP、EPAP、压力上升时间和FiO_2等参数决定。S/T 模式能保证患者在有/无自主呼吸下的通气,可用于所有无创通气患者。一般 IPAP 设置为 8～12 cmH_2O,EPAP 为 2～4 cmH_2O,RR 为 10～16 次/min,吸气时间占总呼吸周期的 30%左右。

(四)无创机械通气的护理

1. 常规护理　无创机械通气患者病情相对较轻,应为患者提供舒适的病室环境;尽可能采取半卧位促进呼吸;根据患者活动能力、自理能力情况提供适宜的基础护理、生活照顾;协助患者进行适当的运动和活动;加强营养;不能自行翻身患者采取必要措施预防压疮发生;做好各种管道护理,保证安全;做好治疗、护理相关健康教育,提高患者理解、配合能力,避免紧张、焦虑和恐惧等异常心理反应。

2. 观察重点

(1)生命体征　包括意识、体温、心率、血压、呼吸、SpO_2等指标,评估通气效果。

(2)呼吸状况　包括呼吸频率、节律、呼吸活动度,评估有无呼吸困难、呼吸辅助肌参与呼吸等异常情况。

(3)呼吸机监测　观察呼吸机工作状况,监测患者气道压力、潮气量、通气量等。

(4)漏气情况　一般呼吸机有漏气补偿,允许 60 L/min 以下的气体漏出。应选择密闭性和舒适性好的面罩(口鼻罩或鼻罩),必要时可适当增加固定带的拉力,选择定压型或自主性通气模式,降低通气压力或潮气量,减少漏气。

(5)人-机配合　人-机配合程度直接影响通气效果。配合不良表现为烦躁、呼吸状态差、生命体征无改善或恶化、呼吸机显示漏气明显等。引起配合不良的因素包括人-机连接不适、漏气过多、呼吸机选择不当、模式或参数设置不当、患者理解/配合能力低下等。

(6)血气分析　是判断通气效果的重要参考指标。

(7)气道分泌物　评估患者咳嗽、咳痰情况,观察痰液量、色、性状等。

(8)其他　评估患者有无气压伤、胃肠胀气、反流误吸等异常反应。

3. 常见报警原因与处理　无创机械通气过程中,由于患者病情、呼吸回路、气源、参数设置等原因,容易出现各种报警,常见报警信息、原因及处理可参考有创机械通气。

4. 常见并发症与护理

(1)面部压疮　与面罩对面部的压力、面罩性能、固定方式和面部潮湿等有关。应选择舒适性较好的面罩,保持面部清洁干燥,减小固定带的拉力,进而减轻面罩对面部的压力,必要时预防性使用减压贴(或敷料)。在病情允许情况下间断停用呼吸机可使受压面部皮肤得到充分减压降低压疮发生率。

(2)胃肠胀气　主要与通气压力过高和患者依从性差有关。指导患者学会配合呼吸机进行呼吸。气道压力过高和昏迷患者常规留置胃管,一旦出现胃肠胀气,立即进行胃肠减压。

(3)吸入性肺炎　与胃内容物反流误吸有关。预防重点包括:①抬高床头 30°～45°半卧位;②减少胃肠胀气;③少食多餐;④昏迷患者取侧卧位,可减少反流物误吸。

(4)呼吸机相关性肺损伤　主要与通气压力过高有关,合理设置通气压力可降低其发生率。

(5) 刺激性结膜炎　与面罩漏气有关,减少面罩漏气可降低其发生率。

(6) 幽闭恐惧症　与使用口鼻罩、全脸面罩等有关。应做好对患者的健康教育和心理疏导,减轻患者恐惧程度,必要时改变呼吸机与患者的连接。

(7) 口、咽部干燥　与经口漏气有关,多见于使用鼻罩患者。定时饮水保持机体水平衡、对吸入气体进行合理的温化或湿化等可改善口、咽干燥。

(8) 排痰障碍　与患者咳痰能力差有关。应保证患者出入量平衡,鼓励患者主动咳嗽、咳痰,必要时使用吸痰管或纤维支气管镜进行吸痰。

四、胸部物理治疗的应用

胸部物理治疗是采用物理的方法来清除呼吸道分泌物的治疗技术,包括体位引流、拍背、咳嗽、呼吸练习。胸部物理治疗不仅仅可以治疗肺部疾病,而且对长期卧床或依赖呼吸机的重症患者,以及术前、术后患者的早期干预治疗,均可起到预防呼吸道并发症,降低呼吸道感染发生率的作用。

1. 胸部物理治疗的方法

(1) 体位引流　根据病变部位(根据胸片、听诊),协助患者采取合适的体位,以利于分泌物引流、肺通气和灌注,促进气道分泌物清除。重症患者的体位安置极为重要,头低位时易引起呼吸困难,需谨慎操作,注意观察。

(2) 拍背　拍背主要是利用手腕的力量,将手掌隆起通过拍打作用会使胸部产生震动,使黏附于大气道分泌物脱落。拍背时注意皮肤保护,拍背技术应在餐后 1 h 进行,婴儿应在喂奶后 1~2 h 后进行。当患者出现以下情况:如皮肤情况不佳、凝血障碍性疾病、骨质疏松、佝偻病、心律不齐、出现呼吸暂停、心动过缓、治疗中烦躁、皮下气肿、颅内压增高、肺水肿、肺大疱、严重的心功能不全等情况时,不宜进行拍背。成人和儿童大约 60 次/min。

(3) 咳嗽　直接刺激喉咽部或借助咳痰机的方法进行。

(4) 呼吸练习　包含缩唇呼吸、膈肌呼吸、肋移动练习和胸廓移动练习。

2. 胸部物理治疗的有效评价

及时评估痰液的性质、量、痰鸣音、氧饱和度、动脉血氧分压、是否有效咳嗽等来判断胸部物理治疗后的效果。

五、血流动力学监测

血流动力学定义:研究血液及其组成成分在机体内运动特点和规律性的科学。其监测手段包括无创和有创两大类。无创血流动力学监测包括无创动脉压监测(NIBP),心电图等。有创血流动力学包括有创动脉压监测、中心静脉压(central venous pressure, CVP)、脉搏指示持续心输出量(pulse indicator continuous cardial output, PICCO)等。

(一) 动脉压

1. 动脉血压　动脉血压(arterial blood pressure, BP, 简称动脉压)是血流对大动脉的侧压力,它能直接反映后负荷、心肌做功与耗氧及周围循环血流。

2. 影响血压的因素　影响动脉压的因素包括心排血量、循环血容量、周围血管阻力、血管壁的弹性和血液黏滞度5个方面。

收缩压主要由心肌收缩和心排血量决定。舒张压主要由心肌舒张和心灌注血量决定。脉压与每搏量和血容量有关,血容量不足时,脉压变小。平均动脉压指的是心动周期的平均血压,与心排血量和体循环血管阻力有关。

3. 测量的注意事项

(1) 无创性血压监测

1) 手动测压:减少因测压装置(血压计、听诊器)、测量者、受检者、测量环境等因素引起的测量误差。正常人两上肢血压略有差异,收缩压可有 5~10 mmHg 的差别,袖带法测量的下肢血压比上肢血压高 20~30 mmHg。其次,如果袖带太窄或袖带太松则压力读数偏高,太宽则读数偏低。一般袖带内气囊应包裹 80% 上臂。大多数人的臂围 25~35 cm,宜选用宽 13~15 cm、长 30~35 cm 规格的袖带,肥胖者或臂围大者应使用大规格袖带,儿童用较小袖带。患者因素:如肥胖患者测压时气袖内的部分压力用于压迫脂肪组织,而未完全作用于动脉,可使读数上升而得到的结果较实际值高。

2) 自动测压法:是 ICU 中使用最广的血压监测方法。

自动间歇测压法的优点:无创伤性,重复性好;操作简单,易于掌握;适用范围广泛,自动化的血压监测,能够按需要定时测压,省时省力;能够自动检测袖带的大小,确定充气量;血压超过设定的上限或低于下限时能够自动报警。虽然自动间歇测压法有许多手动测压无可比拟的优点,但在临床应用中应注意合理地正确使用,避免肢体活动和压迫袖带而引起血压测不出;避免频繁测压、测压时间太久和间隔时间太短而引起的肢体缺血、麻木等并发症。

(2) 有创性血压监测　有创测压法是一种经动脉穿刺置管后直接测量的方法,能够反映每一个心动周期的血压变化情况。而目前应用的压力换能器可直接显示收缩压、舒张压和平均动脉压,并可根据动脉压波形初步判断心脏功能。其优点是对于血管痉挛、休克、体外循环转流的患者其测量结果更为可靠。

1) 适应证:各类重症患者和复杂的大手术,即有大出血的手术;体外循环心内直视手术;需行低温和控制性降压的手术;严重低血压、休克等需反复测量血压的手术;需反复采取动脉血样做血气等检查的患者;需要用血管扩张药或收缩药治疗的患者;呼吸心跳停止后复苏的患者。

2) 测压途径首选是桡动脉。因动脉位置表浅并相对固定,穿刺易于成功且管理方便。在桡动脉穿刺前一般需行 Allen 试验,以判断尺动脉循环是否良好,是否会因桡动脉插管后的阻塞或栓塞而影响手部的血流灌注,每次测压前应调试监护仪零点,用肝素稀释液间断或持续冲洗测压管,做到五防:防堵管、防栓塞、防滑脱、防感染、防血肿。

Allen 试验的方法:将穿刺侧的前臂抬高,用双手拇指分别摸到桡、尺动脉后,让患者做 3 次握拳和放拳动作,接着拇指压迫阻断桡、尺动脉的血流,待手部变白后将前臂放平,解除对尺动脉的压迫,观察手部的转

红时间,正常<5 s,平均3 s,8~15 s为可疑,>15 s为供血不足,一般>7 s为Allen试验阳性,不宜行桡动脉穿刺。

(二)中心静脉压监测

中心静脉压是指胸腔内上、下腔静脉的压力。经皮穿刺监测中心静脉压,主要经颈内静脉或锁骨下静脉,将导管插至上腔静脉,也可经股静脉用较长导管插至下腔静脉。CVP高低,主要反映右心室前负荷和血容量;不能反映左心功能;这是因为三尖瓣和肺动脉瓣对中心静脉血流有阻碍作用,以及肺循环阻力的改变,是来自左心的压力衰减。

CVP正常值为5~12 cmH$_2$O(0.49~1.0 kPa),意义详见表4-8。

表4-8 输液与CVP和BP的关系

CVP	BP	原因	处理原则
低	低	血容量不足	加快输液
低	正常	血容量相对不足	适当输液
高	低	心功能不全	减慢输液,用强心药
高	正常	容量正常,血管过度收缩	用扩血管药
正常	低	心功能不全或容量血管过度收缩	补液试验后用药

当病人出现右心功能不全时,单纯监测CVP已失去意义。CVP结合血压参数综合分析有利于判断右心室前负荷,血容量及右心功能,在危重病人和复苏抢救治疗中具有重要的参考价值,特别是持续监测其动态变化,比单次监测更具有指导意义。

1. 适应证 ①各类大中手术,尤其是心血管、颅脑和胸部大而复杂的手术;②各种类型的休克;③脱水、失血和血容量不足、心肺复苏(CPR)后;④心力衰竭;⑤大量静脉输血、输液或需要静脉高能量营养治疗者。

2. 注意事项 应将换能器置于第4肋间右心房水平,体位变动时,随时调整零点,否则会影响结果;做到四防:防堵管、防栓塞、防滑脱、防感染。某些病理因素如心力衰竭、气胸、脱水、休克和神经因素、药物因素及麻醉插管和机械通气等可引起CVP的改变,导致CVP升高或降低,临床上应予考虑。

(三)脉搏指示持续心输出量

PICCO监测仪是一种对重症病人主要血流动力学参数进行监测的工具,该导管通常置于股动脉或腋动脉,小儿只能置于股动脉。PICCO监测可以测量连续的心输出量,还可以测量胸腔内血容量和血管外肺水量,可以更好地反映心脏前负荷和肺水肿情况,而且不需要X射线帮助确定导管的位置,实现连续性心输出量测量。

1. 基本原理 利用经肺热稀释技术和脉搏波型轮廓分析技术,进一步的测量血液动力监测和容量管理,并使大多数病人不再需要放置肺动脉导管。该监测仪采用热稀释方法测量单次的心输出量(CO),并通过分析动脉压力波型曲线下面积来获得连续的心输出量(PCCO)。同时可计算胸内血容量(ITBV)和血管外肺水(EVLW),ITBV已被许多学者证明是一项可重复、敏感且比肺动脉阻塞压(PAOP)、右心室舒张末期压(RVEDV)、中心静脉压(CVP)更能准确反映心脏前负荷的指标。

2. 目的 ①提供临床诊断与治疗的重要依据;②鉴别诊断心源性和非心源性水肿;③指导临床用药;④评价肺动脉高压的临床信息;⑤评价心肌缺血的情况;⑥评价左心室前负荷;⑦指导临床补液疗法;⑧提供机体组织氧供与氧需的平衡情况。

3. 注意事项 除了做好中心静脉导管的维护之外还需密切观察有无 PICCO 导管并发症的发生,应注意观察并记录四肢皮温变化及足背动脉搏动情况,每日测量双下肢腿围,并注意观察置管侧下肢有无肿胀、静脉回流受阻等下肢静脉栓塞的表现,发现异常应立即拔除导管,保证监测的准确性,PICCO 定标采用的是"热稀释"法,一般是每 8 h 一次。每次定标要至少 3 次以上,定标的液体一般为冰盐水<8 ℃(要求与血液温度相差 12 ℃)10~15 mL,4 s 内快速匀速注入;采取"弹丸"方式注射冰盐水,定标首次测量前需暂停中心静脉输液 30 s 以上。测量过程中要求手不能触摸到中心静脉的温度感受器,以免影响测量结果。

六、动脉血气和酸碱监测

(一)动脉血气

动脉血气是指物理溶解在血液中的 O_2 和 CO_2 产生的压力。其基本指标有 $PaCO_2$ 和 PaO_2,并由这两个基本指标派生出其他许多血气指标(表4-9)。对其进行分析能直接反映肺的换气功能。在危重病人的救治过程中,维持呼吸功能稳定、氧疗及应用呼吸机治疗,已成为常规的治疗手段,血气分析有助于对呼吸状态的全面而又精确的分析判断,评价机械通气治疗效果,调整呼吸机参数,目前已成为危重病抢救过程中常规的监测手段。

表4-9 动脉血气分析正常值

分析	正常值(动脉)	正常值(静脉)
pH 值	7.35~7.45	7.32~7.38
$PaCO_2$	35~45 mmHg	42~50 mmHg
PaO_2	80~95 mmHg	40 mmHg
SaO_2	95%~99%	60%~80%
BE	±3 mmol/L	
HCO_3^-	22~26 mmol/L	23~27 mmol/L

(二)酸碱失衡

在正常情况下,人体不断摄入和产生酸性碱性的物质,通过血液缓冲及肺和肾的调节作用使体液的酸碱度维持在正常的范围内,保证组织和细胞的正常功能,细胞外液适宜的酸碱度用 pH 值表示,正常范围为 7.35~7.45,这种生理情况下体液酸碱度相对稳定称为酸碱平衡。若体内的酸、碱物质超出人体代偿的范围或调节机制发生障碍,即将出现不同类型的酸碱平衡失调。判断方法如下:①首先根据 pH 值确定是酸中毒还是碱中毒。②单纯性酸碱失衡较为简单,确定 HCO_3^- 和 $PaCO_2$ 哪个不正常,然后根据 pH 值即可诊断。③若 HCO_3^- 和 $PaCO_2$ 均不正常,则应根据病史看哪个属于原发性因素,哪个属于继发性因素,若病史中有"获酸失碱"或"获碱失酸"的情况,则 HCO_3^- 的变化是原发性的,H_2CO_3 的变化是继发性的,此类病人即为代谢性酸碱紊乱。若病史中有肺呼吸功能异常,出现通气不足或通气过度情况,则 H_2CO_3 即 $PaCO_2$ 的变化是原发性的,HCO_3^- 的变化则是继发性的,此类病人即为呼吸性酸碱紊乱。在病史不清楚的情况下分别看 HCO_3^- 变化率和 $PaCO_2$ 变化率。一般来说,变化率大的是原发性因素。④根据"继发性变化"定单纯型还是混合型酸碱紊乱。⑤三重性酸碱失衡:即呼吸性酸或碱中毒合并代谢性酸或碱中毒,表现的类型有:呼酸+代酸+代碱(呼酸型三重性酸碱紊乱)或呼碱+代酸+代碱(呼碱型三重性酸碱紊乱)。

通过上述步骤,基本上能判断出酸碱紊乱类型,再根据临床症状、体征和实验室检查,核实诊断是否符合临床,但在判断过程中需参看病人的症状、体征和实验室检查来核实诊断不同类型的酸碱失衡。

1. 代谢性酸中毒 代谢性酸中毒是细胞外液 H^+ 增加或 HCO_3^- 丢失而引起的以原发性碳酸氢盐浓度降低为特征的酸碱平衡紊乱。

(1)病因与发病机制 ①消化道丢失 HCO_3^-;②含氯酸性药物摄入过多;③肾分泌 H^+ 功能障碍。

(2)常见代谢性酸中毒

1)乳酸酸中毒:乳酸酸中毒指动脉血乳酸水平高于正常,同时动脉血 pH 值下降。乳酸水平与病死率相关。乳酸水平>5 mmol/L 的病死率达到 83%。但因为乳酸受某些因素如营养状态和肝脏疾病的影响,仅凭乳酸水平做出预后判断是片面的。但乳酸水平改变的趋势有助于评定治疗效果和判断预后。

病因:①严重全身感染,严重全身感染是引起 ICU 患者乳酸酸中毒的最常见原因。②癫痫发作:癫痫大发作导致肌肉能量和肝糖原耗竭,许多葡萄糖转变为乳酸。发作时乳酸水平经常在 10 mmol/L,pH 值<7.20。③恶性肿瘤,恶性肿瘤患者的乳酸酸中毒大多发生在患者休克或严重全身感染时。④肝衰竭,肝是重要的乳酸代谢器官。严重肝疾病时,乳酸清除减慢。对于急性重型肝衰竭患者,因为乳酸盐清除严重减慢而使患者表现为乳酸酸中毒。⑤其他原因,氰化物、乙醇或甲醇中毒缺乏等原因,也会导致乳酸酸中毒。

治疗:首先采取病因治疗,由于乳酸是反映组织灌注的重要指标,如考虑灌注相关的乳酸升高,应先考虑改善组织灌注。对症治疗的目的在于避免乳酸酸中毒本身对机体造成的损害进一步加重。虽然对碳酸氢盐的安全性和有效性至今仍有不同观点,但仍长期被用来作为乳酸酸中毒的标准治疗方法,目的在于减轻酸中毒对血流动力学的影响。另外,血液净化治疗也可以用于非灌注相关乳酸酸中毒的治疗。

2)酮症酸中毒:最常见,通过检测血糖和酮体可确诊,应通过大量输液、静脉应用胰岛素治疗。

2. 代谢性碱中毒 代谢性碱中毒是细胞外液碱增多或 H^+ 丢失而引起的以原发性 HCO_3^- 浓度升高为特征的酸碱平衡紊乱。

(1)病因与发病机制　凡是引起 H^+ 丢失或 HCO_3^- 进入细胞外液增多的因素,都可以引起血浆 HCO_3^- 浓度升高。正常情况下,肾可减少 HCO_3^- 重吸收,维持血浆正常 HCO_3^- 浓度,避免代谢性碱中毒发生。但在某些情况下,如有效循环血量不足、缺氯等,造成肾对 HCO_3^- 的调节功能障碍,使血浆 HCO_3^- 水平升高,发生代谢性碱中毒。

1)消化道丢失 H^+:见于频繁呕吐及胃肠减压,富含 H^+ 的大量胃液丢失,肠液中的 HCO_3^- 得不到中和而被吸收入血,以致血浆中 HCO_3^- 浓度升高,发生代谢性碱中毒。

2)肾丢失 H^+:低氯性碱中毒。

3)H^+ 向细胞内转移:低钾血症时,机体缺钾,细胞内钾向细胞外转移以代偿血钾降低,作为交换细胞外液中的 H^+ 移入细胞内,造成细胞外碱中毒和细胞内酸中毒。同时因肾小管上皮细胞缺钾,K^+-Na^+ 交换减少,H^+-Na^+ 交换增加,H^+ 排出增加,HCO_3^- 重吸收增加,造成缺钾性碱中毒。

4)碱性物质摄入过多:口服或静脉输入碳酸氢盐过量可引起代谢性碱中毒。大量输入库存血,库血中的枸橼酸钠在体内氧化产生碳酸氢钠,在肾功能减退时可引起代谢性碱中毒。

(2)治疗　代谢性碱中毒一般是可以预防的。用氯化钾治疗利尿剂引起的钾离子丢失;最大限度控制胃肠减压;用 H_2 受体抑制剂;对于 COPD 患者避免 $PaCO_2$ 下降过快,许多患者可以避免代谢性碱中毒的发生。如果发生代谢性碱中毒,一般纠正电解质紊乱能恢复酸碱平衡。与氯化物不足有关的必须补充足量的氯化物。

常用的纠正代谢性碱中毒方法包括盐酸精氨酸、氯化铵和盐酸。根据碱中毒的严重程度和影响程度进行补充,但必须通过中心静脉输注,每小时监测动脉血 pH 值。

3.呼吸性酸中毒　呼吸性酸中毒是 CO_2 排出障碍或 CO_2 吸入过多引起的以原发性动脉血 $PaCO_2$ 增加为特征的酸碱平衡紊乱。

(1)病因与发病机制

1)CO_2 排出减少:①呼吸中枢抑制,见于颅脑损伤、脑炎、脑血管意外、麻醉药或镇静药过量等,呼吸中枢抑制使肺泡通气量减少,引起 CO_2 潴留;②呼吸肌麻痹,急性脊髓灰质炎、重症肌无力和脊髓高位损伤的患者,因呼吸动力不足而导致 CO_2 排出减少;③呼吸道阻塞,见于喉头痉挛或水肿、异物阻塞气道等,呼吸道严重阻塞引起急性 CO_2 潴留;④胸部疾病,胸部创伤、气胸、大量胸腔积液或胸廓畸形时,胸廓活动受限导致 CO_2 排出减少;⑤肺部疾病,严重肺炎、COPD、哮喘或 ARDS 等广泛肺组织病变时,肺泡通气量减少,CO_2 排出障碍;⑥呼吸机使用不当,呼吸机通气量设置过小,使 CO_2 排出减少。

2)CO_2 吸收过多:主要见于在通气不良的环境中 CO_2 浓度增高,从而吸入增多。

(2)治疗　治疗呼吸性酸中毒的目标在于纠正导致肺泡通气量降低的病因,改善可能导致呼吸性酸中毒发生的因素,包括增加每分通气量,减少无效腔,减少 CO_2 产生。因为呼吸性酸中毒可以增加脑部血流和增高颅内压,因此对于中枢神经损伤的患者发生的呼吸性酸中毒必须积极纠正。

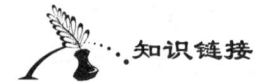

酸中毒与血清钾

酸中毒可引起高钾血症,相反,高血钾也可以引起酸中毒。但在临床中必须注意,有的代谢性酸中毒的患者可能伴随低钾血症的发生,纠正酸中毒时大量 K^+ 转移至细胞内,血清钾浓度会进一步下降危及生命,见于糖尿病患者因渗透性利尿引起的失钾、腹泻患者的失钾等。纠正酸中毒时应密切监测血清钾的水平,适当补钾。

4. 呼吸性碱中毒　呼吸性碱中毒是以过度通气引起的以原发性 PCO_2 降低为特征的酸碱平衡紊乱。

(1) 病因与发病机制　呼吸性碱中毒是常见的酸碱紊乱。高通气量是机体对刺激的非特异性反应,特别是那些严重全身感染、肺部或中枢神经系统疾病的主要症状。

1) 低氧血症:外呼吸障碍如肺炎、间质性肺疾病、肺水肿等,以及吸入气氧分压过低(如初入高原),均可因 PaO_2 降低而引起通气过度。

2) 中枢神经疾病或精神障碍:脑血管意外、脑炎、脑外伤或脑肿瘤等均可刺激呼吸中枢引起过度通气。精神性过度通气常见于癔症发作。

3) 机体代谢旺盛:高热、甲状腺功能亢进等刺激呼吸中枢、过度通气。

4) 呼吸机使用不当:呼吸机设置通气量过大而使 CO_2 排出过多,导致过度通气。

(2) 治疗　呼吸性碱中毒的主要治疗在于治疗导致过度通气的原因。严重者可以通过面罩呼出气重复吸入或吸入含有 $5\% CO_2$ 的混合气体治疗。对于精神性过度通气者,可予以镇静剂治疗。

5. 混合型酸碱紊乱　混合型酸碱紊乱是指同一患者有两种或两种以上的单纯型酸碱平衡紊乱同时存在。如果代谢性和呼吸性异常均为酸中毒或碱中毒,称为相加性混合型酸碱平衡紊乱;如果代谢性和呼吸性异常呈相反方向变化,称为相消性混合型酸碱平衡紊乱。诊断混合型酸碱平衡紊乱必须在充分了解原发病及病情变化的基础上,结合实验室检查,从原发病入手,进行综合分析才能得出正确结论。

第四节　ICU 患者营养支持

营养指人体吸收、利用食物或营养素的过程,也是人类通过摄取食物以满足机体生理需要的生物化学过程。人类为维持正常生理功能和满足机体需要,必须从食物中获取营养素,蛋白质、脂肪和糖类摄入量较大所以称为宏量营养素,也称为生热营养素;维生素和无机盐需要量较小,称为微量营养素;能量来源于食物中糖类、脂肪和蛋白质,这3种营养素经过氧化分解后释放出能量,以满足人体代谢需要。

因体内各种营养素过多或过少,或营养素不平衡引起的疾病,也包括那些以营养因素为主要病因、营养疗法为主要治疗手段的疾病。

临床营养支持:是通过消化道或消化道以外的各种途径及方式为患者提供全面、充足的机体所需的各种营养素,维持组织器官正常的结构与功能,同时起到增强患者对严重创伤的耐受力,促进患者康复,改善临床结局。

重症医学是对住院患者发生的危及器官功能和生命的急性病理生理变化进行全方位支持和综合治疗的学科。现代临床营养支持已经超越了以往提供能量,恢复"正氮平衡"的范畴,而通过代谢调理和免疫功能调节,从结构支持向功能支持发展,发挥着"药理学营养"的重要作用,成为现代危重病治疗的重要组成部分。因此,供给细胞代谢所需要的能量与营养底物,维持组织器官结构与功能;通过营养素的药理作用调理代谢紊乱,调节免疫功能,增强机体抗病能力,从而影响疾病的发展与转归,这是实现重症患者营养支持的总目标。

一、危重患者的营养代谢特点

1. 能量消耗增加　研究表明,创伤、感染和大手术后可使患者的静息能量消耗增加20%~50%,烧伤患者更为突出,严重者增高可达100%以上。
2. 糖代谢紊乱　主要表现为糖异生增加、血糖升高和胰岛素抵抗。
3. 蛋白质分解代谢加速　蛋白质分解代谢高于合成代谢,出现负氮平衡。
4. 脂肪代谢紊乱　应激状态下体内儿茶酚胺分泌增多,促使体内脂肪动员分解,生成三酰甘油、游离脂肪酸和甘油,成为主要的供能物质。

二、营养风险的评估

营养风险是指现存的或潜在的营养和代谢状况对疾病或手术有关的不良临床营养风险结局的影响。可从两个方面理解:①有营养风险的病人由于营养因素导致不良临床结局的可能性更大;②有营养风险的病人从营养支持中受益的机会更多。值得注意的是营养风险的概念内涵与临床结局紧密相关,强调因营养因素出现临床并发症的风险,而不仅仅是出现营养不良的风险。

三、肠内营养的应用及护理

1. 定义　肠内营养是指经消化道提供全面营养素的营养支持方式。
2. 适应证　胃肠道功能存在(或部分存在),但不能经口正常摄食的重症患者,应优先考虑给予肠内营养,只有肠内营养不可实施时才考虑肠外营养。
3. 肠内营养治疗的输注途径及方式

(1)肠内营养治疗的输注途径　①鼻胃管:通过鼻饲进行肠内营养,适用于大多数短期营养支持的患者。②鼻肠管:通过鼻饲进行肠内营养,适用于有胃反流或肺误吸风险的患者。③胃造口管:长期管饲的患者。④空肠造口管:腹部外科手术后需要肠内营养的患者。

(2)肠内营养治疗的输注方式　肠内营养液的输注方式有:一次性输注、间歇重力滴注和持续输注。对于危重患者,由于存在胃肠功能障碍,前2种方法很难耐受,所以最好选用持续输注。肠内营养袋应24 h更换一次。

4.肠内营养治疗的护理

(1)护理措施

1)营养液的护理:①营养液最好现配现用,开启的液体放入冰箱内保存,时间不超过24 h。②营养液输注应适当加温,一般保持在37.0~38.0 ℃为宜,避免刺激胃肠道引起腹泻。

2)喂养管的护理:①确定喂养管位置,妥善固定管道,记录管道长度,胃造口管及空肠造口管敷料保持清洁干燥,及时更换。②保持喂养管通畅,定时冲洗,喂药前后需用温开水冲洗,尤其是空肠管,每2 h用20~30 mL温开水脉冲式冲洗空肠管。灌入药物时需碾碎、混匀,以防堵管。喂药前后,用温开水脉冲式冲洗管道(不易溶解的药物必须过滤)。严禁从空肠管输入有渣溶液。③不同胃管在体内放置时间不一样,聚氯乙烯内含增塑剂,柔软性差,一般7 d左右更换,聚氨酯材料可放置6~8周(根据胃管材料的说明书)。

3)常规护理:①开始管饲前,评定营养状态及计算营养素需要量,决定注入途径、方式与速度,要确定管饲的营养配方、时间、次数和数量,确定需要的设备,选择合适体位。②掌握胃肠营养开始时间,危重患者往往小肠功能的恢复早于胃,因此小肠内营养可在插管后立即进行,如果没有其他并发症,胃内营养可在插管24 h后开始进行。③准确记录出入量,检查液体和电解质的平衡状况。注意皮肤的弹性、口渴、脉搏、血压等体征及症状。④口腔护理:鼻腔置管的患者,由于管饲时缺乏食物对口腔内腺体的刺激,唾液分泌减少,口腔有异味或不适感,因此应每日进行口腔护理,定时漱口,以保持口腔清洁,防止口腔感染。

4)输注护理:①调节营养液输注的速度,由慢到快。②输注过程中根据情况监测胃内残留量。③肠内营养液的浓度与总量应逐渐增加。输注浓度从低到高,容量从少到多。④输注营养管道应每24 h更换。

5)并发症的预防与处理:分为以下几种。

机械性并发症:鼻咽食管损伤是长期经鼻咽食管进行肠内营养的并发症,胃管质地过硬或管径过粗可导致鼻咽食管损伤。常见有鼻咽不适、鼻咽部黏膜糜烂和坏死。注意加强监护,熟练掌握操作技术,选择直径细而质地软的胃管。

胃肠道并发症:如恶心、呕吐、腹泻、便秘等,应根据不同情况处理。①管饲前翻身、拍背、吸痰、清理呼吸道,发生呕吐时,应立即停止肠内营养,并将患者头偏向一侧,清理分泌物,同时监测呼吸、心率、血氧饱和度变化。对肠内营养耐受不良(胃潴留>200 mL、呕吐)的患者,给予胃肠动力药物,也可使营养液加温。②腹泻时记录大便性质、排便次数和量,注意肛周皮肤的清洁。输注营养液时注意输注速度,肠内营养液新鲜配制和低温保存。③出现便秘时适当补充温开水和粗纤维食物。

代谢性并发症:包括水、电解质、糖、维生素和蛋白质异常。常见有高血糖、低血糖、高血钠、高血钾及脂肪酸缺乏等。①危重患者在疾病的急性期血糖控制目标是1000~2000 mg/L,待病情平稳后,应控制在1000~1500 mg/L。急性期血糖控制的方法是输注营养液的同时胰岛素泵注射胰岛素,病情稳定后改为皮下注射胰岛素。也可选用更高比例的复合多糖脂肪和膳食纤维配方,最好采取持续滴注或营养泵泵注方式,并减慢输注速度。

感染性并发症:吸入性肺炎是肠内营养最严重和致命的并发症。临床表现为呼吸急促,心率加快,X射线表现肺有浸润影。发生时立即停用肠内营养,并将内容物吸净,即使小量误吸,也应鼓励患者咳嗽,咳出气管内液体。可将患者置于半卧位,床头抬高30～50°,防止食物反流;喂养前验证胃管正确位置,喂养过程中避免管道移位,监测胃潴留情况,如果潴留量大于200 mL,暂停输注。

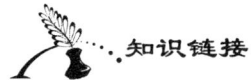知识链接

重症急性胰腺炎早期肠内营养支持

重症急性胰腺炎(severe acute pancreatitis,SAP)是临床常见的急危重症,患者机体处于高分解代谢状态,营养储备消耗迅速,且肠黏膜屏障功能损伤,肠道吸收代谢功能紊乱,营养供应不足,需要外界提供营养支持。传统观念认为肠内营养会刺激胰酶分泌,加重胰腺炎,建议通过全肠外营养提供能量和蛋白,使胰腺休息。目前循证医学证据认为早期肠内营养可维持胃肠道正常的结构和生理功能,恢复肠道功能,维持肠道微环境,减少肠道菌群易位、肝内胆汁淤积及肠源性感染等风险,减少住院时间,降低病死率。

1.输注时机建议液体复苏治疗结束后尽早(发病48 h内)开始肠内营养。

2.选择部位越远离胰腺的空肠内营养是最佳选择。

3.体位选择病情允许时可采用半卧位,抬高床头30°～45°。输注完毕后维持原体位1 h,密切观察胃残留量,预防胃潴留,当发生胃潴留时应暂停灌注2～8 h。

4.输注方式采用营养泵匀速连续性输注。

5.制剂选择宜选用低脂、无须消化、可吸收的要素营养,以保证胰腺处于休息状态。长期(>3周)使用成分制剂者,应考虑补充膳食纤维。

四、肠外营养的应用及护理

1.定义 肠外营养是指经静脉途径提供营养素的营养支持方式。

2.适应证

(1)胃肠功能障碍 ①胃肠道梗阻:贲门癌、幽门梗阻、肠梗阻等。②胃肠道皮肤瘘:特别是高位小肠瘘,使肠道实际吸收面积不足。③胃肠内瘘:十二指肠结肠瘘、小肠结肠瘘、胃回肠吻合术后。④短肠综合征:切除大量小肠超过75%者或小肠旷置过多者。⑤肠道炎性疾病急性发作期。

(2)严重感染 腹腔内或腹膜后严重感染、败血症者。

(3)高代谢状态 严重外伤、烧伤、复杂大手术后。

(4) 肿瘤患者接受大剂量放疗或化疗　尤其是化疗胃肠道反应较重,出现厌食、恶心,甚至腹泻,免疫力下降。

(5) 严重营养不良患者术前准备及术后支持　如食管癌、胰头癌、梗阻性黄疸等造成血容量不足、低蛋白血症、水和电解质紊乱,不能耐受大手术,容易发生休克、伤口不愈、吻合口瘘等并发症。

(6) 其他　轻度肝、肾衰竭,该类患者蛋白质合成功能低下,可用肠外营养支持。

3. 禁忌症　①休克;②重度败血症;③重度肝、肾衰竭。

4. 肠外营养的途径　肠外营养支持途径可选择经中心静脉和经外周静脉营养支持,提供完整充分营养供给。ICU患者多选择经中心静脉途径,如营养液容量少、浓度不高、接受部分肠外营养支持的患者,可采取经外周静脉途径。

5. 肠外营养的主要营养素

(1) 糖类　糖类是当前非蛋白质热量的主要部分,临床常用的是葡萄糖,其他还有果糖、木糖和山梨醇等。

(2) 脂肪　脂肪分解产物为三酰甘油、游离脂肪酸和甘油,成为供能的主要物质。

(3) 蛋白质(氨基酸)　应激时体内蛋白质代谢变化主要为:蛋白质分解大于合成及负氮平衡,这是创伤、烧伤与严重感染患者蛋白质变化的特点。

(4) 电解质　①钾是细胞内液的主要阳离子;②钠是细胞外液主要的阳离子;③一般情况下,每日应输入钙2~5 mmol;④每日约需1 mg铁以补充自胃肠道黏膜、皮肤、泌尿道等所丢失的铁。

(5) 微量元素与维生素　危重疾病状态下体内的微量元素释放与重新分配,使其血浆浓度发生变化,微量元素的变化可影响机体的免疫功能,影响糖类、脂肪、蛋白质代谢和肠道形态学改变。维生素参与调节体内物质代谢,是维持机体正常代谢所必需的营养物质。

6. 肠外营养的护理

(1) 合理输注　合理安排输液顺序和控制输注速度。①对已有缺水者,先补充部分,已有电解质紊乱者,先予纠正;②输注速度不超过200 mL/h,常连续匀速输注,不可突然大幅度改变输液速度;③根据病人24 h出入水量,合理补液,维持水、电解质、酸碱平衡。

(2) 定期监测和评价　最初3 d每日监测血清电解质、血糖水平,3 d后视情况每周测1~2次。血清白蛋白、转铁蛋白、前白蛋白、淋巴细胞计数等营养指标及肝、肾功能每1~2周测定1次,每周称体重,有条件时进行氮平衡实验,以动态评价营养支持的效果和安全性。

(3) 并发症的护理　分为以下几种:

置管相关并发症:与静脉插管或留置有关,病人出现气胸、血管损伤、胸导管损伤、空气栓塞、导管移位或堵塞等。护理:置管并发症重在预防,因此必须做好静脉导管护理。①掌握静脉导管留置技术,遵循静脉治疗临床实践指南规范;②妥善固定静脉导管,防止导管扭曲、移位,每班查看体外导管长度,确保输注装置、接头紧密连接;③在静脉穿刺置管、输液、更换输液瓶(袋)、冲管及导管拔除过程中,应严格遵守操作流程,防止空气进入血液,引发空气栓塞;④在应用不相容的药物或液体前、后采用脉冲式冲管,确保导管畅通,如果导管堵塞不能再通,不可强行推注通管,应拔除或更换导管;⑤停止输注时采用脉冲式正压封管技术,防止回血凝固致导管堵塞。

感染:包括导管性脓毒血症和肠源性感染两种。

第一种:导管性脓毒血症。与输入液污染、插管处皮肤感染或其他部位感染的病原菌经血行种植于导管有关。病人出现发热、寒战,局部穿刺部位红肿、渗出等。护理:①管道维护,穿刺24 h后消毒置管口皮肤,更换透明敷贴并注明时间,以后每周至少更换1次,局部有异常时及时消毒和更换敷贴。每日更换输液管道,遵守无菌操作原则。②规范配制和使用全肠外营养混合液,配制过程由专人负责,在层流环境、按无菌操作技术要求进行;配制过程符合规定的程序,按医嘱将各种营养素均匀混合,添加电解质、微量元素等时注意配伍禁忌,保证混合液中营养素的理化性质保持在正常状态;营养液现配现用,不得加入抗生素、激素、升压药等;全肠外营养混合液在24 h内输完,暂时不用者保存于4 ℃冰箱内,输注前0.5~1.0 h取出置室温下复温后再输。③处理,怀疑出现导管性脓毒血症者,应做营养液细菌培养及血培养;更换输液袋及输液管;观察8 h后仍不退热者,拔除静脉导管,导管尖端送培养。

第二种:肠源性感染。与长期全肠外营养时肠道缺少食物刺激而影响胃肠激素分泌、体内谷氨酰胺缺乏等引起肠黏膜萎缩、肠屏障功能减退、肠内细菌和内毒素移位有关。因此,当病人胃肠功能恢复,应尽早开始肠内营养;24 h后仍不退热者,遵医嘱用抗生素。

糖代谢紊乱:分为高血糖和高渗性非酮性昏迷与低血糖两种。

第一种:高血糖和高渗性非酮性昏迷。较常见,当血糖浓度超过40 mmol/L可致高渗性非酮性昏迷,与外科应激病人对葡萄糖的耐受力及利用率降低、输入葡萄糖浓度过高、速度过快有关。病人出现血糖异常升高、渗透性利尿、脱水、电解质紊乱和神志改变等。护理:预防为主,定时监测血糖,使血糖维持在7.8~10.0 mmol/L,并密切观察临床表现。

第二种:低血糖。因很少单独输注高浓度葡萄糖溶液,此类并发症已少见。外源性胰岛素用量过大,或高浓度葡萄糖输入促使机体持续释放胰岛素,若突然停止输注葡萄糖后可出现低血糖。病人出现脉搏加速、面色苍白、四肢湿冷和低血糖性休克。护理:一旦发生应协助医师处理,静脉注射或输注葡萄糖溶液。

肝功能异常:主要是葡萄糖超负荷引起肝脂肪变性,其他相关因素包括必需脂肪酸缺乏、长期全肠外营养时肠道缺少食物刺激、体内谷氨酰胺大量消耗,以及肠黏膜屏障功能降低、内毒素移位等。病人出现转氨酶升高、碱性磷酸酶升高、高胆红素血症等。护理:肠内营养是预防和治疗肝损伤最有效的措施,一旦出现肝功能异常和淤胆应设法改用肠内营养。

血栓性静脉炎:炎症多发生于经外周静脉输注营养的部位。原因:①化学性损伤,静脉管径细小时,血流缓慢,输入的高渗营养液不能得到有效稀释,导致血管内皮受损;②机械性损伤,静脉穿刺针或留置的导管对血管壁的摩擦刺激引起损伤。表现:局部红肿、疼痛,可触及痛性索状硬条或串珠样结节等。护理:一般经局部湿热敷、更换输液部位或外涂经皮吸收的抗凝消炎软膏后可逐渐消退。

第五节　危重症患者镇痛、镇静的评估与监护

ICU 内各种器官功能监测与支持措施、疾病本身所致严重的机体病理生理改变等因素作用下,绝大多数意识清醒的 ICU 患者可能经历疼痛、焦虑和恐惧等不适感受,即使是那些存在一定程度意识障碍的患者,也可能引起一系列神经内分泌反应,导致循环、呼吸功能不稳定,增加机体氧耗,重要生命器官负担加重。上述变化对机体代偿能力低下或已处于器官功能衰竭状态的重症患者可能产生更大的危害,严重者甚至影响预后。此外,剧烈躁动可能引起一些严重的意外事件发生,如气管导管或中心静脉导管脱出等,并可能导致患者意外死亡。

因此,使 ICU 患者处于良好的镇痛、镇静状态,有助于疾病恢复。既要通过合理应用镇静、镇痛甚至肌松以消除患者紧张焦虑心理、有效缓解疼痛、抑制躁动,使患者处于相对舒适状态,又不能过度抑制某些重要的生理反射,如咳嗽反射,更重要的是,几乎所有的镇静、镇痛或肌松剂均有不同程度的心血管及呼吸等重要脏器功能的抑制作用。因此,在镇静过程中既要考虑镇静的有效性,同时还要注意保持呼吸、循环的相对稳定,以及防止药物过量或不足带来的不良影响。为达到有效的镇痛镇静效果,护理观察和评估尤为重要。

一、疼痛的定义及对机体的影响

1. 疼痛的定义　疼痛是一种令人不愉快的感觉和情绪上的感受,伴随着现有的或者潜在的组织损伤。疼痛常是主观性的,包含痛觉和痛反应。1995 年,美国疼痛学会主席 James Campbell 提出将疼痛列为第五生命体征(体温、脉搏、呼吸、血压、疼痛)。

2. 疼痛对机体的影响　疼痛引起的应激反应是一种多因素、生理的、代谢的联级反应。最初患者表现为焦虑、躁动和兴奋,进而引起机体新陈代谢增加,交感神经系统活动增强。

疼痛的危害如下:

(1)对心血管系统　疼痛增加交感神经活性和儿茶酚胺的释放,使脉搏血压增快、心律失常、心肌耗氧量增加,可导致心肌缺血、绞痛、梗死;心脑血管意外发生率增加;严重的疼痛还可导致虚脱、休克,甚至心跳呼吸骤停。

(2)对呼吸系统　尤其是胸腹部手术或创伤,由于疼痛患者不敢深呼吸、咳嗽、咳痰,导致低氧血症、高碳酸血症、肺部感染、肺不张。

(3)对消化系统　引起消化功能障碍,消化腺分泌和消化道运动减弱,出现恶心、呕吐、便秘,甚至麻痹性肠梗阻。

(4)对内分泌系统　疼痛可引起多种内分泌激素分泌异常,导致蛋白、脂肪分解增多,以及负氮平衡,高血糖和水钠潴留。

(5)对免疫系统　炎症介质增多,过度的应激反应造成细胞内皮和微循环损伤,组织缺氧,使免疫功能减弱,易发生感染和并发症。

(6)对机体凝血功能的影响　疼痛使血小板黏附功能增强,纤溶功能降低,机体处于高凝状态可致血栓形成造成心脑血管意外发生。

(7)疼痛对康复进程的影响 疼痛可使患者肌张力增加,还可导致睡眠障碍,加重躁动和谵妄。在一定程度上会延缓患者的康复进程。

二、危重症患者疼痛及镇静状态的评估

(一)疼痛的评估工具

疼痛程度的评估直接关系到治疗护理措施的选择,从而影响镇痛镇静效果。在ICU 最常用的疼痛评估方法:CPOT(critical-care pain observation tool)评分、行为疼痛量表(behavioral pain scale,BPS)评分、视觉模拟量表(visual analogue scale,VAS)评分、长海痛尺、脸谱疼痛评分法。

1. CPOT 评分 评估患者四个行为方面:面部表情、动作、肌张力及声音,对机械通气的依从性。每方面数值 0~2;CPOT 数值范围 0~8 来确定疼痛行为的数值;0 代表不痛,8 代表最痛(表 4-10)。

表 4-10 CPOT 评分

指标	描述	评分	分值
面部表情	未观察到肌肉紧张	自然放松	0
	表现为皱眉,眉毛放低,眼眶紧绷和提肌收缩	紧张	1
	以上所有面部变化加上眼睑轻度闭合	扮怪相	2
体动	不动(并不表示不存在疼痛)	无体动	0
	缓慢、谨慎的运动,触碰或者抚摸疼痛部位,通过运动寻求关注	保护性约束	1
	拉扯管道,试图坐起来,运动肢体/猛烈摆动,不遵从指挥命令,攻击工作人员,试图从床上爬出来	烦乱不安	2
肌肉紧张	对被动运动不做抵抗	放松	0
	对被动运动做抵抗	紧张和肌肉僵硬	1
	对被动运动做剧烈抵抗,无法将其完成	非常紧张或者僵硬	2
对呼吸机的顺应性	无报警发生,舒适的接受机械通气	耐受呼吸机或者机械通气	0
	报警自动停止	咳嗽但耐受	1
	不同步,机械通气阻断,频繁报警	对抗呼吸机	2
或发声(拔管后)	用正常腔调讲话或不发生声	正常腔调讲话或不发声	0
	叹息,呻吟	叹息,呻吟	1
	喊叫,哭泣	喊叫,哭泣	2
总分范围		0~8	

2. 行为疼痛量表 BPS 评分见表 4-11。

表 4-11　BPS 评分

分值		描述
面部表情	1	放松
	2	面部部分绷紧(比如皱眉)
	3	面部完全绷紧(比如眼睑紧闭)
	4	做鬼脸,表情疼痛
上肢	1	无活动
	2	部分弯动(移动身体或很小心地移动身体)
	3	完全弯曲(手指伸展)
	4	肢体处于一种紧张状态
呼吸机的顺应性	1	耐受良好
	2	大多数时候耐受良好,偶有呛咳
	3	人机对抗
	4	没法继续使用呼吸机

3. 视觉模拟量表　画一长 10 cm 直线,两端分别标明"0"和"10","0"端代表最轻微的疼痛,"10"端代表最严重的疼痛,让患者在直线上标出自己疼痛的相应位置,该长度即为疼痛评分值。此法敏感性强,效果比较可靠,因此在临床疼痛评估中应用最普遍(图 4-4)。

4. 长海痛尺　长海医院根据自己的临床经验及应用体会,制定了"长海痛尺",解决了 0～5 疼痛量表精度不够的问题,也解决了 0～10 数字疼痛量表评估困难和随意性大的问题(图 4-5)。

```
0                                              10
|———————————————————————————————————————————|
无症状                                      症状最重
```

图 4-4　视觉模拟量表

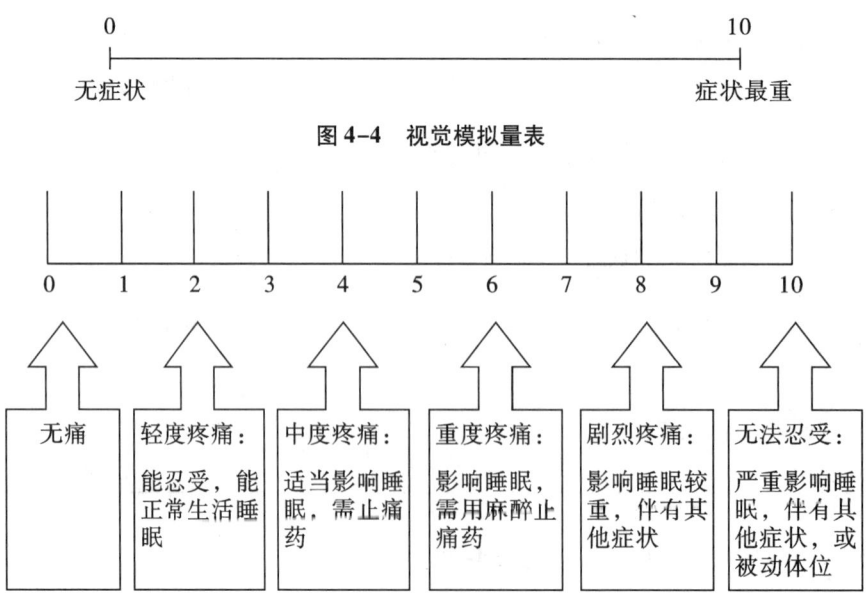

图 4-5　长海痛尺

5. 脸谱疼痛评分法 不同程度疼痛的多种面部表情用脸谱表示。没有特定的文化、年龄或者性别的要求,容易掌握。体位、姿势等行为可帮助测定疼痛程度。行为测定法有其局限性,因为每一种疼痛综合征其行为都具有较高的特异性(图4-6)。

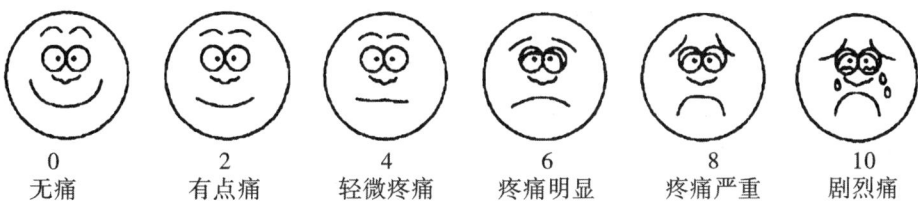

图4-6 Wong-Bakerr 脸谱疼痛评分

疼痛可带来自主神经的改变,故观察心率、血压、呼吸及局部皮肤温度等变化可间接估计疼痛程度,但这种方法的正确率低,属于间接评价法。危重症患者处于严密监护中,护理人员需要根据医嘱定时观察并记录生命体征,将结果与上述方法结合,对患者的疼痛程度进行综合评估。

(二)镇静的评估工具

ICU 常用的镇静评估工具有 Ramsay 评分、Richmond 躁动镇静评分(RASS),以及脑电双频指数(bispectral index,BIS)。

1. **Ramsay 评分** 广泛应用于临床,为可靠的镇静评估工具(表4-12)。

表4-12 Ramsay 评分

分数	描述
1	患者焦虑躁动不安
2	患者配合,有定向力,安静
3	患者对指令有反应
4	嗜睡,对轻叩眉间或者大声听觉刺激反应敏捷
5	嗜睡,对轻叩眉间或者大声听觉刺激反应迟钝
6	嗜睡,无任何反应

2. **Richmond 躁动镇静评分(RASS)** Richmond 躁动镇静评分见表4-13。
3. **脑电双频指数** 应用范围:①评判麻醉深度和意识状态。②指导 ICU 镇静评分及用药。③控制镇静深度,避免镇静不足或过量。④诊断脑死亡,评估神经系统疾病等(表4-14)。

表 4-13 Richmond 评分

分值	状态	描述
+4	攻击性	明显攻击性或暴力行为,对人员有直接危险
+3	非常躁动	拔、拽各种插管,或对人员有过激行为
+2	躁动	频繁地无目的动作或人机对抗
+1	不安	焦虑或紧张但无攻击性,或表现精力过剩
0	警觉但安静	
−1	嗜睡	不全警觉,但对呼唤持续清醒>10 s,能凝视
−2	轻度镇静	对呼唤有短暂(少于10 s)清醒,伴眨眼
−3	中度镇静	对呼唤有一些活动(但无眨眼)
−4	深度镇静	对呼唤无反应但对躯体刺激有一些活动
−5	不易觉醒	对呼唤或躯体刺激无反应

表 4-14 脑电双频指数

BIS 值	代表状态
85~100	正常状态
65~85	镇静状态
40~65	麻醉状态
<40	呈现爆发抑制
0	完全无脑电活动状态(大脑皮质抑制)

三、危重患者镇痛镇静的管理

1. 镇痛镇静治疗常用药物

(1)非麻醉性镇痛药 ①阿片类:吗啡、芬太尼、瑞芬太尼、舒芬太尼;②非阿片类:曲马多;③非甾体类抗炎药:对乙酰氨基酚。

(2)麻醉性镇痛药 丁哌卡因、罗哌卡因。

(3)镇静药物 安定、咪唑安定、劳拉西泮、丙泊酚、右美托咪定、氟哌啶醇。

2. 镇痛镇静用药方法 危重患者的生理、病理状态特殊,根据患者病情选择恰当的给药方式:包括口服、肌内注射、静脉输注、经皮给药和硬膜外给药等。

3. ICU 常用镇痛镇静药物 见表 4-15。

4. 用药的注意事项 ①对血流动力学稳定的病人,镇痛应首先考虑选择吗啡;②对血流动力学不稳定和肾功不全病人,可考虑选择芬太尼或瑞芬太尼。

表 4-15　ICU 常用镇痛镇静药物

药物名称	负荷剂量	维持剂量	给药方法
咪唑安定	0.03~0.3 mg/kg	0.04~0.2 mg/(kg·h)	静脉泵入,肌内注射
劳拉西泮	0.02~0.06 mg/kg	0.01~0.1 mg/(kg·h)	口服,静脉注射,肌内注射
安　定	0.02~0.1 mg/kg		肌内注射,静脉泵入,静脉注射
右美托咪定	1 μg/kg	0.2~0.7 μg/(kg·h)	静脉泵入
丙泊酚	1~3 mg/kg	0.5~4 mg/(kg·h)	静脉泵入,静脉注射
氟哌定醇	1.25~2.5 mg		肌内注射,静脉注射
吗啡	0.05~0.1 mg/kg	0.01~0.04 mg/(kg·h)	肌内注射,皮下注射
芬太尼	1~2 μg/kg	1~2 μg/(kg·h)	静脉泵入
瑞芬太尼	诱导麻醉 2 μg/kg	0.1~0.3 μg/(kg·min)	静脉泵入
舒芬太尼	0.1~5.0 μg/kg	0.15~0.7 μg/kg	静脉泵入
曲马多	50~100 mg		肌内注射

5. 危重症患者镇痛镇静的护理

（1）一般护理　营造舒适的病房环境,根据患者的情况,选择合适的疼痛评估量表,准确评估患者的疼痛程度、疼痛性质、部位和用药后有无不良反应,患者主诉是疼痛评估的金标准,评估后准确及时记录于监护单。

（2）去除原因及诱因　去除或者减轻导致疼痛、焦虑和躁动的诱因,积极寻找引起患者躁动的原因,避免不必要的镇静。常见诱因有自身因素和环境因素。可采取以下护理对策:①创造安静的休养环境,调节光线,减少噪声,去除异味,注意保持适宜的温度和湿度;②加强心理护理,寻找并消除导致疼痛的精神因素,保持患者安静;③保持舒适的体位姿势,定时更换卧位;④分散注意力,可通过躯体或精神上的活动,使患者转移对疼痛的注意力;⑤对清醒患者,可训练其做慢而规则的腹式呼吸,或闭上眼睛做深呼吸,对于胸痛影响呼吸者,应协助其翻身、咳嗽、排痰,防止各种并发症的发生。

（3）合理使用镇痛镇静药物　应注意生命体征变化随时进行评估,给予调整药物,原则:①先镇痛后镇静;②不评估勿用药;③遵医嘱先给予负荷量再给予维持量;④应选择毒性低、对生理指标影响小、药物依赖性较低的镇痛镇静药物。

（4）用药观察　①在给镇痛药之前,护士应了解药物的基本作用、使用剂量、给药途径、不良反应和注意事项;②在患者诊断未明确前,不能随意使用镇痛药,以免延误病情;③起初给予负荷量,以后改为维持量,可多种镇痛药联合应用;④如果非麻醉性镇痛药能够解除疼痛,不要使用麻醉性药物;⑤不同患者可能需要不同剂量的镇痛药,而且每个人对药物作用的反应也会不同;⑥在应用镇痛药物的过程中,应随时观察不良反应对患者的影响;⑦给药 20~30 min 后应评价和记录镇痛镇静药的效果。

（5）镇痛镇静效果评价　可以采用疼痛量表进行动态测评,判断疼痛改善情况。

（6）常见并发症　呼吸抑制、过度镇静、低血压、恶心、呕吐、便秘、尿潴留、皮肤瘙痒等。

第六节 危重患者谵妄的评估与管理

谵妄是一组以急性、广泛性认知障碍,尤以意识障碍为主要特征的综合征。特点是起病急、病情进展迅速,是一种高级神经系统功能的活动失调。

(一)危重症患者谵妄的评估

对于入住 ICU 的危重症患者,首先评估是否存在谵妄的易患因素和诱发因素,对高危患者应提高警惕,积极采取措施预防谵妄的发生。其次,应通过临床观察与使用评估工具,尽早识别谵妄并严密监测谵妄的程度。

1. 发病因素

(1) 易患因素 高龄(尤其是>70岁)既往有神经疾病病史、老年痴呆、高血压和(或)酗酒史及入院时病情严重等。

(2) 诱发因素 包括:麻醉、昏迷、代谢异常、缺氧、感染、循环不稳定、电解质紊乱、中枢神经系统病变(脑外伤、脑血管病、颅内感染等)、使用麻醉剂、镇静剂或多重用药、睡眠剥夺等。

2. 临床表现

(1) 意识紊乱 意识状态下降,对外界的察觉减退,无法集中和维持注意力。

(2) 认知功能变化 定向障碍,人物、地点、时间及视觉空间认知能力受损,短期记忆力下降,幻觉,妄想,睡眠障碍。

(3) 其他症状 情绪紊乱,如恐惧、焦虑、愤怒、抑郁、冷漠、兴奋,可伴脉搏增快、多汗、瞳孔散大、体温升高等自主神经系统功能障碍的表现。

(4) 分型 谵妄分为兴奋型、抑郁型和混合型3种类型。①兴奋型谵妄:表现为躁动不安、易激惹、语言杂乱、幻觉和妄想、过度活动、对刺激敏感。②抑郁型谵妄:以老年患者多见,表现为情绪低沉、嗜睡、精神运动迟钝等。③混合型谵妄:是危重症患者最常见的谵妄类型,同时具备以上2种类型的表现,或在以上2种状态中波动。

(二)谵妄的判断

首先确定患者的意识水平,评估患者的镇痛镇静状态,然后使用谵妄检测工具确定是否存在谵妄。ICU 内检测成年患者谵妄的最有效工具包括:ICU 意识模糊评估法(confusion assessment method for the ICU, CAM-ICU)和重症监护谵妄筛查量表(intensive care deliriumscreening checklist, ICDSC)(表4-16)。CAM-ICU 是供非精神科医生使用的临床谵妄评估工具。

ICDSC 有 8 项指标:意识水平改变,注意力缺损,定向力障碍,幻觉或错觉,精神运动性兴奋或迟缓,不恰当的言语或心情,睡眠(觉醒)周期紊乱,症状波动。每个症状得分为1分,总分8分,≥4分为谵妄。ICDSC 的敏感度较高,能够在较短的时间内完成,易于纳入到护士的日常工作中。ICDSC 的不足之处:特异度较低,评估方法较为主观,且评估指标中仍包含对患者言语能力的评估,因此对于机械通气患者的应用具有一定的限度。

表 4-16 ICU 谵妄筛查表（ICDSC）

1. 意识水平改变 整个班次处于深度镇静/昏迷状态(SAS=1,2;RASS=-4,-5)=无法评估 任何时点躁动(SAS=5,6,或 7;RASS=1~4)=1 分 整个班次正常觉醒(SAS=4;RASS=0)=0 分 轻度镇静(SAS=3;RASS=-1,-2,-3)=1 分（如果近期没有使用镇静剂） 　　　　　　　　　　　　　　　 =0 分（如果近期使用过镇静剂）	否 0	是 1
2. 注意力缺损 不能按照指令（做出动作）或说话，容易被外部刺激分心	否 0	是 1
3. 定向力障碍 患者是否能识别姓名、地点、日期和 ICU 护理人员 患者是否知道自己在什么地方（例如：医院、家或工作单位）	否 0	是 1
4. 幻觉或错觉 询问患者是否有幻觉或错觉（例如：尝试抓到不存在的物体） 患者是否害怕周围的人或者物品	否 0	是 1
5. 精神运动性兴奋或迟缓 患者存在以下任何一种症状： ①躁动需要使用镇静药物或约束来控制潜在的危险行为（例如：拔除静脉通路或者攻击医务人员） ②过于安静或者临床上明显的精神运动减缓或迟缓	否 0	是 1
6. 不恰当的言语或心情 患者表现出不适当的情感、混乱或不连贯的言论、行为或不适当的互动、冷漠或过度苛刻	否 0	是 1
7. 睡眠（觉醒）周期紊乱 患者存在以下任何一种症状： ①频繁醒来/夜间睡眠少于 4 h ②白天大部分时间在睡眠	否 0	是 1
8. 症状波动 以上症状波动超过 24 h	否 0	是 1

（三）危重症患者谵妄的预防与护理

谵妄的预防应与治疗、护理相结合。应去除诱因，帮助患者早期活动、避免约束、增进睡眠等。只有在纠正诱因、治疗谵妄原因无效并采取非药物干预措施无效时，才考虑使用药物控制谵妄。

1. 谵妄的非药物预防与护理　①加强监测对有不可更改危险因素的患者，如高龄、酗酒、高血压病史等，应提高警惕加强监测或纠正各种诱发谵妄的因素。严密观察镇静药物的使用情况及药物副作用的发生。②改善认知功能，病房内设置钟表、日历，有条件时可提供收音机或电视机，使患者与外界保持联系。

2. 谵妄的药物预防与护理　掌握药物的药理作用，根据医嘱准确用药，严密观察药物副反应的发生。氟哌啶醇为丁酰苯类抗精神病药物，可用于控制谵妄症状，且抗胆碱能副作用少,不导致低血压,镇静作用弱。奥氮平是一种非经典抗精神分裂药物,可能会降低成人ICU患者谵妄的持续时间。但奥氮平可引起患者嗜睡、一过性转氨酶升高、头晕、便秘及锥体外系反应。右旋美托咪定具有镇静、催眠作用,对于并非由乙醇和苯二氮䓬类戒断引起谵妄的ICU成年患者,持续静脉注射右旋美托咪定可减少谵妄的持续时间。但右旋美托咪定可能引起低血压、心搏迟缓和房颤,应严密监测患者的生命体征。

问题分析与能力提升

病例1:患者,男性,21岁,体重62 kg,因"右上腹刀刺伤"在急诊全麻下行"剖腹探查术",术毕入ICU,全麻未清醒,立即予呼吸机支持。既往身体健康,无心肺疾病史。

思考:①应选择何种呼吸模式,如何设置潮气量?②患者在带机过程中逐渐出现烦躁,该如何处理?③护士观察到呼吸机出现高压报警,该如何处理?④经2 h呼吸机支持,患者完全清醒,考虑进行撤机,该如何进行?

病例2:患者,男性,35岁,1 d前因"剧烈上腹痛伴恶心呕吐4 h"急诊入院,经血清淀粉酶和腹部CT检测,确诊为重度胰腺炎,由急诊科转入ICU。目前患者烦躁,双眉紧蹙,不停发出呻吟声。呼之能应,主诉腹部疼痛。T 38.7 ℃,P 139次/min,BP 144/70 mmHg,R 33次/min。因患者试图手拉扯输液管道,目前经家属同意并签署告知书后已约束其双手。

思考:①患者疼痛的原因是什么?②哪一种疼痛评价工具适用于这位患者?③应采取哪些措施缓解患者的疼痛?

课后练习

1. ICU医疗辅助区域与医疗区域面积之比应达到 ( )
   A.1∶1以上　　　　　　　　B.0.5∶1以上
   C.1∶1.5以上　　　　　　　D.1.5∶1以上
   E.5∶1以上

2. ICU中央工作站设置于 ( )
   A.通道一端　　　　　　　　B.医疗区域中央
   C.医疗区域一端　　　　　　D.病室中央
   E.辅助区域中央

3. 关于ICU通道设置,以下正确的是 ( )
   A.设置单一通道供人员出入　　B.人员流动通道与物流通道可共同使用
   C.所有人员使用同一通道　　　D.所有物流使用同一通道
   E.人员流动通道与物流通道分开

4. 我国ICU病房护士人数和床位数之比为 ( )
   A.0.4∶1　　　　　　　　　B.1∶1
   C.2∶1　　　　　　　　　　D.3∶1以上
   E.5∶1以上

5. 每个ICU病床应配备 ( )
   A.氧气接口1个,负压1个,电源插座2个
   B.氧气接口1个,负压1个,电源插座6个
   C.氧气接口2个,负压2个,电源插座6个

D. 氧气接口2个,负压2个,电源插座10个

E. 氧气接口2个以上,负压2个以上,电源插座12个以上

6. 鼻导管给氧提供氧浓度范围是 （　　）

A. 22%～45%　　　　　　　　B. 22%～35%

C. 35%～50%　　　　　　　　D. 35%～60%

E. 55%～70%

7. 关于缺氧的类型描述错误的是 （　　）

A. 低张性缺氧常见于COPD、先天性心脏病

B. 贫血常导致血液性缺氧

C. 组织性缺氧常见的原因包括一氧化碳中毒

D. 可分为低张性缺氧、血液性缺氧、循环性缺氧及组织性缺氧

E. 低张性缺氧常见于各种呼吸系统疾病

8. 下列关于给氧法错误的是 （　　）

A. 鼻导管给氧法1～4 L/min最合适

B. 鼻导管给氧法给予4 L/min,氧浓度约为33%

C. 鼻导管给氧法吸入氧分数不稳定,高流量时对局部黏膜有刺激

D. 简单面罩给氧法可以提供较高流量的吸入氧分数

E. 高流量系统氧浓度超过40%时实际吸入氧浓度不能保证

9. 长期带机患者的撤机常选用哪种呼吸机模式 （　　）

A. SIMV　　　　　　　　　　B. CPAP

C. CV　　　　　　　　　　　D. VCV

E. PCV

10. 下列哪项是代谢性碱中毒 （　　）

A. $HCO_3↓$,pH↓,PCO_2正常　　　B. $HCO_3↑$,pH↑,PCO_2正常

C. HCO_3正常,pH↓,$PCO_3↓$　　　D. $HCO_3↓$,pH↑,$PCO_2↓$

E. $H_2CO_3^-↑$,pH↓,PCO_2正常

11. 以下是经鼻气管插管的禁忌证,但不包括 （　　）

A. 鼻中隔偏曲　　　　　　　　B. 颅底骨折

C. 口腔手术　　　　　　　　　D. 凝血功能障碍

E. 鼻外伤骨折

12. 以下哪项不是气管切开术的适应证 （　　）

A. 隆突附近的狭窄　　　　　　B. 长时间机械通气治疗

C. 长期昏迷患者　　　　　　　D. 高位颈椎损伤

E. 脑卒中后反复误吸

13. 以下是人工气道的管理措施,但不包括 （　　）

A. 固定插管　　　　　　　　　B. 气囊管理

C. 口腔护理　　　　　　　　　D. 呼吸机参数调节

E. 气道湿化

14. 以下是气管插管的主要并发症,但不包括 （　　）

A. 插管误入食管　　　　　　　B. 插管过深致单肺通气

C. 声带损伤　　　　　　　　　D. 气胸

E. 气管插管被痰痂或血块阻塞造成窒息

15. 长期机械通气的病人吸痰或鼻饲时有胃内容物从气道吸出或咳出,需警惕 （　　）

A. 气管-食管瘘　　　　　　　　B. 胃动力差导致食物反流

C. 气管插管误入食管　　　　　　　D. 气管插管被痰痂或血块阻塞造成窒息
E. 肺部感染

16. 机械通气的目的不包括　　　　　　　　　　　　　　　　　　　　　（　　）
    A. 维持通气量　　　　　　　　　　B. 改善换气功能
    C. 纠正缺氧和二氧化碳潴留　　　　D. 减少氧消耗
    E. 改善通气/血流比值

17. 下面哪种情况是无创正压通气的适应证　　　　　　　　　　　　　　（　　）
    A. 血流动力学稳定且能配合检查治疗的心源性肺水肿患者
    B. 昏迷的脑外伤患者
    C. 合并急性呼吸衰竭的肠梗阻患者
    D. 严重低氧血症的 ARDS 患者
    E. 以上都是

18. 人工气道气囊压力正常值是　　　　　　　　　　　　　　　　　　　（　　）
    A. 30～40 cmH₂O　　　　　　　　B. 55～60 cmH₂O
    C. 25～30 cmH₂O　　　　　　　　D. 40～50 cmH₂O
    E. 35～55 cmH₂O

19. 哪项不是呼吸机常见报警功能　　　　　　　　　　　　　　　　　　（　　）
    A. 电源报警　　　　　　　　　　　B. 气源报警
    C. 漏气报警　　　　　　　　　　　D. 压力报警
    E. 容量报警

20. 正确的吸痰方法　　　　　　　　　　　　　　　　　　　　　　　　（　　）
    A. 吸痰前给病人吸入纯氧或提高氧流量 1～2 min
    B. 气道吸完后,应抽吸口、鼻、咽腔的分泌物吸完痰后,确认病人安全后将氧浓度调回
    C. 将吸痰管插至人工气道的远端,打开负压,旋转上提吸痰管,不可将吸痰管反复在气道内提、插
    D. 吸痰管在气道内的时间不得超过 15 s
    E. 以上都是

21. 以下哪项不是气管切开换药的目的　　　　　　　　　　　　　　　　（　　）
    A. 检查、观察伤口的恢复情况
    B. 保持气管切开处清洁干燥,清除造瘘口周围的分泌物,减少细菌及分泌物的刺激
    C. 预防切口感染
    D. 保持患者气道通畅和舒适
    E. 清创

22. 气管切开的并发症　　　　　　　　　　　　　　　　　　　　　　　（　　）
    A. 出血　　　　　　　　　　　　　B. 皮下气肿或纵隔气肿
    C. 气胸　　　　　　　　　　　　　D. 无名动脉破裂大出血
    E. 以上都是

23. 下列关于中心静脉压的叙述,正确的是　　　　　　　　　　　　　　（　　）
    A. 指右心房及上、下腔静脉胸腔段的压力
    B. 下腔静脉胸腔段压力不受腹内压影响
    C. 与周围静脉压的临床意义相同
    D. 降低提示心力衰竭
    E. 升高提示血容量不足

24. 中心静脉压的正常值　　　　　　　　　　　　　　　　　　　　　　（　　）

A. 6~8 cmH$_2$O B. 5~10 cmH$_2$O
C. 5~12 cmH$_2$O D. 6~10 cmH$_2$O
E. 6~12 cmH$_2$O

25. 有创血压的换能器位于 （ ）
    A. 第1肋间 B. 第2肋间
    C. 第3肋间 D. 第4肋间
    E. 第5肋间

26. 下列哪种装置可以使吸入氧浓度接近100% （ ）
    A. 供氧面罩氧流量15 L/min B. 气囊面罩氧流量15 L/min
    C. 60%文氏面罩氧流量30 L/min D. 鼻导管氧流量15 L/min
    E. 简易面罩氧流量15 L/min

27. PaCO$_2$正常值是 （ ）
    A. 38~40 mmHg B. 35~40 mmHg
    C. 40~50 mmHg D. 50~60 mmHg
    E. 60~70 mmHg

28. 对挥发酸进行缓冲的最主要系统是 （ ）
    A. 碳酸氢盐缓冲系统 B. 无机磷酸盐缓冲系统
    C. 有机磷酸盐缓冲系统 D. 血红蛋白缓冲系统
    E. 蛋白质缓冲系统

29. 二氧化碳潴留属于哪种酸碱平衡紊乱 （ ）
    A. 代酸 B. 呼碱
    C. 呼酸 D. 代碱
    E. 呼酸合并代酸

30. 从肾小球滤过的碳酸氢钠被重吸收的主要部位是 （ ）
    A. 近曲小管 B. 髓袢
    C. 致密度 D. 远曲小管
    E. 集合管

31. 血液pH值的高低取决于血浆中 （ ）
    A. NaHCO$_3$浓度 B. PaCO$_2$
    C. CO$_2$CP D. [HCO$_3^-$]/[H$_2$CO$_3$]的比值
    E. BE

32. BE负值增大可见于 （ ）
    A. 代谢性酸中毒 B. 代谢性碱中毒
    C. 急性呼吸酸中毒 D. 急性呼吸性碱中毒
    E. 慢性呼吸酸中毒

33. 血浆[H$_2$CO$_3$]原发性升高可见于 （ ）
    A. 代谢性酸中毒 B. 代谢性碱中毒
    C. 呼吸性酸中毒 D. 呼吸性碱中毒
    E. 混合性酸碱紊乱

34. 代谢性酸中毒时肾的主要代偿方式是 （ ）
    A. 泌H$^+$、泌NH$_3$及重吸收HCO$_3^-$减少
    B. 泌H$^+$、泌NH$_3$及重吸收HCO$_3^-$增加
    C. 泌H$^+$、泌NH$_3$增加，重吸收HCO$_3^-$减少
    D. 泌H$^+$、泌NH$_3$减少，重吸收HCO$_3^-$增加

E. 泌 H^+、泌 NH_3 不变,重吸收 HCO_3^- 增加

35. 有关完全胃肠外营养描述正确的是 ( )
   A. 营养支持时间在 2 周以内
   B. 营养支持时间在 2 周以上
   C. 将多种自然食物混合成半液体状膳食
   D. 人工配置的各种分子水平的营养成分
   E. 用静脉途径输入生理需要的全部营养要素

36. 肠内营养的最常见并发症是 ( )
   A. 恶心   B. 呕吐
   C. 腹胀   D. 腹泻
   E. 吸入性肺炎

37. 营养液的适宜温度 ( )
   A. 22~26 ℃   B. 41~42 ℃
   C. 37~38 ℃   D. 26~30 ℃
   E. 30~37 ℃

38. 输注营养液管路多久更换一次 ( )
   A. 12 h   B. 24 h
   C. 36 h   D. 48 h
   E. 72 h

39. 中心静脉置管透明敷料多久更换一次 ( )
   A. 7 d   B. 24~48 h
   C. 4 d   D. 36~72 h
   E. 48~72 h

40. 属于非阿片类镇痛药的是 ( )
   A. 吗啡   B. 布洛芬
   C. 盐酸羟考酮   D. 哌替啶
   E. 芬太尼

41. 不推荐用于长期的癌痛治疗的给药途径是 ( )
   A. 口服给药法   B. 直肠给药法
   C. 经皮肤给药法   D. 舌下含服给药法
   E. 肌内注射法

42. 患者,李某,男 52 岁,有"冠心病史"2 年多,近一周工作忙,加班后出现胸前区压榨样疼痛,其原因是 ( )
   A. 物理刺激   B. 心理因素
   C. 温度刺激   D. 病理改变
   E. 化学刺激

43. 张某,男,19 岁,大一学生,因准备期末考试连续 4 d 挑灯夜战后,出现剧烈的头痛,以下不属于其疼痛原因的是 ( )
   A. 身体组织受牵拉 B. 情绪紧张
   C. 疲劳   D. 睡眠不足
   E. 用脑过度

44. 下列关于危重病人的镇静、镇痛治疗,说法不正确的是 ( )
   A. 在充分去除可逆诱因的前提下,躁动的病人才考虑镇痛镇静治疗
   B. 为改善机械通气病人的舒适度和人机同步性,可以给予镇静镇痛治疗

C. 为提高诊断和治疗操作的安全性和依从性,可预防性采取镇静镇痛

D. 对焦虑病人应在去除各种诱因基础上给予镇静治疗

E. 应该采取适当措施提高ICU病人睡眠质量,包括改善环境、非药物疗法舒缓紧张情绪

45. 对疼痛患者实施护理,描述不正确的是 ( )
   A. 谨慎使用麻醉性镇痛药
   B. 用药后记录评估和记录止痛效果
   C. 护士根据自己对疼痛的理解和体验,来判断患者的疼痛程度
   D. 心理护理可以减轻疼痛
   E. 可采用疼痛评估法,评估疼痛的程度

46. 世界疼痛大会将什么作为人类第五大生命体征 ( )
   A. 呼吸   B. 脉搏
   C. 疼痛   D. 血压
   E. 睡眠

47. 三阶梯用药说法正确的是 ( )
   A. 重度和剧烈疼痛的患者,选用弱阿片类药物
   B. 中度疼痛的患者,选用弱阿片类药物
   C. 轻度疼痛的患者用阿片类药物
   D. 中度疼痛的患者使用解热镇痛类和抗炎类药
   E. 轻度疼痛患者,选用弱阿片类药物

48. 谵妄是指 ( )
   A. 无意识障碍,症状多而阳性体征少   B. 表情淡漠,回答理性,但迟钝
   C. 意识不清,胡言乱语,躁动不安   D. 思维异常活跃、好说、好动,但意识清楚
   E. 对事物产生不能被纠正的错误的信念和判断

49. 谵妄状态时幻视觉的特点是 ( )
   A. 形象不鲜明   B. 多为单调的光、色等
   C. 常具有恐怖性质   D. 往往不产生紧张和恐惧的情绪反应
   E. 常伴有协调性精神运动性兴奋

50. 以下哪项是ICU内监测成年患者谵妄的最有效工具 ( )
   A. CAM-ICU   B. GCS
   C. CPOT   D. SAS
   E. RASS

51. 肠内营养大于6周,有高度肺吸入风险应选择哪种管喂途径 ( )
   A. 鼻胃管   B. 鼻肠管
   C. 胃造口术   D. 空肠造口术
   E. 小肠管

52. ICU病人长期镇静治疗的首选药物是 ( )
   A. 咪达唑仑   B. 劳拉西泮
   C. 地西泮   D. 丙泊酚
   E. 右旋美托咪定

(河南科技大学第一附属医院 张淑梅)

第五章 心搏骤停与心肺脑复苏

学习目标

1. 了解心搏骤停的原因及类型。
2. 熟悉复苏中心脏循环支持方法及常用药物,复苏后的重症监护内容。
3. 掌握心搏骤停的临床表现及诊断,心肺复苏的定义、有效指征、各阶段关键步骤所指内容及注意事项,脑复苏的适应证、原则及措施。

第一节 心搏骤停

心搏骤停是指在严重致病因素的作用下,心脏射血功能突然终止,引起全身组织器官缺血缺氧,随即出现意识丧失、脉搏丧失、呼吸停止等表现。此时患者处于"临床死亡期",如能及时实施高质量的心肺复苏,部分患者可存活。若抢救不及时,则必然从临床死亡发展到生物学死亡。一般认为,人的心脏暂停 3 s 可发生晕眩,暂停 5~10 s 可发生晕厥,超过 15 s 则发生抽搐和阿-斯综合征(Adams-Stokes syndrome),如骤停超过 6 min 者,则可导致脑组织不可逆性损伤。心搏骤停是临床中最危险的急症,可迅速导致死亡,应尽早进行高质量的心肺脑复苏,维持有效的呼吸和循环,保证脑的血供,以提高患者存活的机会,改善复苏后生存质量。

猝死:是指平素健康的人或病情稳定或正在改善中的患者,突然发生意料之外的循环呼吸停止。1970 年世界卫生组织及 1979 年国际心脏病学会、美国心脏病学会将猝死定义为:急性症状发生后即刻或者 24 h 内发生的意外死亡。目前大多数学者倾向于将猝死的时间限定在 1 h 内。其特点有 3 点:①死亡急骤;②死亡出人意料;③自然死亡或非暴力死亡。导致猝死的原因很多,成年人以心血管系统疾病引起的猝死占首位,其次为呼吸系统疾病及中枢神经系统疾病;小儿则以呼吸系统疾病占绝大多数。

心源性猝死:是指由于心脏原因引起的无法预料的自然死亡。患者过去有或无心脏病史,在急性症状开始的 1 h 内发生的心搏骤停。

(一)心搏骤停的原因

导致心搏骤停的原因可分为两类:一是心源性心搏骤停,常因心脏本身的病变所致,如冠心病、心肌炎、心肌病、充血性心力衰竭、传导系统病变等。二是非心源性心搏骤停,因心脏以外的其他因素或疾病影响心脏所致,包括呼吸停止、严重的水和电解质失衡、中毒、创伤等。

1. **心源性因素**　心源性因素是心脏本身的疾病所致,其中以冠心病最为常见,约占80%。

(1)冠状动脉粥样硬化性心脏病　急性冠脉供血不足或急性心肌梗死是导致心搏骤停的主要原因。由冠心病所致的猝死,男女比例为(3~4):1,大多发生在急性症状发作1 h内。

(2)心肌病变　各种心肌病引起的心源性猝死占5%~15%。急性病毒性心肌炎及原发性心脏病常并发室性心动过速或严重房室传导阻滞,易导致心搏骤停。

(3)主动脉疾病　主动脉瘤破裂、动脉夹层动脉瘤、主动脉发育异常等。

2. **非心源性因素**

(1)各种病因所致呼吸停止　如气管异物、烧伤等导致气道组织水肿;溺水、窒息等所致的气道阻塞;药物应用不当导致的呼吸停止。

(2)严重的电解质与酸碱平衡失调　严重的钾代谢紊乱引起心律失常易导致心搏骤停。高镁血症或低镁血症、低钙血症和酸中毒时,亦可引起心搏骤停。

(3)中毒或过敏反应　某些药物的毒性反应可直接或间接引起心搏骤停。包括药物过敏,洋地黄、抗心律失常药、可卡因、甲苯、乙醇、氯仿、合成的类固醇、三环抗抑郁药等药物中毒,毒品滥用和各类毒物中毒等,如一氧化碳中毒、氰化物中毒等。在体内缺钾时,上述药物毒性反应引起心搏骤停常以室颤为多见。青霉素、链霉素、某些血清剂发生严重过敏反应时致心搏骤停。

(4)一般意外事故　电击伤、雷击伤和溺水等意外伤害。

(5)麻醉、手术意外　麻醉过程中如呼吸道管理不当、麻醉剂量过大、硬膜外麻醉药物误入蛛网膜下腔、肌肉松弛剂使用不当、低温麻醉温度过低及心脏手术等,也可能引起心搏骤停。

(6)其他　诊断性操作如血管造影、心导管检查等均有可能造成心搏骤停。

有人将可能的致心搏骤停原因归纳为6H和5T。即:低血容量(hypovolemia)、低氧血症(hypoxia)、氢离子(酸中毒)[hydrogen ion(acidosis)]、高/低钾血症(hyper-/hypokalemia)、低血糖(hypoglycemia)、低体温(hypothermia)、中毒(toxins)、填塞(心脏)[tamponade(cardiac)]、张力性气胸(tension pneumothorax)、冠脉或肺血管栓塞(thrombosis of the coronary or pulmonary vasculature)和创伤(trauma)。但不论何种因素,其大多通过影响心脏冠状动脉灌注压、心肌收缩力、心输出量或导致心律失常等环节最终导致心搏骤停。

(二)心搏骤停的诱因

1. **自主神经功能紊乱**　精神紧张、情绪波动等精神因素可导致自主神经功能紊乱,严重者可致冠状动脉痉挛,从而发生急性冠状动脉闭塞。另有研究证明,刺激大脑皮质、下丘脑后部、左侧星状神经节,使交感神经过度兴奋,可降低室颤阈值,发生猝死。

2. **过度体力活动**　儿茶酚胺的大量释放,心肌耗氧量增加,使供血和耗氧不平衡,导致急性心肌缺血、急性心肌梗死或严重的心律失常,从而发生猝死。

(三)心搏骤停的类型

根据心脏活动情况及心电图表现,心搏骤停可表现为心室颤动、心电-机械分离和心脏停搏3种类型。

1. **心室颤动** 又称室颤,是心肌发生极不规则的快速而又不协调的颤动。最常见,占57%~91%。心室肌发生不规则、快速、不协调的颤动。心电图表现为QRS波群消失,代之以大小不等、形态不一、不规则的室颤波,频率为200~400次/min(图5-1)。若心室颤动波振幅细小(<0.2 mV),预示患者存活机会微小。室颤多见于急性心肌梗死早期或严重心肌缺血,是冠心病猝死的常见原因;也可见于外科心脏手术后。复苏成功率最高。

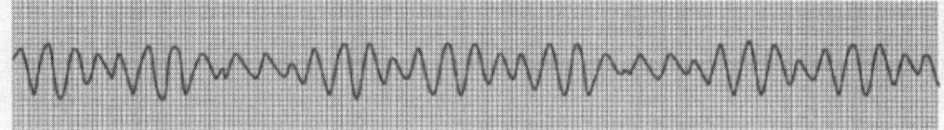

图5-1 心室颤动

2. **心电-机械分离** 占心搏骤停患者的10%。心肌仍有生物电活动,出现断续、缓慢、微弱、不完整的"收缩"情况。心电图上出现宽而畸形、振幅较低的QRS波群,频率在20~30次/min(图5-2)。此时心脏已丧失排血功能,心音、脉搏消失。多见于严重心肌损伤的结果,如左心衰竭终期表现,也可见于心包压塞、张力性气胸等。常是心脏处于"极度泵衰竭"状态,心脏无收缩能力。此类型较难复苏成功,为死亡率极高的一种心电表现。

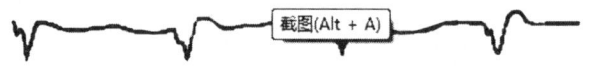

图5-2 心电-机械分离

3. **心脏停搏** 又称心室静止,占心搏骤停患者的18%。心房、心室肌完全失去电活动能力。心电图上无房室激动波出现,呈一直线或偶见P波(图5-3)。多见于麻醉意外、外科手术及其他疾病导致的缺氧、酸中毒、休克等。

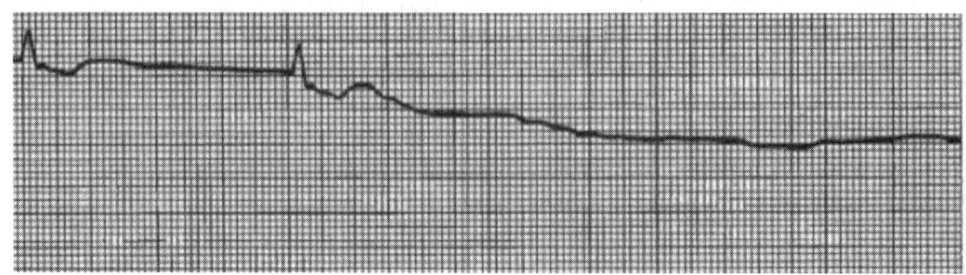

图5-3 心脏停搏

以上3种类型虽在心电和心脏活动方面各不相同,但共同的结果为心脏排血无效,临床表现基本相同。

(四)心搏骤停的病情评估

1. 心搏骤停的临床表现　心搏骤停后,血流运行立即停止,脑血流急剧减少,可引起明显的神经系统和循环系统症状。心搏骤停时,由于脑循环停止,患者意识突然丧失。意识突然丧失是心搏骤停出现最早的临床表现之一。

(1)血压测不到,大动脉搏动消失:测不到血压是心搏骤停最早的征象,但并不等于发生心脏停搏,如伴大动脉搏动消失即应按心搏骤停处理。

(2)意识突然丧失,伴或不伴抽搐。

(3)呼吸呈叹息样或呼吸停止:患者突然因缺氧缺血而发生心脏停搏时,呼吸同时消失,或短时间内有喘息,继之停止。

(4)瞳孔散大固定:常于心脏停搏后30~40 s后出现,1 min后才固定,瞳孔散大直径达7~8 mm,单凭瞳孔变化不能判断心脏是否停止跳动,应综合考虑其他因素。应注意脑挫伤、颅骨骨折、颅内出血、儿茶酚胺效应、安眠药中毒或使用阿托品类药物者瞳孔也会散大,应予以鉴别。

(5)面色发绀或苍白。在所有表现中,最可靠而出现较早的临床征象是意识丧失伴大动脉搏动消失。大动脉波动通常以颈动脉或股动脉为代表,一般触摸时间不超过10 s。

2. 辅助检查

(1)心电图表现　①心室纤颤;②心室静止,心电图呈一水平直线,或仅有P波而无QRS波;③心电-机械分离,心电图呈现缓慢,低幅而宽的不典型心室波。以上3种情况均不能引起心室收缩活动。

(2)脑电图波　低平。

(五)心搏骤停的诊断

对心搏骤停的诊断必须迅速、果断,最好在30 s内做出。最主要的诊断依据为:患者突然意识丧失,大动脉搏动、呼吸消失。切忌反复检查多次听心率、测血压丧失宝贵的抢救时机。

(六)安全时限

安全时限是指心搏骤停后大脑缺血缺氧尚未出现不可逆损伤的时间。大脑对缺氧的耐受时间为4~6 min,随后即发生生物学死亡,因此心搏骤停的安全时限通常定义为5 min。按照国际医学界惯例,心搏停止时间是从心搏骤停起算,至有效的心肺复苏开始为止。因此,越早进行有效的心肺复苏,复苏的成功率越高,脑功能的恢复越好。

第二节　心肺脑复苏

心肺复苏(cardiao pulmonary resucitation,CPR)是指当任何原因引起的呼吸和心搏骤停时,在体外所实施的基本急救操作和措施,其目的是保护脑、心脏等全身重要脏器,并尽快恢复自主呼吸和循环功能。心肺复苏是心脏、呼吸骤停抢救中实施的一种最基本的人工救治操作方法,是每名医护人员必须掌握的抢救技术。常通过胸外按压形成暂时的人工循环,快速电除颤转复心室颤动,促使心脏恢复自主搏动;采用人工呼吸代替自主呼吸以纠正缺氧,并努力恢复自主呼吸,达到恢复苏醒和挽救生命的目的。但是,心肺复苏成功的关键不仅是自主呼吸和心跳的恢复,更重要的是保护和恢复中枢神经系统功能的治疗,防止脑细胞损伤和促进脑功能的恢复,而从心脏停搏到细胞坏死的时间以脑细胞最短。因此,维持脑组织的灌注成为心肺复苏重点,故目前已将心肺复苏扩展为心肺脑复苏(cardiao-pulmonary-cerebral resucitation,CPCR),完整的CPCR分为3个阶段:基础生命支持(basic life support,BLS)、进一步生命支持(advanced life support,ALS)和延续生命支持(prolong life support,PLS)。心肺脑复苏的抢救越早,复苏成功率越高,当患者突然发生心跳、呼吸停止,5 min内进行基础生命支持,8 min内进行进一步生命支持,则患者的生存率>40%。

一、基础生命支持

基础生命支持又称初级心肺复苏,是心搏骤停现场急救的最初抢救形式和最基本的常规操作技术。BLS的目的是尽早恢复心搏骤停患者的重要器官的供血供氧,延长机体耐受死亡的时间,赢得进一步生命支持的机会。基础生命支持包括4个阶段:人工循环(C)、开放气道(A)、呼吸支持(B)、电击除颤(D)。2015年10月,美国心脏协会(AHA)在官方网站及杂志上公布了《2015心肺复苏指南(CPR)和心血管急救(ECC)指南更新》。该指南强调心血管急救院内院外成人生存链中各个环节必须环环相扣,中断任何一个环节,都可能影响患者的预后(图5-4,图5-5)。

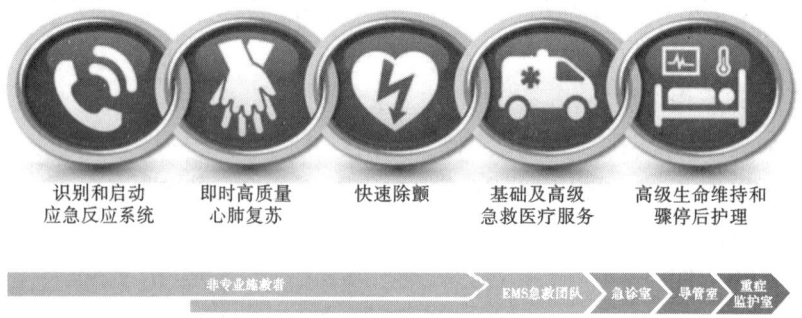

图5-4 院外心血管急救成人生存链

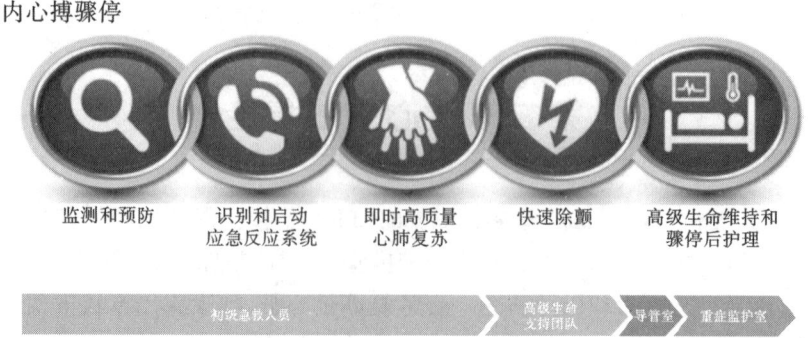

图5-5 院内心血管急救成人生存链

BLS流程为:评估环境→判断病人反应并启动急救系统→取适当体位→胸外按压人工循环(C)→开放气道(A)→呼吸支持(B)→30∶2持续复苏→评估复苏效果→转院内进一步处理。如果施救者未经过心肺复苏培训,则强调单纯胸外按压的心肺复苏,直至AED到达且可供使用,或者急救人员或其他相关施救者已接管患者。

(一)判断并启动急救系统

1. **判断心搏、呼吸骤停**　在进行基础生命支持前的判断阶段至关重要,病人只有经过准确的判断后,才能接受进一步的CPR。在判断周围环境安全的情况下判断心搏、呼吸情况。有无自主呼吸,将耳部贴近患者口鼻,听有无呼气声,感觉有无气流,看有无胸廓起伏。同时手触摸喉结再滑向一侧颈动脉搏动点,若颈动脉搏动也消失,即可判定心搏骤停。观察有无头颈部外伤,对伤者尽量避免移动,以防脊髓进一步损伤。

2. **有无意识**　判断患者有无意识,采取轻拍患者双肩的方法,并大声呼叫患者,如无反应即可判断为意识丧失,同时快速检查有无呼吸,应在10 s内完成。同时以手指在病人气管与颈侧肌肉之间的沟内触摸颈动脉。成人检查颈动脉,儿童可检查其股动脉,婴儿可检查其肱动脉或股动脉。若触摸不到动脉搏动,说明心搏已经停止。若意识丧失同时颈动脉搏动消失,即判断为心搏骤停,应立即开始抢救,并及时呼救以取得他人帮助。

3. **有无头颈部外伤**　对伤者应尽量避免移动,以防脊髓进一步损伤。

4. **启动急救系统**　无论是在院内还是在院外,当发现患者呼吸停止、意识丧失时应立即呼救,启动急诊医疗服务系统。特别是在医院外及无抢救条件的地方,尽快呼救或医务人员到场协助救治(国内统一急救电话:120)。

(二)取适当体位

为实施心肺复苏且达到很好的效果,须使患者仰卧在坚固的平面上,头、颈、躯干保持在同一轴面上。对头颈部发生创伤的患者在摆体位时,应将头、颈、躯干作为整体同时翻转,并且只有在绝对必要时才进行移动。

(三)循环支持

心搏骤停发生后,大部分患者将在4~6 min内开始发生不可逆脑损害。随后经数分钟过渡到生物学死亡。心搏骤停发生后立即实施心肺复苏,是避免发生生物学死亡的关键。

建立有效的人工循环是指用人工的方法促使血液在血管内流动,并使人工呼吸后带有新鲜空气的血液从肺部血管流向心脏,再流经动脉,供给全身主要脏器,以维持重要脏器的功能。

1. **检查循环体征**　检查颈动脉有无搏动,以确认循环状态,而且检查颈动脉所需时间应在10 s以内。对1岁以下的婴儿可触摸肱动脉有无搏动。

(1)方法　左手置于患者的前额,使头部保持后仰,右手触摸患者近侧颈动脉(图5-6)。可用示指及中指指尖找到气管,两指下滑到气管与颈侧肌肉之间的沟内即可触及颈动脉。如未触及动脉搏动,则表明心搏停止,应立即进行循环支持。

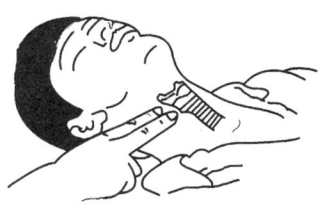

图5-6　触摸颈动脉搏动方法

(2)注意事项 ①因脉搏可能缓慢、不规则或微弱而快速,可触摸颈动脉5~10 s来确定。②轻柔触摸,不可用力压迫,以免刺激颈动脉窦引起迷走神经兴奋而反射性地引起心跳停止。③为判断准确,可先后触摸双侧颈动脉,但切不可两侧同时触摸。④正确判断有无脉搏很重要,因为对有脉搏的患者进行胸外心脏按压,会引起严重的并发症。⑤如果摸不到脉搏,则可确定心跳停止。应迅速通知医疗急救系统,并同时在开始2次吹气后,进行下一步心脏按压。

2. 心前区叩击 可作为紧急心肺复苏的最早措施。胸外心脏按压前在心前区可予以迅速叩击,机械-电转换产生一低能电流而终止异位心律的折返通路,心室颤动可转为稳定的节律。但心前区叩击只能刺激有反应的心脏,对心脏停搏无效。

(1)方法 右手松握空心拳,小鱼际肌侧朝向患者胸壁,距离胸壁20~25 cm高度,垂直向下捶击胸骨下段,捶击1~2次,每次1~2 s,力量中等。

(2)注意事项 捶击不超过2次;用力不宜过猛;婴幼儿禁用。

3. 心脏按压 有效的心脏按压能维持心脏的充盈和搏出,诱发心脏的自律性搏动,并可能预防生命重要器官因长时间的缺血缺氧而导致的不可逆性改变。

(1)胸外心脏按压的方法

体位:患者仰卧于硬板床上或肩背下垫按压板,解开上衣。救护者可踏脚凳或取跪式体位。

按压部位:成人胸外心脏按压的部位为胸骨中、下1/3交界处,目前多采用两乳头连线定位法,即两乳头连线与胸骨中线的交界处。小儿心脏按压在胸骨中段,新生儿按压在胸骨中点。

按压的姿势:操作时将靠近患者足侧的手平行重叠在已置于患者胸骨按压处的另一只手手背上,手指并拢或互相握持,以掌根部位接触患者胸壁,操作者两臂位于患者胸骨正上方,肘关节伸直,利用上身力量垂直下压,下压深度不小于5 cm,而后放松,每次按压后使胸廓完全反弹,放松时手掌不能离开胸壁,按压与放松时间大致相等,频率成人不小于100次/min,连续按压30次(图5-7)。

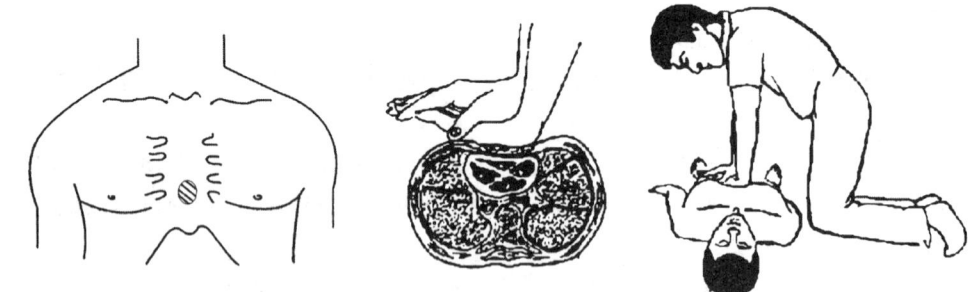

图5-7 成人胸外按压的部位、手法和方法

按压与通气比例:成人按压通气的比例为30:2。目的是增加按压次数,减少过度通气,减少因人工呼吸的按压中断;在婴幼儿和儿童所使用的比值为15:2。

(2)胸外心脏按压有效的指征 可触及大动脉搏动;面色、口唇、甲床颜色转红润;可测得血压,收缩压60 mmHg以上;瞳孔回缩,瞳孔对光反射恢复。

(3)胸外心脏按压的注意事项

1)按压部位要准确。按压部位在胸骨中、下1/3处;如部位太低,可能损伤腹部脏器或引起胃内容物反流;部位太高,可伤及大血管;手指应离开胸壁,否则可造成肋骨或肋软骨骨折、肝脾破裂、肺损伤、血气胸或心包压塞等。

2)按压力度要适宜、均匀,使胸骨下陷不小于5 cm。对小儿实施抢救时力量要小,用单手掌根部按压胸骨中端,每次下压2.5~4 cm;对新生儿,双手环抱胸部,两拇指按压胸骨中点,下压1.5~2.5 cm。

3)按压姿势要正确。肘关节伸直,上肢呈一直线,双肩正对双手,以保证每次按压的方向与胸骨垂直。如果按压时用力方向不垂直,部分按压力丧失,影响按压效果。

4)患者头部适当放低以避免按压时呕吐物反流至气管,也可防止因头部高于心脏水平而影响脑血流。

5)为使按压有效,按压应有力而快速,节律均匀,平稳。人工循环与人工呼吸须同时进行,为避免疲劳影响心肺复苏效果,提倡多人实施。

6)当2人以上的急救人员在场时,每2 min或每5个CPR循环后,急救人员应当轮换按压,以防止按压者疲劳,使按压质量下降。人员轮换时不得使复苏中断时间超过5~7 s。但胸外心脏按压最好一人坚持10~15 min,不要换人过勤。

(4)胸外心脏按压禁忌证 胸部严重挤压伤或多发性肋骨骨折;大面积肺栓塞;张力性气胸。

4.同步腹部按压(interposed abdominal compression CPR,IAC-CPR)技术 同步腹部按压是在胸外按压的放松期,由助手进行同步腹部按压(按压部位在剑突与脐部连线的中点处),目的是在CPCR过程中,增加静脉回流与舒张期血压,产生主动脉反流,相当于主动脉内球囊反搏,可提高胸外按压的效果。目前IAC-CPR已成为复苏中应用较广的一种胸外心脏按压方法,它能明显改善复苏效果,提高院内自主循环恢复率。另一方面,心脏按压与腹部按压交替进行,可阻止胸主动脉血流到腹主动脉,使脑血流增加,有利于脑复苏。

随机临床研究证明,院内复苏中IAC-CPR效果优于标准CPR,但IAC-CPR不会比标准CPR引起更多的复苏损伤。建议在院内复苏中将该措施作为标准CPR无效时的一种替代方法。对于腹主动脉瘤病人、孕妇及近期腹部手术的病人,进行IAC-CPR的安全性和有效性尚缺乏研究,应慎用。

(1)具体方法 救护者将手指伸开,一只手覆盖于另一只手之上,按压部位在腹部中线,剑突与脐部中点,按压力保持腹主动脉和腔静脉压力在100 mmHg左右,使之产生与正常心跳时的主动脉搏动显示。按压速率与胸部按压相等。

(2)按压效果评价方法 在开始按压时,将一个带有血压计的气囊置于病人的腹壁上,观察按压的力量是否适宜,一般压力保持在100 mmHg为宜。

5.胸内心脏按压 切开胸壁直接按压心脏者称为胸内心脏按压。胸内心脏按压较胸外心脏按压能更好地维持血流动力学稳定,更容易恢复心脏自主节律,有利于脑功能的保护。但胸内心脏按压在器械条件和技术要求上较胸外心脏按压高,且不能像胸外心脏按压一样能立即迅速开始,因此,目前仅胸廓严重畸形、外伤性张力性气胸、多发肋骨骨折、心脏压塞、胸心外科手术已开胸的病人,首选胸内心脏按压。

胸内心脏按压由经过训练,有一定技能经验和设备的医生进行开胸CPR是安全的,且血流动力学较胸外心脏按压为佳,当心跳骤停超过 20 min 又未进行 CPR 时,或为慢性呼吸系统疾病、癌症晚期、尿毒症患者不做胸内心脏按压。

儿童(1~8岁)CPR 和婴幼儿(1岁以内)CPR

儿童(1~8岁):儿童开放呼吸道时头后仰的程度为患者下颌角和耳垂的连线与地面呈 60°角,人工呼吸的频率为 12~20 次/min。按压部位与成人相同,胸外心脏按压的方式可采用单手掌根,使胸骨下陷 2.5~4.0 cm,其他操作与成人相同。

婴儿(1岁以内):婴儿判断意识可采用拍击足底、掐捏上臂的方法,观察患儿是否哭闹。开放气道时,头后仰的程度为患者下颌角和耳垂的连线与地面呈 30°角,人工呼吸的频率为 12~20 次/min。胸外心脏按压的部位为两乳头连线与胸骨中线交界处下方一横指。定位方法:操作者的右手示指、中指并拢,示指紧贴两乳头连线与胸骨中线交界处放在胸骨上,抬起示指,用中指和环指向下按压(图 5-8),使胸骨下陷 1.5~2.5 cm。其他操作与成人相同。

(四)开放呼吸道

呼吸的首要步骤是开放气道。舌根后坠是造成呼吸道阻塞最常见的原因。舌附在下颌上,意识丧失的病人下颌肌肉松弛使舌后坠;有自主呼吸的病人,吸气时气道内呈负压,亦可使舌、会厌或两者同时吸附到咽后壁,产生气道阻塞。此时将下颌上抬,舌离开咽喉部,即可打开气道。在开放气道之前,应保持呼吸道通畅,清除病人口中的异物和呕吐物,用指套或指缠纱布清除口腔中的液体分泌物。清除固体异物时,救护者可一只手按压开下颌,另一只手示指将固体异物钩出。开通气道的方法有抬头举颏法、仰头抬颈法、双手托颌法。

1. 抬头举颏法　患者平卧,救护者一只手置于患者前额,向下、向后推动患者的头部,使其头部后仰,另一只手的示指与中指置于下颌骨近下颏,抬起下颏。举颏时两手指勿压迫颏下软组织,以免压迫气道,适度上举下颏,以免口腔闭合。成人头部后仰的程度为下颌角、耳垂间连线与地面垂直为宜(图 5-8)。

2. 仰头抬颈法　患者平卧,救护者一只手抬起患者颈部,另一只手以小鱼际肌侧下按压患者前额,使其头后仰,颈部抬起(图 5-9)。

3. 双手托颌法　患者去枕平卧,救护者位于患者头侧,肘置于患者背部同一水平面上,用两手同时将左右下颌角托起,一面使其头后仰,一面将下颌骨前移,即可打开气道,同时两拇指将下唇下拉,使口腔通畅(图 5-10)。此法适用于颈部有外伤者,以下颌上提为主,不能将患者头部后仰及左右转动。

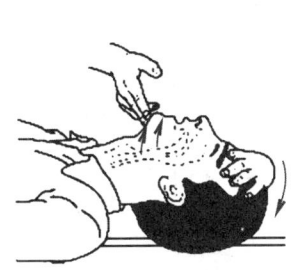 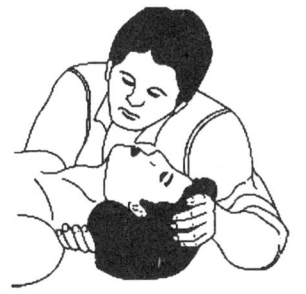 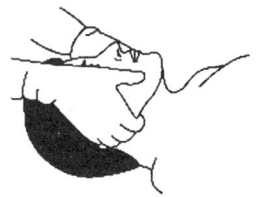

图 5-8　抬头举颏法　　　　图 5-9　仰头抬颈法　　　　图 5-10　双手托颌法

(五)呼吸支持

1. 判断呼吸　大多数心搏骤停患者均无呼吸,偶有患者出现异常或不规则呼吸,或有明显气道阻塞征的呼吸困难,这类患者开放气道后即可恢复有效呼吸。开放气道后,救护者跪在患者一侧,采取一看、二听、三感觉的方法判断患者呼吸。"一看"是指观察患者胸廓有无起伏;"二听"是指患者呼出的声音;"三感觉"是指将面颊贴近患者的口鼻处,感觉有无气息。判断及评价时间不得超过 10 s。

2. 人工呼吸　人工呼吸是用人工方法借外力推动肺、膈肌或胸廓的活动,使气体进入或排出肺,以保证机体氧的供给和二氧化碳的排出。在开放气道后,应立即做人工呼吸。在 CPCR 过程中,肺血流量明显减少,肺摄取氧和排出二氧化碳都减少,此时若潮气量过大、呼吸频率过快,会使胸内压增高、静脉回心阻力增加,从而减少心排血量、冠状动脉灌注和脑灌注。因此在 CPCR 过程中保持低于正常的潮气量和呼吸频率非常重要。

(1)口对口人工呼吸　口对口人工呼吸是一种既简单又快捷有效的通气方法,最适宜于院外现场复苏的人工呼吸方法。借助术者用力吹气的力量,把气体吹入患者肺泡,使肺间歇性膨胀,以维持肺泡通气和氧合作用,减轻机体缺氧和二氧化碳潴留。进行口对口人工呼吸时,首先将患者仰卧,头向后仰,清理呼吸道分泌物,保持呼吸道通畅。急救者跪于患者一侧,一只手托起患者下颌,另一只手捏住患者鼻孔,将患者口腔打开,并覆盖纱布,深吸一口气后用口唇将患者的口唇完全包住,用力吹气,吹气后松开双手,观察胸廓有无起伏(图 5-11)。口对口人工呼吸可导致胃胀气,并可能伴发严重并发症,胃内容物反流,致误吸或吸入性肺炎,胃内压升高后,膈肌上抬而限制肺的运动。对大多数成人规定在 2 s 以上,给予 500～6 000 mL 潮气量,可降低胃胀气危险又可提供足够的氧合。

(2)口对鼻人工呼吸　适用于口周外伤或牙关紧闭张口困难者。口对鼻人工呼吸时,将一只手置于患者的前额向后推,另一只手抬下颌,使口唇紧闭。用嘴罩住患者鼻子,深吹气后口离开鼻子,让呼气自动排出(图 5-12)。必要时可间断使患者口开放,或用拇指分开口唇,这对有部分鼻腔阻塞的患者呼气非常重要。

(3)使用简易呼吸器人工呼吸　使用简易呼吸器人工呼吸是院内急救与专业急救人员最常用的方法。单人使用面罩简易呼吸器时,操作者一只手托患者下颌开放气道,并将面罩紧紧地扣在患者面部,另一只手捏皮球,每一次呼吸都必须保证病人胸部抬高;双人面罩简易呼吸器人工呼吸时,一人将面罩紧紧地扣在病人面部,始终保持气道开放,另一人捏皮球,两人都要注意患者胸部抬高情况。

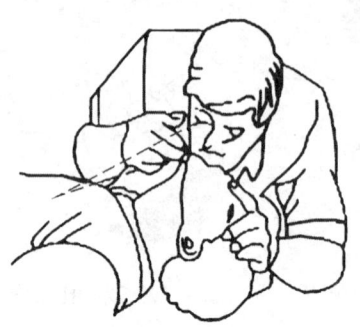
图5-11 口对口人工呼吸

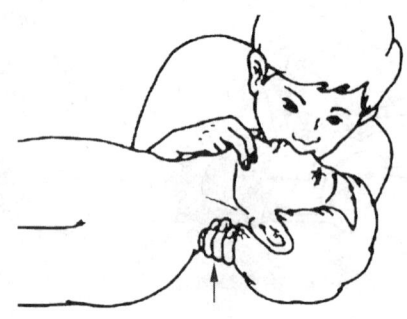
图5-12 口对鼻人工呼吸

3. 人工呼吸注意事项

(1)人工呼吸操作前清除患者口腔内分泌物或堵塞物,以免影响人工呼吸效果或将分泌物吹入呼吸道深处。有假牙者取下假牙,舌后坠的患者,用舌钳将舌拉出口腔外,或用通气管吹气。

(2)有条件时,可用纱布单层覆盖在患者口或鼻上,或用面罩更理想,以防止交叉感染。

(3)吹气力量应足够,以使胸廓抬起。避免吹气过大过猛引起胃胀气。吹气时间要短,约占1次呼吸周期的1/3。若患者有微弱呼吸,人工呼吸应与患者的自主呼吸同步进行。对婴幼儿,宜施行对口鼻同时吹气。

(4)通气频率视年龄而定:成人应为10~12次/min,儿童应为15~20次/min,婴儿(小于1岁)20次/min;成人CPR中如果通气频率过快,会导致胸内压升高,在按压期间减少回心血量。

(5)对大多数成人在吹气持续2 s以上给予6~7 mL/kg(700~1 000 mL)潮气量即可提供足够的氧合,还可减少胃胀气的发生。婴儿或儿童吹气量视年龄不同而异,以胸廓上抬为准。

(6)救护者只需进行正常吸气即可,不必深呼吸,进行正常的吸气能够防止救助者发生头晕。

4. 按压环状软骨 无论何种人工呼吸方法,均有引起胃扩张、反流误吸的危险。因此当急救人员超过3人时,可由助手进行环状软骨按压,使用2 kg左右的力量,将气管压向颈椎前方,使食管闭合,以减少反流误吸的机会。

(六)心脏按压和人工呼吸的配合

对于成人,无论单人或双人CPR,按压与通气比成30∶2,若抢救者2人互换时,应在完成一组30∶2的按压与通气后,于间隙中进行,不应使按压中断10 s以上。按压与通气反复5个循环后,进行复苏效果评估,如未成功则继续进行CPR,评估时间不超过10 s。如果施救者未经过心肺复苏培训,则强调单纯胸外心脏按压的心肺复苏,直接AED到达且可供使用,或者急救人员或其他相关施救者已接管患者。

(七)心肺复苏效果的判断

1. 瞳孔 CPR有效时,可见瞳孔由大变小。如瞳孔由小变大、固定,则说明复苏无效。

2. 面色及口唇　复苏有效时,可见面色由发绀转红润。如若变为灰白,则说明复苏无效。

3. 颈动脉搏动　按压有效时,每一次按压可以摸到一次搏动,如若停止按压,搏动亦消失,应继续进行胸外心脏按压。如若停止按压后,脉搏仍然跳动,则说明患者心跳已恢复。

4. 神志　复苏有效,可见患者有眼球活动,睫毛反射与对光反射出现,甚至手脚开始抽动,肌张力增加。

5. 自主呼吸出现　自主呼吸的出现并不意味着可以停止人工呼吸,如果自主呼吸微弱,仍应坚持人工辅助呼吸。

(八) 停止 CPR 的指标

自主呼吸及心跳已恢复良好;有其他人接替抢救;确定患者已经死亡。

二、进一步生命支持

进一步生命支持又称高级生命支持,是在 BLS 基础上由专业人员借助器械和药物,进一步建立和维持患者有效的呼吸和循环功能。一般在医疗单位进行,包括高级人工气道(A)、机械通气(B)、循环支持(C)、明确诊断(D)。其目的是维持心肺功能,促进自主循环和呼吸的恢复,并且保持和恢复中枢神经系统的功能。ALS 应尽早开始,可与 BLS 同时进行,以取得较高的疗效。

(一) 明确诊断

尽可能迅速地进行心电血压监测以及必要的血流动力学监测,寻找引起心搏骤停的病因或诱因,以便及时采取恰当的救治措施。

(二) 人工气道

心搏骤停的最初几分钟,血流中断对心脑供氧的影响最大,此时应尽早建立人工气道保持呼吸道通畅。常用的人工气道方法有口咽或鼻咽通气管,可预防舌后坠;喉罩;气管食管联合通气管;面罩加简易呼吸器;行气管插管,便于机械通气和呼吸道管理;必要时可进行环甲膜穿刺。

1. 口咽通气管和鼻咽通气管　口咽通气管有橡胶、塑料或金属制品。按其大小口,口咽导管分几种规格,供不同患者(成人、儿童和婴幼儿)选用。

口咽通气管通常呈"S"形,横截面呈管状或"工"字形,可以通气。鼻咽通气管形状类似气管导管,长约 15 cm,较短。它们是最简单的气道辅助物,易于插入,其作用在于限制舌后坠,维持开放气道。应大小合适,位置准确,在相应环境中使用,也可以和面罩通气结合使用。前者将通气管由舌面上方压入后做 180° 翻转,放置在中央位置,直至通气管前端开口面对声门。后者,管外涂润滑油,插入鼻孔后沿鼻腔下壁插入至下咽部。

口咽通气管,在浅昏迷前,不需要气管插管的患者应予保留使用,但应注意在口腔中的位置,因为不正确的操作会将舌推至下咽部,而引起呼吸道梗阻。清醒患者口咽通气道,可引起恶心、呕吐,或由呕吐物引起喉痉挛。

鼻咽通气管适用于牙关紧闭、咬伤、颞颌关节紧闭、妨碍口咽通气管置入的颌面创伤的患者。在疑有颅骨骨折的患者,使用鼻咽通气管要谨慎,在浅昏迷患者鼻咽通气管较口咽通气管的耐受性更好。

2. 气管插管　气管内插管是其中最可靠的保持气道通畅的方法,并有助于防止肺部吸入异物和胃内容物,利于气道吸引、使用多种通气方式和气管内给药。因此,有条件时,应尽早给病人插气管插管。插管前,给予患者充分供氧,操作要迅速,以器械齐备,手法熟练,应在30 s内完成,以免停止心肺复苏时间太长。气管插管后,可有效保障人工呼吸和人工循环,而且人工呼吸和心脏按压可以不同步进行。喉头水肿、急性喉炎、咽喉部烧灼伤、肿瘤或异物存留者,以及巨大动脉瘤、颈椎骨折、脱位者禁忌气管插管。确认导管位置后要妥善固定,防止导管移位或脱出。留置导管期间,密切观察病情变化,注意有无套管脱落和异物堵塞,以免引起呼吸困难和窒息,保持口鼻腔清洁,湿化气道。需要注意的是,插管操作时,应尽量保证中断胸部按压的时间不超过10 s。

3. 喉罩　喉罩是一种临床常用的介于面罩和气管插管之间的新型通气工具,由于其具有操作简便、易掌握、损伤小、患者耐受好等优点。现已在临床中特别是紧急气道的开放中得到了广泛应用。喉罩头端呈匙勺形,边缘为气囊,像个小面罩,尾端为一硬质通气管,与头端呈30°角相连。根据性别选择喉罩的型号,一般男性选择4号,女性选择3号。其主要适用于没有气管插管经验的非专业医护人员和困难气道,特别是由于解剖原因使插管困难,或怕搬动颈椎造成神经系统损伤。在紧急情况下,当通气成为首要选择时,也可选择喉罩。

4. 气管食管联合通气管　气管食管联合通气管是一种双腔管。操作时操作者将该管盲目插入,直至标志刻度线到达牙齿。将蓝色咽气囊充入100 mL空气,将白色远端气囊充入15 mL气体。通过较长的蓝色导管通气,检查导管位置,如果有效,则提示该管已插入食管,继续用该管腔通气。如果未闻及呼气音,未见胸廓抬起,则提示该管已插入气管,改用另一短管通气,继续检查并确认位置。

5. 面罩加简易呼吸器　面罩的优点是简便、快捷、无创。缺点:不容易密封,使有效通气量减少;昏迷病人使用正压通气,易使气体进入胃肠道,随之而来的是反流和误吸。面罩适用于病人本身上呼吸道通畅而出现呼吸衰竭的病人,通常用于在准备建立可靠人工气道以前辅助通气、无创通气。每一个参与抢救的医务人员均应熟练掌握此项技术。

6. 其他　环甲膜穿刺。

(三)氧疗和人工通气

对心搏骤停的患者进行心肺复苏时,如果有氧气,可给予高浓度氧气吸入,一旦患者自主循环恢复,应调节氧流量维持血氧饱和度≥94%,避免体内氧过剩。实施人工呼吸时,救助者吹气中虽然含有一定的氧,但由于心排血量低,肺内分流及换气灌注异常,必将出现肺泡与动脉血氧分压的明显差异,发生低氧血症和代谢性酸中毒,影响复苏效果。因此,应尽早补充氧气或用呼吸机进行机械通气,维持患者的呼吸功能。根据患者有无自主呼吸采用不同的机械通气模式,若无自主呼吸可采用控制通气,待患者自主呼吸功能和呼吸肌疲劳恢复后,即可采用间歇指令通气、同步间歇指令通气或压力支持通气。应用呼吸机控制给氧是最有效的供氧方法,可减少呼吸道无效腔,保证足够供氧。

(四)循环支持

1. 药物复苏

(1)用药目的 提高心脏按压效果,激发心脏复跳,增强心肌收缩力;增加心肌血流灌注和脑血流量;纠正酸中毒或电解质紊乱;纠正脑水肿;提高室颤阈值。

(2)给药途径 实验结果表明气管内给药、上肢静脉给药明显优于下肢静脉、心内注射给药。

静脉给药:首选给药途径。选用上腔静脉如肘静脉、颈内静脉、锁骨下静脉穿刺等。尽量少用手部远端静脉或下肢静脉。

气管内给药:为给药的第二途径。常用药物有肾上腺素、利多卡因、阿托品、纳洛酮及地西泮等。一般以常规剂量溶解到 5~10 mL 注射用水中,自气管内滴注或注射,以便药物弥散到两侧支气管。优点是吸收速度与静脉注射相近,维持作用时间是静脉给药的 2~5 倍。缺点是药物可被气管内分泌物稀释或因气管黏膜血循环量不足而吸收减慢,需要很大剂量。

心内注射给药:临床较少采用,在开胸条件下可以应用。是给药与药物对心脏起作用最快的方法。缺点:用药过程需中断 CPR;操作不当可发生气胸、血胸、心包积液、心肌或冠状动脉撕裂等;准确性差,肾上腺素注入心肌,可造成顽固性室颤。

(3)注射部位及方法 ①心前区注射法:第 4 肋间胸骨左缘旁开 2 cm 处;②剑突下注射法:剑突与左肋弓连接处下 1 cm 处;③直接心内注射法:开胸患者直刺左、右心室注药。

(4)常用药物

1)碳酸氢钠:心搏骤停时呼吸循环停止,必然会引起缺氧和二氧化碳潴留,导致代谢性酸中毒和呼吸性碱中毒。碳酸氢钠为纠正急性代谢性酸中毒的主要药物。使用碳酸氢钠的指征是:患者在电除颤复律和气管插管后酸中毒持续存在。用法:静脉注射或静脉滴注。应用过程中应测定动脉血 pH 值和二氧化碳分压以指导用量。

2)肾上腺素:首选药物。适用于任何类型的心搏骤停。作用机制:为肾上腺素能 α、β 受体的兴奋剂。肾上腺素可激动外周性 α 受体,使外周血管收缩,从而提高主动脉收缩压和舒张压,使心脑灌注压升高;同时可兴奋冠状动脉和脑血管上的 β 受体,有利于增加心肌和脑组织的血流量。此外,肾上腺素也可促使心肌细胞由细颤转为粗颤,从而增加电除颤的成功率。用法:首次剂量 1 mg 静脉注射,若无效,每隔 3~5 min 重复给 1~3 mg,总量不超过 0.2 mg/kg。

3)阿托品:具有副交感神经拮抗作用,通过解除迷走神经的张力而加速窦房率和改善房室传导。在复苏中主要用于心脏停搏和无脉性心电活动。但阿托品可使室上起搏点异常兴奋,心率加速,使心肌耗氧量增加,梗死范围扩大,甚至可发生室速或室颤。故自主心跳一旦恢复且心率较快时一定要慎用。剂量:心脏停搏时阿托品用量为 1.0 mg 静脉注射,心动过缓时的首次用量为 0.5 mg,每隔 5 min 可重复注射,直到心率恢复达 60 次/min 以上。

4)利多卡因:抑制心脏异位节律,是治疗室性心律失常的有效药物。可降低心肌应激性、提高室颤阈、抑制心肌异位起搏点。用法:首次剂量 1 mg/kg,缓慢静脉注射。

5)盐酸多巴胺:多巴胺是抗休克的主要药物之一。属儿茶酚胺类药物,是去甲肾上腺素的化学前体,有 α 和 β 受体激动作用,能增加心肌收缩力,提高心输出量;还有多巴胺受体激动作用。用法:40~80 mg加入500 mL液体中静脉滴注,视病情调整滴速,一般剂量为5~20 μg/(kg·min)。多巴胺不能与碳酸氢钠或其他碱性液混合使用,碱性药物可使多巴胺失活。多巴胺的治疗也不能突然停药,需要逐渐减量。

6)盐酸多巴酚丁胺:多巴酚丁胺是一种人工合成的儿茶酚胺类药物,选择性激动β_1受体,具有很强的正性肌力作用,常用于严重收缩性心功能不全的治疗。该药也具有剂量依赖性,小剂量多巴酚丁胺[2.5~10 mg/(kg·min)]能增加心肌收缩力和心输出量,对心率影响较小;大剂量多巴酚丁胺[10~15 mg/(kg·min)]则使心率明显增快,大于20 μg/(kg·min)可使心率增加超过10%,可能导致或加重心肌缺血。用法:20~40 mg加入液体中静脉滴注,根据病情调整滴速,常用剂量范围5~20 μg/(kg·min)。最大剂量一般不超过40 μg/(kg·min),否则可能导致中毒。

7)胺碘酮:胺碘酮可作用于钠、钾和钙通道,并且对α受体和β受体有阻滞作用,可用于房性和室性心律失常,是控制慢性心衰或低心排病人反复发生房颤及复苏后宽QRS或窄QRS快速心律失常的首选药。用法:先静脉注射150 mg/10 min,后按1 mg/min持续静脉滴注6 h,再减量至0.5 mg/min。每日最大剂量不超过2 g。

8)其他:如去甲肾上腺素、呋塞米、葡萄糖酸钙等药物,根据病情需要选择性应用。

2. 体液治疗　血容量过高或过低均不利于患者的恢复。组织缺血缺氧、酸性代谢产物蓄积,均可使血管扩张及毛细血管的通透性增加,导致不同程度的血管内液外渗等,引起相对或绝对的血容量不足。为了防治脑水肿而采取的脱水、利尿措施,可进一步加重低血容量。低血容量时心脏充盈压力降低,心肌的收缩性也受到严重影响。在心肺复苏过程中,低血容量对于恢复自主心搏和维持循环稳定都是很不利的。积极恢复有效循环血容量是十分重要的任务。低血容量心搏骤停时,患者常表现为循环休克、无脉性电活动,此时用快速补液。以晶体液为主,适当输入胶体液,除非有明显的失血或低血糖,否则一般不主张输血,避免使用含糖溶液。

3. 心脏起搏　心脏起搏器是电子装置,能节律性地发放一定频率的脉冲电流,通过导线和电极的传导,刺激心肌,使其发生节律性收缩。一般严重心动过缓的患者发生宽大逸搏可突发室速甚至室颤,当常规抗心律失常药不能抑制这些逸搏时,通过起搏增加固有心率可消除这些逸搏。但心跳完全停止时(包括心室静止和电机械分离),起搏通常无效。体外心脏起搏操作快速、方便,是心脏复苏时的首选。

起搏过程中要严密观察血压、脉压,停止使用起搏时,频率要在数分钟内逐渐减慢,但不改变电压。对起搏的反应可能由于电极位置或患者体态而有所差异,如桶状胸气道内气体过多的患者会因导电性差而难以起搏,体外起搏因电刺激作用可引起肌肉抽动、疼痛,因此,对清醒或转为清醒的患者应用麻醉剂、镇痛剂或安定以减轻不适。

4. 主动脉内球囊反搏(IABP)　主动脉内球囊反搏是机械性辅助循环方法之一,是一种通过物理作用来提高主动脉内舒张压、增加冠状动脉供血和改善心脏功能的方法。心脏舒张期球囊充气,主动脉舒张压升高,冠状动脉压升高,使心肌供血供氧增加;心脏收缩前,气囊排气、主动脉压力下降、心脏后负荷下降、心脏射血阻力减小、心肌耗氧量下降。冠心病是目前常见多发的心血管疾病,主要病理改变为冠状动脉不同程度狭窄、心肌缺血、心肌氧供与氧需二者失去平衡,IABP能有效地增加心肌血供和减少耗氧量,使冠心病患者受益最大。

IABP对血流动力学的效应如下：

(1) 降低左室后负荷、减轻心脏做功　左室收缩压和射血阻力降低10%~20%；左心室舒张末容量下降20%；心排量增加0.5 L/min。

(2) 提高舒张压，增加冠状动脉灌注　用于重症冠状动脉搭桥病人、急性心梗病人、晚期风心病病人及EF<30%的心衰病人。

(3) 全身重要器官血灌注增加　肾血流增加19.8%、肝35%、脾47%，循环稳定，微循环改善，尿量增加。

(4) 降低右房压及肺动脉压　右房压降低11%，肺动脉压降低12%，肺血管阻力降低19%，对右心功能也有一定的帮助和改善。

5. 循环功能监测　心肺复苏时，应连接心电监护仪，对患者持续进行心电监护，及时发现心律失常，并采取有效的急救措施。监测过程中发现有异常，应与患者的临床实际联系起来综合判断。密切关注患者的脉搏情况，一旦消失，应立即行胸外心脏按压。

三、延续生命支持

延续生命支持又称持续生命支持，是指患者恢复自主心跳后继续加强对重要的生命器官功能的维持和对脑的保护的过程。心肺复苏的最终目的不仅是使心搏与呼吸恢复，还在于脑的复苏，使患者恢复智能和有质量的生活，故脑功能的恢复是复苏成败的关键。因此PLS的重点是脑保护、脑复苏及复苏后疾病的防治。严密监测心、肺、肝、肾、凝血及消化器官的功能，对症治疗。具体包括维持呼吸功能、循环稳定及脑复苏、纠正酸中毒及防治肾功能衰竭。

(一) 维持良好的呼吸功能

心肺复苏后，患者可有不同程度的呼吸系统功能障碍。如患者有效自主呼吸未恢复、有通气或氧合功能障碍，应进行机械通气。如发生低氧血症，可直接影响对心脑的供氧。维持良好的通气功能有利于降低颅内压，减缓脑水肿的发展。自主呼吸出现的早晚，提示脑功能的损伤程度，若长时间不恢复，应设法查出危及生命的潜在因素，给予相应的治疗，如解除脑水肿、改善脑缺氧等。

进行详细的临床检查是非常必要的。注意防治心肺复苏后已经存在或潜在的并发症。根据患者动脉血气结果、呼吸情况来调节机械通气辅助的模式及通气参数。临床上无论是心搏骤停，还是脑外伤后昏迷病人都需要机械通气治疗以达到正常的血碳酸盐浓度。应注意避免使用常规的高通气治疗方法，以免加重脑损伤。

(二) 维持循环功能稳定

稳定的循环功能是一切复苏措施之所以有效的先决条件。心搏恢复后，血流动力学常处于不稳定状态，应常规监测动脉血压(ABP)、中心静脉压(CVP)、尿量、心电图等以指导临床治疗。应避免发生低血压，即使轻度低血压也可影响脑功能的恢复。

左心功能不全时还应放置漂浮导管，以监测肺动脉压、肺毛细血管嵌顿压、心排血量等。可根据血压、中心静脉压、尿量三者结合起来分析以指导临床治疗(表5-1)。使用有关心血管活性药物维持心血管功能、改善组织灌注；选用相应的抗心律失常药防治心律失常。

表 5-1　血压、中心静脉压、尿量与治疗的关系

CVP	ABP	尿量	原因	处理
低	低	少	血容量严重不足	快速扩容
低	正常	好转	血容量相对不足	适当扩容
高	低	少	心功能不全或血容量相对不足	强心、适当扩容
高	正常	正常或高	心功能尚好,输液过多,容量血管过度收缩	限液、利尿、扩血管
正常	低	少	心功能不全或血容量相对不足	补液试验后用药

(三)维持内环境稳定

心搏骤停的病人恢复自主循环之后,代谢性酸中毒在所难免。若酸中毒的程度较轻(pH值>7.30),一般不需要给予碱性药物,随着通气和循环的恢复,酸中毒症状会自然改善。若要使用碳酸氢钠纠正代谢性酸中毒,应在血气分析的指导下用药,并遵循"宁酸勿碱"的原则。

血糖过高或过低均对心搏骤停复苏后的患者不利。许多研究证实心搏骤停复苏后的高血糖与神经预后不良有关,即使血糖仅较正常水平轻度增高,亦可明显加重脑缺血再灌注损伤。反之,低血糖本身可导致不可逆性脑损伤,而昏迷状态下低血糖的症状极易被忽视。因此,应密切监测血糖,严格控制血糖在 7～10 mmol/L。

(四)脑复苏

1. 脑缺血、缺氧的生理病理　人脑是个"高耗低储"的器官。其重量虽占体重的2%,脑血流量却占心排量的15%～20%,需氧量占全身的20%～25%,葡萄糖消耗占65%,可见脑组织的代谢率高,氧耗量大,但能量储备很有限。心搏骤停时因缺血、缺氧,最易受损的是中枢神经系统。复苏的成败与中枢神经系统功能是否恢复有关,因此,神经功能的恢复被公认为是心肺复苏的终极目标,脑的病理生理改变因而备受关注。当脑完全缺血 10～15 s,脑的氧量储备即完全消耗,患者意识丧失,20 s 后自发和诱发脑电活动停止,细胞膜离子泵功能开始衰竭;1 min 后脑干的活动消失,呼吸几乎停止,瞳孔散大;4～5 min 内脑的葡萄糖及糖原储备和三磷酸腺苷即被耗竭。大脑缺血 5～7 min 以上,发现有多发性、局灶性脑组织缺血的形态学改变。但自主循环功能恢复、脑组织再灌注后,脑缺血性改变仍继续发展。当脑细胞发生不可逆损害后再灌注,就会相继发生脑出血、脑水肿及持续低灌流状态,使脑组织继续缺血缺氧,导致细胞变性坏死,称为脑再灌注损害。因此脑复苏的主要任务是防治脑水肿和颅内压增高,以减轻或避免脑组织灌注损伤,保护脑细胞功能。

2. 缺氧对脑组织造成的损害　脑血管自动调节功能丧失,脑血流量减少;微血管管腔狭窄,微循环灌注受限;脑细胞代谢紊乱、脑水肿;二氧化碳蓄积,渗透压升高,加重脑水肿。有些学者将复苏后的脑损伤称之为"复苏后综合征",分三期。①充血期:自主循环恢复(ROSC)后,缺血脑组织得到再灌注,脑血流量恢复的最初几分钟为反应性充血期,此时脑血流量较正常为高,目前尚不清楚此期是否确切灌注了微循环。

②低灌注期(无再灌注期):在最初数分钟的反应性充血期后,而进入迟发性低灌注期,此期可持续2~12 h,是脑缺血损伤最重要的阶段,此时脑血流虽然得到一定程度的恢复,但海马、大脑皮质等局部仍处于低灌注状态,甚至出现无复流现象。低灌注状态使得相应供血部位的脑组织能量供应明显下降。产生低灌注的原因,可能与内皮细胞增加内皮素的释放而引起的血管痉挛、中性粒细胞聚集、微血栓形成等导致的微血管阻塞有关。再灌注期脑代谢障碍也可能与线粒体和细胞呼吸链损伤有关。③后期:低灌注期后,经过救治,脑组织可能部分恢复功能并逐渐完全恢复,或者持续低灌注,导致长时间或永久性昏迷,甚至脑死亡。

3. 脑复苏适应证

(1)决定脑复苏适应证的因素 有两个方面:初级复苏是否有效和复苏过程中的神经系统体征。心脏停搏距心肺复苏开始时间常难以准确估计,神经系统体征对于此段时间的推断更具有意义。

(2)适应证和开始复苏的时间 估计心肺复苏不够及时,且已呈现明显的脑缺氧体征时应立即复苏。

(3)避免盲目脑复苏 对心脏停搏时间很短(<4 min)的患者盲目进行脑复苏很可能使本来能自然恢复的病情复杂化,甚至丧失复苏机会。

4. 脑复苏的原则 尽快恢复脑血流,缩短无灌注和低灌注时间;维持合适的脑代谢;中断细胞损伤的级联反应,减少神经细胞丧失。

5. 脑复苏的措施

(1)维持血压 循环停止后,脑血流自主调节功能丧失,而依赖于脑灌注压,故应维持血压于正常或稍高于正常水平,以恢复脑循环和改善周围组织灌注。因此应积极处理低血压,必要时予以补充血容量和血管活性药物治疗,在一定的高血压状态下可提高CBF,可能对脑复苏治疗有利。同时防止血压过高促进脑损伤而加重脑水肿。

(2)呼吸管理 大脑缺氧是脑水肿的重要根源,又是阻碍呼吸恢复的重要因素。因此在心搏骤停开始应尽早给予加压给氧,以纠正低氧血症。一般采用气管插管或气管切开,连接呼吸机。采取机械通气的目的不仅在于保持患者氧合良好,还在于通过轻度的过度通气使二氧化碳分压维持在25~35 mmHg,避免造成呼吸性碱中毒,从而使脑小动脉平滑肌收缩,引起脑血管收缩,脑血容量缩减,有利于颅内压下降以减轻脑水肿的发展,且无"反跳"现象。

(3)体位 脑复苏时应采取头部抬高15°~30°的体位,以利于静脉回流,增加脑血供,减轻脑水肿。

(4)低温治疗 体温过高必然增加脑代谢率,增加氧耗,加重脑水肿。低温是脑复苏综合治疗的主要组成部分,低温可降低脑代谢,减少氧耗,减轻脑细胞的损害,是脑复苏的重要措施之一。

低温治疗的适应证:循环停止时间较久或患者呈现体温升高或痉挛性麻痹者,应予降温,从而维持供氧平衡,起到脑保护作用。体温每下降1 ℃,可使代谢下降5%~6%。

低温治疗开始时间:循环停止后的最初5 min是产生脑细胞损害和脑水肿的关键性时刻,也是降温的关键时刻。降温时间越早越好,心脏按压的同时即可在头部用冰帽降温以减少对脑的损害。

降温幅度:将体温降至亚冬眠(35 ℃)或冬眠(32 ℃);降至28 ℃以下,脑电活动呈保护性抑制状态,易诱发室颤,故宜采用头部重点降温法。脑部温度每降低1 ℃,脑代谢可降低6.7%,颅内压降低5.5%~6.5%。

降温持续时间:一般需2~3 d,严重者要1周以上,降温持续到中枢神经系统皮质功能开始恢复,即以听觉恢复为指标。然后逐步停止降温,让温度自动缓慢上升,绝不能恢复过快,防止复温后脑水肿反复和脑耗氧量增加而加重损害。一般每24 h将体温提升1~2 ℃。镇静药物的使用应持续至体温恢复正常后1~2 d再行停药。低温治疗过程中病房温度应保持在18~22 ℃,复温时保持在22~26 ℃。

低温治疗的基本要求:降温时间要"早"、速度要"快"、低温程度要"够"、持续时间要"长"。一般要求在3~6 h,将体温降至32~35 ℃。如超过6 h开始降温或体温超过35 ℃,通常无效。

降温方法:①物理降温,颈部两侧、前额、腋下两侧、腹股沟两侧放置冰袋降温,头部放置冰帽降温。药物降温:应用冬眠药物进行降温。②药物降温,必须要和物理降温同时使用才能达到降温效果。

(5)控制抽搐　严重抽搐可由脑水肿引起,反过来又可以加重脑水肿和能量消耗,因此应交替使用镇静药或解痉药,必要时可用肌松剂控制抽搐。常用药物有安定、异戊巴比妥、苯巴比妥等。

(6)脑复苏药物的应用

1)冬眠药物:消除低温引起的寒战,解除低温时的血管痉挛,改善循环灌注血流,辅助物理降温。常用冬眠Ⅰ号(氯丙嗪50 mg、异丙嗪50 mg、哌替啶100 mg),或静脉注射或分次肌内注射或静脉滴注。

2)脱水剂:在降温和血压平稳的基础上,尽早应用脱水剂。常用呋塞米静脉注射或20%甘露醇快速滴注。

3)肾上腺素皮质激素:保持毛细血管和血脑屏障的完整性,减轻脑水肿和降低颅内压,改善微循环,稳定溶酶体膜,防止细胞自溶和死亡的作用。

4)促进脑代谢药物:给予极化液(ATP、CoA、Vc、葡萄糖)等。

5)巴比妥酸盐:镇静、安眠、止痉,对不完全性脑缺血、缺氧的脑组织有良好的保护作用。

6)短时间高血压灌注疗法:为改善脑再灌注后多灶性无再流现象,有研究主张短时间内使用缩血管药物使血压达到140~200 mmHg或MAP>130 mmHg,以冲走脑循环中的微血栓,重新疏通阻塞或停滞的脑毛细血管,并能增加脑脊液,将毒素从脑循环中冲洗出来。切忌反复、长时间、大幅度升高血压,否则可因血管源性脑水肿而加重脑损害。

7)高压氧:高压氧(hyperbaric oxygen,HBO)一方面提高了血液和组织的氧张力,增加了脑组织中氧的弥散距离,对脑水肿时脑细胞的供氧十分有利,另一方面由于高浓度氧对血管的直接刺激,引起血管收缩,血流量减少,从而使颅内压降低,改善脑循环,对受损脑组织的局部供血有利。可以提高血氧含量,增加脑和脑脊液的含氧量,提高血氧弥散,使脑血管收缩,降低颅内压,改善脑缺氧和患者意识的恢复效果显著。

6. 转归

(1)脑缺血后的恢复进程　顺序是:心搏恢复→自主呼吸恢复(延髓)→瞳孔对光反射恢复(中脑)→咳嗽、吞咽、角膜和痛觉反射的恢复→四肢屈伸活动和听觉恢复

(皮质功能)→呼唤反应出现→共济功能和视觉恢复。

(2)转归结果 ①完全恢复。②恢复意识,遗有智力障碍、精神异常或肢体活动障碍。③去大脑皮质综合征:即患者无意识活动,但保留呼吸和脑干功能。多数患者停留在"植物性状态"。脑死亡,包括脑干在内的全部脑组织的不可逆损害。④脑死亡:是指整个脑功能包括脑干功能不可逆地停止。脑死亡的诊断:持续深昏迷,对外部刺激全无反应;无自主呼吸;无自主运动,肌肉无张力;脑干功能和脑干反射大部或全部丧失,体温调节紊乱;脑电图呈等电位;排除抑制脑功能的可能因素,如低温、严重代谢和内分泌紊乱、肌松药和其他药物的作用。一般需观察24~48 h方能做出结论。

(五)纠正酸中毒

酸中毒是脑复苏失败的重要因素之一,也是复苏后的患者必须监测的生化指标。循环呼吸停止后,由于缺氧,组织细胞转为无氧代谢,三羧酸循环不能进行,大量乳酸、丙酮酸形成,无机磷蓄积,钾离子外移,钠离子和氯离子自细胞内弥散,形成代谢性酸中毒。同时,因呼吸停止,CO_2不能排出,$PaCO_2$升高,形成呼吸性酸中毒,称为混合型酸中毒,此时血液pH值下降,酸中毒破坏血脑屏障,加重脑循环障碍,诱发和加重脑水肿。呼吸性酸中毒主要通过呼吸支持,建立有效的人工呼吸来纠正。

代谢性酸中毒的纠正方法包括呼吸支持和碱性药物的应用。迅速建立和健全通气和换气功能,以纠正脑、心、肺等重要脏器的酸中毒,不宜应用大量的碱性药物;适当应用利尿剂和补充血容量,保护肾排酸保碱的功能,充分发挥肾的代偿功能。监测中应密切观察,如出现呼吸急促、烦躁不安、皮肤潮红、多汗和二氧化碳潴留而致的酸中毒的症状,应及时采取相应的措施予以纠正。

(六)防治肾功能衰竭

尿的改变可以反映心排血量及肾功能的状况,故复苏后要留置导尿管,定时检查血、尿常规、血尿素氮和肌酐变化、尿电解质变化。使用血管收缩药物时,要监测每小时尿量,如果血尿和少尿同时存在,且尿比重大于1.010,或尿素氮和肌酐水平升高,应警惕肾衰竭。更重要的是心跳恢复后,必须及时稳定循环、呼吸功能,纠正缺氧和酸中毒,从而预防肾功能衰竭。

第三节 复苏后的监测与护理

心肺复苏后,患者的病情尚未稳定,需继续监测处理和护理,便于及时发现病情变化,并给予妥当处理。否则,仍有心搏、呼吸再停止的危险。

(一)呼吸系统的监护

1. 保持呼吸道通畅 心肺复苏后应对呼吸系统进行详细检查。对于自主呼吸未恢复、有通气或氧合功能障碍者,应进行机械通气治疗,并根据血气分析结果调节呼吸机参数。加强呼吸道管理,注意呼吸道的湿化,及时清除呼吸道分泌物。

2. 肺部并发症的监护 因心搏骤停后呼吸停止、肺循环中断、咳嗽反射停止、机体抵抗力低下,肺部感染是复苏后期患者较常见的并发症。因此、必须严密观察并尽早治疗,应用抗生素,制订详细的护理计划,促进呼吸道分泌物排出。

3. 气管切开的护理　观察气管切开套管有无移位,切开部位是否感染,管腔是否通畅,有无气管黏膜溃疡、皮下气肿、通气过度或通气不足等现象。

(二)循环系统的监护

心搏恢复后,往往伴有血压不稳定或低血压,常见原因:有效循环血容量不足;心肌收缩无力和心律失常;酸碱失衡和电解质紊乱;心肺复苏过程中的并发症未能纠正。为此,应严密监测心电图、血压、中心静脉压,补充血容量,提高血压、纠正心律失常。

1. 心电监护　复苏后患者的心脏功能尚未完全稳定,应予以心电监护。密切观察心率、血压及心电图的变化。如频发室早、多源性室早等,出现以上情况可很快发展为室性心动过速或室颤,应立即报告医生并做好除颤前准备,备好除颤器及抢救药品、物品。

2. 末梢循环的观察　复苏后应观察患者皮肤色泽、温度、湿度。如肢体湿冷,指甲苍白发绀,末梢血管充盈不佳,即使血压仍正常,也应认为循环功能不足;如肢体温暖,指甲色泽红润、肢体静脉充盈良好,则提示循环功能良好。

3. 中心静脉压的监测　中心静脉压代表了右心房和(或)胸腔上、下腔静脉的压力,其变化可反映全身血容量与右心功能之间的关系,其正常值为 5~12 cmH$_2$O。测定中心静脉压并准确反应循环灌注及心脏功能对于输液和药物的应用具有重要的指导价值。

4. 进行相关有创操作的护理　如中心静脉压或肺动脉楔压插管的护理,注意穿刺部位护理,预防感染,观察各种导管管腔通畅情况等。密切观察各项压力指标值变化,为临床用药提供指导。

(三)目标体温的管理

目标体温是为实现某种治疗目的,期望机体达到的最佳体温值。目标体温管理最常用的方法是亚低温疗法,通过降低脑组织代谢和耗氧量,减轻血脑屏障损伤,减少氧自由基和兴奋性神经递质的产生及释放,是脑保护的重要方法之一。

1. 降温方法　应在 5 min 内(最晚不超过半个小时)给予患者头部降温,具体方法包括体表降温和侵入性降温。

2. 复温方法　复温不能过快,复温时间以每 4 h 体温升高 1 ℃ 的速度为宜,整个复温过程应持续 12 h,恢复至 37~38 ℃。

3. 脑温测定　分直接脑温测定和间接脑温测定。后者无创、简单,为临床所采用,主要包括颞肌温度、密封鼓膜温度与肛温测定,肛温略低于脑温,平均差值仅 0.33,可作为护理观察的一个指标。

(四)肾功能的监护

心搏骤停时的缺氧和复苏时的低灌注、循环血量不足、肾血管痉挛及代谢性酸中毒等,均将加重肾负担及肾损害。其主要表现为氮质血症、高钾血症和代谢性酸中毒,并常伴少尿或无尿。因此在 CPCR 中,应始终注意保护肾功能。使用血管收缩药物时应每小时测定尿液一次,每 8 h 计算出入量一次,每 24 h 总结一次。观察尿液的颜色及比重,如血尿和尿少同时存在,且尿比重大于 1.010 或尿素氮、肌酐升高应警惕肾功能衰竭。

1. 肾功能不全的预防　①维持有效循环灌注,防止肾缺血,应用强心剂及升压药物维持心排血量和血压,使用血管活性药物时务必谨慎,尽量避免使用使肾血管收缩的药物;②纠正酸中毒;③适当应用脱水剂和利尿剂,早期应用有利于保护肾功能,并有利于脑复苏;④预防控制感染。

2. 肾功能不全的治疗

(1) 少尿期　处理原则为控制液体和电解质紊乱,使肾功能逐渐恢复。液体入量一般每日控制在 500 mL。同时,控制高血钾和酸中毒。

(2) 多尿期　少尿期经 7～14 d 后肾功能逐渐恢复,形成多尿期,水和电解质大量排出,应根据尿量补充液体和电解质。

一旦出现肾衰竭,应注意限制水的摄入;及时纠正酸中毒;及时处理高钾血症;最根本的治疗还在于血液透析或腹膜透析,及时透析,常可使患者脱离危险。

(五) 脑功能的监护

脑缺氧在复苏后仍然存在,是造成复苏失败的关键原因之一。因此,复苏后应密切观察患者的意识、瞳孔及肢体活动等情况的变化。同时还应该注意以下两个方面。

1. 继续维持低温治疗　降温时以头部为主,维持肛温在 33～35 ℃,避免过高或过低,更不宜大幅度波动。否则,可导致室颤等并发症的发生。

2. 严密监测生命体征及有无颅内压增高征象　保证脱水疗法的药物准确、按时、无误执行,并严格监测血容量及电解质的变化。

(六) 酸碱平衡的监护

心跳呼吸骤停后由于组织严重缺氧,复苏后各组织缺氧状态并不能在很短时间内得以完全纠正,导致代谢性酸中毒;同时,二氧化碳在体内大量蓄积引起的高碳酸血症,形成呼吸性酸中毒。这些都将进一步加重颅内循环障碍,并加重对心肌的损害从而严重影响心肺功能的稳定。

1. 密切观察病情变化　注意有无气促、烦躁不安、多汗、呼气有烂苹果味及有无二氧化碳潴留现象。定时并根据病情随时进行血气分析,监测电解质变化。

2. 对于呈现代谢性酸中毒的患者　给予呼吸支持和碱性药物治疗予以迅速纠正。通过增加换气功能,加速二氧化碳排出。碱性药物用 5% 碳酸氢钠,并遵循碱性药物的使用原则执行。同时还可以通过扩容、增加尿量等措施保护肾功能,从而充分发挥肾的代谢功能。

3. 对于呼吸性酸中毒的患者　主要通过建立有效的机械通气予以纠正。通过过度通气,加速二氧化碳的排除,降低二氧化碳分压,即可纠正呼吸性酸中毒。

(七) 密切观察患者的症状和体征

出现呼吸困难、鼻翼扇动、呼吸频率明显加快或呼吸形式明显不正常时,注意防治呼吸衰竭。患者有出汗或大汗淋漓、烦躁不安、四肢厥冷等休克症状时,立即采取相应措施。观察患者意识,发现定向障碍、表情淡漠、嗜睡、发绀,提示脑缺血、缺氧加重,立即采取紧急措施。如瞳孔缩小、对光反射恢复、角膜、吞咽、咳嗽反射也逐渐恢复,说明脑功能在恢复。

(八) 并发症的监护

心跳呼吸骤停后,机体的防御功能同时也受到损害。在急救操作过程中,可能有一些无菌操作不够严格,加上一些侵入性医疗措施及激素的应用等,增加了感染的机会。因此感染是复苏后最常见的并发症,应及时采取有效的措施给予预防和治疗。

1. 在进行各项操作时,应严格执行无菌操作。对于因治疗需留置的管道,应严格掌握拔管指征,及时拔管,减少发生感染的概率。

2. 加强消毒隔离,注意患者及室内卫生,保持室内空气清新。

3. 对于长期卧床的患者,应加强呼吸道管理,防止肺部感染;加强皮肤管理,防止压疮的发生和继发感染。

4. 对于应用低温疗法的患者,应用冰袋时应注意包裹好和及时更换,并随时按观察肢体的血液循环,避免局部皮肤冻伤。

心搏骤停导致的死亡率可达95%~99%,原因在于抢救时间的延迟。对于心搏骤停,医学界目前唯一有效的解决办法就是在尽可能短的时间内进行心肺脑复苏。心肺脑复苏是针对心搏骤停而采取的一系列抢救措施,促进患者呼吸循环功能恢复,最终达到脑功能的复苏。判断心搏骤停,最主要的诊断依据为神志突然消失,伴大动脉搏动消失。心肺复苏成功的关键在于及时发现病情,及时准确地应用抢救技术及合理的临床用药。心肺脑复苏分为基础生命支持、进一步生命支持和延续生命支持3个阶段。复苏进行中,注意观察复苏有效的标志。复苏用药和电除颤是进一步生命支持的重要技术,有利于改善循环和呼吸功能。脑复苏是复苏成功与否的关键,脑复苏的主要任务是防治脑水肿或颅内压升高,以减轻或避免脑组织损伤,保护脑细胞功能。心肺脑复苏的各个环节环环相扣,任何一环的削弱或缺失都会带来生存机会的丧失。心肺复苏成功后,应继续严密监测患者的呼吸循环情况及心脑肾的功能变化,防止感染,及时发现病情并采取有效的措施予以处理。加强复苏后的监测与护理,尽量减少复苏后常见的并发症,可以极大地挽救患者的生命。做到医护默契配合、操作正确熟练,可以在很短时间内进行CPCR,提高CPCR的成功率,降低死亡率。

问题分析与能力提升

病例1:一患者自高处坠地后出现心搏呼吸骤停,施救人员到达后立即用抬头举颏法打开气道,对患者进行人工呼吸和胸外心脏按压等抢救。

思考:①选择打开气道的方法是否正确?②正确的处理方法应该是怎样的?

病例2:患者男性,65岁,平素身体健康,嗜好抽烟。于2009年正月初五晨起自觉疲乏无力、心烦、口渴,未加重视。午饭后更觉不适,左胸前区憋闷,左上腹剧烈疼痛,左肩部疼痛。家人急送医院就诊,约15 min后送至医院急诊科。接诊时发现患者呼吸、心跳停止,具体时间不详。立即给予胸外心脏按压、气管插管、气囊辅助呼吸、电除颤及药物复苏等处理,约5 min后患者自主窦性心律出现,15 min后自主呼吸出现,约6次/min,约30 min后呼吸恢复至12次/min以上,心率、血压正常,但仍呈深昏迷状态,四肢神经反射及瞳孔对光反射均消失。

思考:①引起该患者昏迷与心搏呼吸骤停的可能原因是什么?②开始心肺复苏的时间与复苏的成功率有什么关系?③在抢救该患者过程中忽略了哪些抢救环节?

 课后练习

1. 心搏骤停的病理生理机制最常见的是 ( )

  A. 心室颤动   B. 室性心动过速

C. 心电-机械分离 D. 心室停搏
E. 房室传导阻滞

2. 心搏骤停时最可靠而出现较早的临床征象是 ( )
   A. 血压测不出 B. 心音消失
   C. 意识丧失,伴大动脉搏动消失 D. 面色苍白
   E. 瞳孔对光反射消失

3. 心肺复苏成功与否的关键是 ( )
   A. 有无气管插管 B. 是否在医院
   C. 时间的早晚 D. 是否除颤
   E. 是否胸外按压

4. 关于心搏骤停的诊断,下列哪项是最正确的 ( )
   A. 病人桡动脉搏动摸不到 B. 无自主呼吸
   C. 病人心音听不到,称为心搏停止 D. 颈总动脉搏动消失
   E. 神志消失

5. 常温下心脏停搏导致脑细胞不可逆损伤的脑细胞耐受缺血缺氧时间是 ( )
   A. 8~10 min B. 4~6 min
   C. 10~20 min D. 4~5 s
   E. 1 min

6. 男,49岁,因胸痛1年来急诊,急性病容,大汗,在量血压时突然全身抽搐,意识丧失。查体:大动脉波动消失,血压测不出,下列处理正确的是 ( )
   A. 先查心电图,明确有无心脏停搏或室颤
   B. 先给予气管插管,人工呼吸,再进行胸外心脏按压
   C. 考虑急性心肌梗死,立即做再灌注治疗
   D. 立即将患者平放在硬板床或地面上并开始胸外心脏按压,同时尽快准备除颤及心电监护
   E. 补充血容量

7. 心搏骤停最迅速、最重要的抢救措施是 ( )
   A. 口对口人工呼吸 B. 拖起下颌
   C. 心前区除颤 D. 胸外心脏按压
   E. 气管插管

8. 心肺复苏指南中胸外心脏按压的部位为 ( )
   A. 双乳头之间胸骨正中部 B. 心间部
   C. 胸骨中段 D. 胸骨左缘第5肋间
   E. 胸骨下段

9. 张某,6岁,在公园玩耍时不慎溺水窒息,急救的首要步骤是 ( )
   A. 加压给氧 B. 挤压简易呼吸器
   C. 清理呼吸道异物 D. 肌内注射呼吸兴奋剂
   E. 给予按压

10. 医务人员心肺复苏时,评估循环的时间是 ( )
    A. 至少5 s B. 至少3 s
    C. 至少10 s D. 10 s
    E. 30 min

11. 2015心肺复苏指南中胸外心脏按压的频率为 ( )
    A. 至少80~100次 B. 至少100次/min
    C. 至少10次/min D. 100~120次/min

E. 至少120次/min

12. 在心肺复苏过程中,应尽量减少中断胸外心脏按压,中断按压时间 （ ）
   A. 不超过10 s   B. 不超过5 s
   C. 不超过20 s   D. 不超过30 s
   E. 不超过1 min

13. 颈部有外伤者必须采用哪种方法打开气道 （ ）
   A. 双手托颌法   B. 抬头举颏法
   C. 仰头抬颈法   D. 以上都不是
   E. 以上都是

14. 对成人进行口对口人工呼吸时,吹气的频率为 （ ）
   A. 10~12次/min   B. 20~24次/min
   C. 5~6次/min   D. 16~20次/min
   E. 8~10次/min

15. 现场对成人进行口对口人工呼吸前,应将伤病员的气道打开 （ ）
   A. 60°角   B. 90°角
   C. 120°角   D. 75°角
   E. 45°角

16. 病人心肺复苏后,脑复苏的主要措施是 （ ）
   A. 维持有效的循环   B. 保持呼吸道通畅
   C. 降温和脱水疗法   D. 加强基础护理
   E. 高压氧疗

17. 抗心律失常的首选药是 （ ）
   A. 肾上腺素   B. 阿托品
   C. 利多卡因   D. 尼可刹米
   E. 胺碘酮

18. 低温在脑复苏中的应用以下哪项是错的 （ ）
   A. CPCR时,头部应是重点降温
   B. 体温每降低1℃可使代谢率下降5%~6%
   C. 在降温过程中应防止寒战抽搐
   D. 复温应使体温缓慢回升
   E. 凡是心脏停搏者都必须降温

19. 有关CPCR以下哪项是错的 （ ）
   A. 脑复苏的成功与否取决于早期有效的心肺复苏
   B. 脑缺血缺氧性损害主要是在脑再灌注后
   C. 脑再灌注后损伤的主要病理生理改变是脑水肿和颅内压升高
   D. 只要采取了脑复苏措施,病人就一定会苏醒
   E. 脱水、低温和肾上腺皮质激素是防治心搏骤停后急性脑水肿的主要措施

20. 脑复苏采用头部降温的目的是 （ ）
   A. 提高心血管运动中枢的兴奋性   B. 降低颅内压、减轻脑水肿
   C. 提高呼吸中枢的兴奋性   D. 减少脑耗氧量
   E. 减轻头痛、头晕症状

(济源职业技术学院　马　琳)

第六章 急性中毒的救护

> **学习目标**
> 1. 了解常见急性中毒如一氧化碳中毒、有机磷中毒、酒精中毒、药物中毒、食物中毒的病因及发病机制。
> 2. 熟悉各类急性中毒的病情评估与判断。
> 3. 掌握各类急性中毒的救治与护理。

第一节 急性中毒救护概述

某种物质进入或接触人体后,在效应部位积累到一定量,产生全身性损害,导致机体发生器质性损害和功能障碍,引起一系列症状和体征,称为中毒。凡接触或进入机体后能引起中毒的外来物质称为毒物。中毒分为急性中毒和慢性中毒两大类。短时间内大量毒物或剧毒物质进入体内,迅速引起中毒症状甚至危及生命,称为急性中毒。如果毒物剂量小或者毒性不大,在体内蓄积到一定量时出现中毒症状,称为慢性中毒。本章重点介绍急性中毒的救治与护理。

一、毒物的体内过程

(一)毒物进入人体的途径

毒物主要经呼吸道、消化道及皮肤黏膜3条途径进入人体,也可通过咬伤、肌内注射、静脉滴注等途径进入人体。很多毒物经消化道进入人体内,如有机磷、乙醇、镇静安眠药等。烟雾态、气态和气溶胶物质大多经呼吸道进入人体,如一氧化碳等,还有毒物也可经完整的皮肤、黏膜侵入。

(二)毒物的代谢

毒物进入血液循环后,主要在肝内进行氧化、还原、水解或合成代谢。大多数毒物代谢后毒性降低,但也有少数毒物毒性反而增加,如对硫磷等。

(三)毒物的排泄

毒物从机体内排出,称为排泄。毒物的主要排泄途径为肾脏,其次可以通过呼吸道及汗腺、唾液腺、乳腺排泄,另外还可经胆道及小肠、大肠的黏膜排泄。

二、中毒的发病机制

1. 直接的化学损伤　毒物可直接产生局部刺激、腐蚀作用。强酸、强碱等腐蚀性化学物质可吸收组织中的水分,并与蛋白质或脂肪结合,造成细胞的变性、坏死。

2. 引起机体组织和器官缺氧　某些毒物可使血红蛋白发生变化,阻碍氧的吸收、转运和利用,使其丧失正常的携氧功能,导致组织缺氧,发生损害。如一氧化碳、硫化氢、氰化物等。

3. 麻醉作用　有些毒物有强嗜脂性,因脑组织和细胞膜含脂量高,当这些毒物蓄积一定量后即可通过血脑屏障,进入脑组织内,从而抑制脑功能,如有机溶剂(苯类)和吸入性麻醉剂。

4. 抑制酶的活性　许多毒物是其本身或代谢产物抑制酶的活力而产生毒性作用。如有机磷农药可抑制胆碱酯酶,氰化物可抑制细胞色素氧化酶等。

5. 干扰细胞膜及细胞器的生理功能　如四氯化碳可使细胞膜中的脂肪酸发生过氧化,由此导致线粒体、内质网变性,从而导致细胞死亡。

6. 竞争相关受体　如阿托品通过竞争性阻断毒蕈碱受体产生毒性作用。

三、中毒的病情评估

(一)询问病史

应重点询问职业史和中毒史。如为生产性中毒应询问职业史、工种、生产过程及接触毒物的机会、种类、数量和途径、防护条件、中毒人数等;对非生产性中毒(误服、自杀、他杀等)要了解患者生活情况、精神状态、长期服用药物的种类及发病时身边有无药瓶、药袋、家中药物有无缺少等,并估计服药时间和剂量。神志清楚者可询问患者本人,神志不清或企图自杀者应向患者的家属、同事、亲友或现场目击者了解情况。如怀疑食物中毒者,应询问进餐情况、进餐时间和同时进餐者有无相同症状,并注意搜集剩余食物、呕吐物或胃内食物送检。对一氧化碳中毒者要了解室内炉火、烟囱、煤气及当时室内其他人员情况。

(二)症状与体征

检查不同化学物质的急性中毒可产生不同的表现。检查时首先检查生命体征,然后按健康评估规范检查,重点检查皮肤黏膜、眼部、呼吸系统、循环系统、消化系统、泌尿系统、血液系统、神经系统等的变化。

1. 神经系统　昏迷见于麻醉药、催眠药;一氧化碳、硫化氢、氰化物中毒;谵妄、精神失常见于阿托品、乙醇、抗组胺药中毒、戒断综合征、一氧化碳中毒性脑病等;惊厥常见于剧毒灭鼠药中毒及窒息性毒物中毒,有机磷杀虫药、除虫菊酯类杀虫药、丙农药中毒、异烟肼中毒;瘫痪见于三氧化二砷、可溶性钡盐、河豚、蛇毒等中毒;肌纤维颤动多见于有机磷杀虫药、氨基甲酸酯杀虫药中毒。

2. 皮肤黏膜　①皮肤及黏膜灼伤见于强酸、强碱、甲酚,硫酸灼伤呈黑色;②发绀:高铁血红蛋白血症发绀常见于亚硝酸盐、苯胺、硝基米苯等中毒;③樱桃红色:见于一氧化碳、氰化物中毒;④颜面潮红见于阿托品、乙醇、苯丙胺等中毒;⑤过度出汗见于有机磷、毒蕈、胰岛素、水杨酸盐等中毒;⑥黄疸见于四氯化碳、毒蕈、鱼胆中毒损害肝所致。

3. **眼部症状** 瞳孔扩大:见于抗胆碱能药物阿托品、莨菪碱类及中药曼陀罗、洋金花等中毒;瞳孔缩小见于有机磷类杀虫药、氨基甲酸酯类杀虫剂中毒。吗啡、海洛因麻醉剂、安眠药、毒蕈等中毒;视神经炎见于甲醇中毒;眼球震颤多见于巴比妥类、苯妥英钠等中毒。

4. **呼吸系统症状** 蒜臭味见于有机磷及黄磷中毒、铊中毒;蛋臭味见于硫化氢中毒,苦杏仁味见于氰化物中毒;硝基苯有鞋油味;呼吸加快是由于水杨酸类、甲醇等中毒致呼吸中枢兴奋;呼吸麻痹多由麻醉药、阿片类、催眠药所致呼吸抑制;肺水肿常见于刺激性气体、有机磷、百草枯、磷化锌等中毒。

5. **循环系统症状** 心律失常见于洋地黄、乌头、三环抗抑郁药、氨茶碱等中毒,严重者心搏骤停。

6. **消化系统症状** 几乎所有毒物均可引起呕吐、腹泻,重者可致出血坏死性肠炎及胃肠穿孔。高锰酸钾中毒呕吐物呈红色或紫色,硫酸或硝酸中毒呕吐物呈黑色或咖啡色。毒蕈、四氯化碳、某些抗癌药等可损害肝引起黄疸、转氨酶升高、腹水等。

7. **泌尿系统症状** 红褐色见于苯丙胺、华法林中毒及慢性铅、汞中毒;绿蓝色尿液见于酚类、亚甲蓝中毒。氨基苷类、一代头孢菌素类及毒蕈、蛇毒、生鱼胆、四氯化碳等中毒可导致肾小管坏死;砷化氢中毒引起血管内溶血,磺胺结晶堵塞肾小管,导致少尿甚至无尿。引起休克的毒物还可导致肾缺血等。

8. **血液系统症状** 溶血性贫血、白细胞减少和再生障碍性贫血、出血、凝血功能障碍是常见症状。

9. **发热** 见于抗胆碱药、二硝基酚、棉酚等中毒。

(三)辅助检查

1. **毒物检测** 有助于确定中毒物质和估计中毒的严重程度。收集患者剩余食物、毒物、药物及含毒物标本如呕吐物、血液、大小便及其他可疑物品送检以供毒物鉴定。

2. **辅助检查** 如胆碱酯酶活性、碳化血红蛋白、血常规、尿常规、血清电解质、血糖、肌酐、尿素氮、肝功能、心肌酶、心电图、X射线检查等。

(四)心理-社会状况

评估患者情绪是否稳定及其对治疗的配合程度。自杀患者了解自杀的原因及相关的社会、家庭矛盾等。了解患者家庭经济状况、家属及社会支持情况。

四、急性中毒的救治原则

(一)立即终止接触毒物

1. **迅速脱离有毒环境** 现场如有毒源继续溢漏,应尽快切断毒源。毒物由呼吸道侵入时,要立即将患者撤离中毒现场,转移到空气新鲜、通风良好的地方;体表污染者应撤离中毒现场、脱去污染衣物(包括手表、戒指、短裤等);食入性中毒者应立即停止摄入。

2. **维持基本生命** 如患者心跳呼吸停止,应立即给予心肺复苏;呼吸微弱者应立即行气管插管,给予呼吸中枢兴奋剂;呼吸道梗阻者应立即清理呼吸道,解除梗阻。迅速用大号套管针开放静脉通道,危重患者开放2条静脉通道,以保证抢救用药。

(二)清除尚未吸收的毒物

1. 吸入性中毒　应立即撤离中毒现场,搬至上风或侧风方向,呼吸新鲜空气,及时清除呼吸道分泌物,防止舌后坠,保持呼吸道通畅。

2. 皮肤染毒　立即用敷料吸(拭)去肉眼可见毒物,然后用大量清水或肥皂水反复冲洗15 min以上。注意清洗体表、毛发、皮肤褶皱处及甲缝,水温切忌过热,以免扩张血管,加速毒物吸收,应以微温为宜。清洗时不宜用力摩擦皮肤。对于接触腐蚀性毒物者,应冲洗15~30 min,也可选用相应的中和剂或解毒剂冲洗。

3. 眼睛染毒　毒物(液)微粒溅入眼内或眼睛接触有毒气体时,用大量清水或等渗盐水反复冲洗15 min以上,不可用中性溶液冲洗,以免发生化学反应造成角膜、结膜损伤,严重者应尽早就医。

4. 食入性中毒

(1)催吐　①适应证:口服毒物且神志清楚者。②禁忌证:误服强酸、强碱及其他腐蚀性毒物中毒;昏迷、惊厥状态;年老体弱、孕妇;原有高血压、冠心病、休克;原有食管胃底静脉曲张、消化性溃疡等情况者。③催吐方法:机械催吐,让患者尽量口服洗胃液、温水(不可用热水)或盐水300~500 mL,然后用压舌板、匙柄或手指等刺激舌根部、咽弓及咽后壁致呕吐,如此反复,直到胃内容物完全呕出,吐出液体变清为止。药物催吐,可用吐根糖浆、阿扑吗啡等进行催吐。首选吐根糖浆15~20 mL口服,30 min内可重复。

(2)洗胃　洗胃越早越好,一般在摄入毒物6 h内洗胃效果最好。但如摄入毒物量大,毒物为固体颗粒、脂溶性不易吸收或抑制肠动药物,或有肠衣的药片或毒物吸收后部分仍由胃排出等情况时,超过6 h仍要进行洗胃。①适应证:经口中毒,胃内毒物尚未完全排空。②禁忌证:服用强酸、强碱及其他腐蚀剂者;近期有上消化道出血、胃穿孔者;有食管静脉曲张者急性中毒伴惊厥未控制者。③洗胃液的选择和注意事项见表6-1。

(3)应用吸附剂　活性炭是强有力的吸附剂,可用活性炭20~30 g加入200 mL温水制成混悬液,可口服或经胃管注入,减少肠道毒物吸收。

(4)导泻　适用于服毒超过4 h,除严重脱水及口服强腐蚀性毒物的患者。洗胃完毕后由胃管内注入25%硫酸钠30~60 mL或50%硫酸镁40~50 mL进行导泻。因镁离子对中枢神经有抑制作用,因此对昏迷患者或对中枢神经有抑制作用的毒物中毒时不宜用硫酸镁进行导泻。脂溶性毒物中毒忌用油类(如橄榄油等)导泻,以免促进毒物吸收。

(5)灌肠　适用于口服中毒超过6 h、导泻无效者及抑制肠蠕动的毒物(如巴比妥类、颠茄类、阿片类)中毒。灌肠方法包括温盐水、清水或1%肥皂水连续多次灌肠,以达到最有效清除肠道毒物的目的。

表6-1 常见毒物中毒洗胃液的选择

毒物名称	洗胃液	注意事项
有机磷农药中毒	1:5 000 高锰酸钾液	敌百虫及强酸中毒禁用
氨基甲酸酯类农药中毒(呋喃丹等)	2%~4%碳酸氢钠液	应避免使用高锰酸钾等氧化剂
拟除虫菊酯类农药中毒(敌杀死等)	2%~4%碳酸氢钠液	忌用油类泻剂
百草枯中毒	2%~5%碳酸氢钠液	
敌鼠或敌鼠钠中毒	1:5 000 高锰酸钾液	硫化磷酸酯类(马拉硫磷、对硫磷、内吸磷等)等禁用
毒蕈中毒	1:5 000 高锰酸钾液	
乌头碱中毒	1:5 000 高锰酸钾液	
镇静催眠药、氰化物等中毒	1:5 000 高锰酸钾液	对硫磷中毒禁用
苯、汞等中毒	2%碳酸氢钠	
硝酸、盐酸、硫酸等中毒	10%氢氧化镁悬液	
氢氧化钠、氢氧化钾等中毒	3%~5%醋酸、食醋	
砷、硝酸银及不明原因毒物中毒	生理盐水	
阿片类、氰化物、高锰酸钾等中毒	0.3%过氧化氢	
腐蚀性毒物中毒	牛奶、蛋清、植物油	
汽油、煤油、甲醇等中毒	液体石蜡	口服液体石蜡后再用清水洗胃

(三)促进已吸收的毒物排出

1. **利尿** 足量补液既可增加尿量,又可稀释血中毒物的浓度。利尿剂可促进中毒毒物或其活性代谢产物由尿中排出。另外,改变尿液的pH值,也可促进毒物由尿液排出。比如碳酸氢钠可以促进尿液碱性化,从而对磺胺类、水杨酸类、苯巴比妥效果好。

2. **吸氧** 一氧化碳中毒时,吸氧可促进碳氧血红蛋白分离,加速一氧化碳排出。高压氧治疗可促进一氧化碳排出,是治疗一氧化碳中毒的特效方法。

3. **血液净化** 将患者的血液引出身体外并通过净化装置,除去其中有毒物质,净化血液,达到治疗的目的。

(四)特效解毒剂的应用

1. **金属或类金属解毒剂** 依地酸钙钠、二巯基丁二酸钠、二巯基丙磺酸钠、谷胱甘肽等。

2. **氰化物中毒的解毒剂** 亚硝酸异戊酯、亚硝酸钠、亚甲蓝(大剂量)、硫代硫酸钠等。

3. **有机磷酸酯类解毒剂** 碘解磷定、阿托品等。

4. **高铁血红蛋白血症的解毒剂** 亚甲蓝(小剂量)、甲苯胺蓝、维生素C等。

5. 中枢神经抑制剂解毒药 纳洛酮为吗啡受体拮抗剂,是阿片类麻醉药的解毒药,对麻醉镇痛药引起的呼吸抑制有特异的拮抗作用。

(五)对症支持治疗

急性中毒重症者可发生急性呼吸衰竭、循环衰竭、肾衰竭、肺水肿、脑水肿等,应及时予以纠正。重症者可适当使用抗生素预防感染,惊厥者应使用抗惊厥药物苯巴比妥钠,脑水肿者应用甘露醇行脱水治疗,心搏呼吸骤停者应立即进行心肺复苏等。加强营养,以提高机体的抵抗力。

第二节 常见急性中毒的救护

一、一氧化碳中毒的救护

一氧化碳(carbon monoxide,CO)俗称煤气,为无色、无臭、无味、无刺激性的气体。气体比重0.967。空气中CO浓度达到12.5%时,有爆炸的危险。人体吸入气体中一氧化碳含量超过0.01%,即可发生急性缺氧,严重者可因心、肺、脑缺氧衰竭而死亡。一氧化碳中毒是含碳物质燃烧不完全时的产物经呼吸道吸入引起中毒。对全身的组织细胞均有毒性作用,尤其对大脑皮质的影响最为严重。

【病因与发病机制】

1. 病因

(1)工业性中毒 在冶炼、炼焦、烧窑等工业生产过程中,由于设备破损、管道泄漏、使用不当或通风不良等,往往会造成CO泄漏或蓄积,从而造成人员中毒。

(2)生活性中毒 居民家庭使用煤炭、家用煤气、石油液化气、木炭等作为燃料,用于烹调、取暖及浴室内使用燃气热水器,当通风不良、烟囱堵塞、漏气、倒风等情况时都可能发生一氧化碳中毒。

2. 发病机制 一氧化碳(CO)经呼吸道进入体内,通过肺泡壁进入血液循环,可迅速与血红蛋白(Hb)结合,形成稳定的碳氧血红蛋白(COHb),因CO与Hb的亲和力比氧与Hb的亲和力约大300倍,故小量的CO即能与氧竞争,充分形成HbCO,而使血液携氧能力降低;而HbCO的解离速度又比氧合血红蛋白(HbO_2)的解离速度慢3 600倍,故HbCO形成后可在血液中持续很长时间,并能阻止HbO_2释放氧,造成机体急性缺氧。高浓度的一氧化碳还能与细胞色素氧化酶中的二价铁相结合,直接抑制细胞内呼吸。

【病情评估与判断】

1. 健康史 一般有明确的CO吸入史。注意了解中毒所处的环境、中毒时间及意识障碍情况。

2. 临床表现 根据血中碳氧血红蛋白的浓度,急性一氧化碳中毒的临床表现可以分为轻、中、重3种类型。

(1)轻度中毒 血液中碳氧血红蛋白占10%~39%。患者表现为不同程度的头痛、眩晕、嗜睡、淡漠、乏力、恶心、呕吐、心悸、四肢无力等,甚至有短暂的晕厥。如果脱离中毒环境,吸入新鲜空气或氧疗,症状一般很快消失。

(2)中度中毒 血液中碳氧血红蛋白占39%~50%。患者除轻度中毒症状外,可出现汗多、心率增快、烦躁、面色潮红、口唇呈樱桃红色、瞳孔对光反射、角膜反射可迟钝、腱反射减弱等,常出现浅昏迷。如果患者救治及时,脱离中毒环境,多数可恢复正常。无明显并发症和后遗症发生。

(3)重度中毒 血液中碳氧血红蛋白浓度大于50%。除上述症状外,患者进入深昏迷状态或植物人状态,各种反射消失,大小便失禁,呼吸深快,脉搏细速,血压下降,严重者可出现呼吸循环衰竭而死亡。常有脑水肿伴有惊厥、呼吸抑制、休克、心肌损害、肺水肿、上消化道出血。患者死亡率高,抢救存活者多有不同程度后遗症。

(4)中毒后迟发性脑病 少数中、重度中毒(老年者居多)患者经抢救复苏后经2~60 d的假愈期,可出现迟发性脑病。会出现下列临床表现:①精神及意识障碍,如定向力损失、反应迟钝、表情淡漠、语言能力减弱、发呆、智力及记忆力减退,或再度昏迷、谵妄、去大脑皮质状态等。②锥体外系障碍,表现为震颤麻痹综合征,以帕金森综合征为多。③锥体系神经损害,表现为偏瘫、病理反射阳性或小便失禁。④大脑皮质局灶性功能障碍,如失语、失明、失写、失算等,或出现继发性癫痫。⑤脑神经及周围神经损害,表现为单瘫。

3. 心理-社会支持状况 评估患者情绪是否稳定及其对治疗的配合程度。了解患者家庭经济状况、家属及社会支持情况。

4. 辅助检查

(1)血液COHb测定 正常人血COHb可达5%~10%,中毒患者在脱离中毒环境后8 h测定值仍偏高,因此血液COHb测定是诊断一氧化碳中毒的特异性指标。

(2)脑电图检查 脑电图可出现异常,部分患者可见弥漫性不规则性慢波、双额低幅慢波及平坦波。与缺氧性脑病进展相平行。

(3)头部CT检查 急性期显示脑水肿,2周后可出现典型的定位损伤影像,可发现大脑皮质下白质,密度降低或苍白球对称性密度降低。

(4)血气分析 血氧分压降低,血氧饱和度可能正常,血二氧化碳分压可有代偿性持续下降。

5. 病情判断 根据较高浓度CO接触史,急性发生的中枢神经系统损害,结合及时的血液COHb测定结果,可做出诊断。CO中毒者若出现持续抽搐、昏迷>8 h;PaO_2<36 mmHg,$PaCO_2$>50 mmHg;昏迷,伴严重的心律失常或心力衰竭,并发肺水肿等情况常提示病情危重。

【救治与护理】

1. 现场救治 一氧化碳气体比空气略轻,急救者低姿或俯伏进入中毒现场,立即打开门窗,断绝一氧化碳气体来源并迅速转移患者至空气清新地方,解开患者衣服松开腰带,保持呼吸道通畅,给予氧疗,注意保暖。呼吸、心搏骤停者立即进行心肺复苏,尽快送至有高压氧设备的医院救治,途中应加强监护。

2. 院内救治

(1)吸氧 清醒患者应用面罩或鼻导管高流量吸氧,可纠正缺氧和促使氧血红蛋白离解。给予高流量吸氧8~10 L/min,不超过24 h。

(2)高压氧治疗 高压氧治疗是急性一氧化碳中毒最有效的治疗方法,可加速

COHb 的分解,能有效纠正缺氧,缩短病程,降低 CO 中毒所致的并发症。对呼吸停止者,应及时采用呼吸机进行呼吸支持。

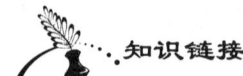

高压氧舱是各种缺氧症的治疗设备,高压氧治疗是指在超过常压的环境下,呼吸纯氧或高浓度氧以治疗缺氧性疾病和相关疾患的方法。高压氧治疗是 20 世纪 60 年代在我国开展的,多数医院使用的是中、小型氧舱。少数医院建立了大型氧舱,由手术舱、治疗舱和过渡舱组成三舱七门式大型氧舱,可同时容纳治疗数十人。中型舱多为一舱二室四门式,可同时容纳数人治疗或进行急救。小型舱亦称单人氧舱,只能容纳 1 人治疗。高压氧舱密闭耐压,通过管道及控制系统把纯氧或净化压缩空气输入,使舱内形成一个高压环境,病人在舱内吸氧治疗,向缺氧机体提供有效、充足的氧,增加组织中的氧储量,还可抑制细菌生长,增强放疗和化疗对恶性肿瘤的疗效。高压氧治疗必须经过加压、稳压吸氧、减压 3 个阶段。

(3)防治脑水肿　急性中毒后 2~4 h 即可出现脑水肿,24~48 h 达高峰,可持续数天。临床常用 20% 甘露醇液 250 mL 快速滴注,1~2 g/kg,6~8 h 一次,常配合使用呋塞米、糖皮质激素,脱水降颅压。对昏迷时间较长(10 h 以上)伴高热者,应给予头部降温为主的冬眠疗法。对频繁抽搐的患者,应控制抽搐,以地西泮为首选药物。

(4)改善微循环　可静脉滴注低分子右旋糖酐 500 mL。

(5)促进脑细胞功能恢复　可选用胞磷胆碱、三磷腺苷(ATP)、辅酶 A、维生素 C、B 族维生素等。

(6)对症及支持治疗除　一般对症治疗外,积极纠正休克,维持水、电解质及酸碱平衡,防治继发感染,高热者给予物理降温,必要时给予人工冬眠疗法。

3. 护理措施

(1)急救配合　做好现场的急救配合工作,如中毒人员较多,应有效分流,保证患者得到及时救治。注意在现场救治时,加强自身的保护。

(2)病情观察　密切监测生命体征,特别是体温和呼吸,注意患者呼吸频率、节律、血氧饱和度的改变和体温的变化。观察神经系统功能如意识、瞳孔及有无木僵、癫痫等表现。注意肢体、皮肤受压部位的损害情况。

(3)一般护理

1)体位:卧床休息,昏迷患者仰卧位头偏向一侧。清醒后仍要休息 2 周。

2)保持呼吸道通畅、给氧:及时清除口鼻腔及气道分泌物或呕吐物。给予高浓度吸氧,采用面罩或鼻导管给氧,氧流量保持 8~10 L/min,给氧时间一般不应超过 24 h。尽早采用高压氧治疗,最好在中毒后 4 h 内进行,轻度中毒治疗 5~7 次,中度中毒 10~20 次,重度中毒 20~30 次。对呼吸停止者,采用呼吸机辅助通气。

3）营养护理：神志清楚可给予高热量、高蛋白、高维生素易消化饮食,昏迷患者可鼻饲或肠外营养支持,满足机体代谢需要。

4）口腔护理：口腔护理2次/d,预防口腔感染。

5）皮肤护理：保持床单位、皮肤清洁干燥,定时翻身,预防压疮。

6）留置尿管护理：昏迷患者做好留置尿管护理,预防泌尿系统感染。

（4）对症护理　伴高热者遵医嘱给予降温疗法；频繁抽搐者遵医嘱控制抽搐,注意增加床档并适当约束四肢以预防意外伤害,压舌板缠纱布置于上下牙之间预防舌被咬伤；积极防治脑水肿,遵医嘱应用20%甘露醇、呋塞米等药物脱水降颅压。

（5）用药护理　遵医嘱应用维持呼吸循环、保护细胞等药物,注意观察药物的疗效及不良反应。

（6）心理护理　急性一氧化碳中毒多是突发的,患者和家属对突如其来的疾病心理变化很大,有恐慌和抑郁感。应增加与患者的交流、沟通,做好心理疏导。对于自杀患者,积极引导其正视生活中遇到的各种困难,使患者对生活充满信心,帮助患者渡过难关。

（7）健康教育　加强预防一氧化碳中毒的宣传和急救常识。居室内火炉要安装烟囱,同时要开窗通风。厂矿使用煤气或产生煤气的车间、厂房要加强通风,配备一氧化碳浓度监测、报警设施,并进行安全防范教育。进入一氧化碳场所需佩戴防毒面具。出院时留有后遗症者应嘱其家属悉心照顾,教会家属对患者进行语言和肢体锻炼的方法。

二、有机磷农药中毒的救护

有机磷农药属于有机磷酸酯类或硫代磷酸酯类化合物,呈油状或结晶状,色泽由淡黄至棕色,稍有挥发性,有大蒜臭味。难溶于水,不易溶于多种有机溶剂,在碱性条件下易分解失效。常用农药包括甲拌磷（3911）、内吸磷（1059）、对硫磷（1605）、敌敌畏、氧化乐果、敌百虫、马拉硫磷（4049）等。其杀虫效力高,对人、畜、家禽均有毒性。在我国毒物中毒疾病中的发病率一直居于首位,严重威胁患者的生命。

【病因与发病机制】

1.病因

（1）生产性中毒　指生产运输或操作过程中的跑、冒、滴、漏而使一线生产工人中毒。

（2）使用性中毒　指施药人员在配制、喷洒农药时药液污染皮肤而中毒。

（3）生活性中毒　主要由于误服、自杀、他杀所致中毒。

2.发病机制　主要是对胆碱酯酶的抑制。有机磷农药在短时间内会通过消化道、呼吸道及皮肤黏膜吸收进入体内,并可随血液淋巴循环迅速分布至全身,其中肝内浓度最高,依次是肾、肺、脾等,并和胆碱酯酶结合成磷酰化胆碱酯酶,去水解乙酰胆碱的能力,导致乙酰胆碱积聚并引起胆碱能神经先兴奋后抑制的一系列症状,严重者出现昏迷、呼吸衰竭而死亡。

【病情评估与判断】

1.病史　评估患者有机磷农药接触史,应了解有机磷农药种类、剂量、侵入途径、中毒时间和中毒经过等。如患者没有明显接触史,但有类似有机磷农药中毒的症状并伴有呼出气或呕吐物大蒜味,也应考虑有机磷农药中毒的可能性。

2. 临床表现　根据中毒后症状、体征及病情演变过程,有机磷农药中毒的临床表现如下:

(1)症状和体征　急性中毒症状出现的时间与毒物的种类、剂量和侵入途径等有关,经皮肤中毒 2~6 h 后发病,口服中毒 10 min~2 h 内出现症状。

毒蕈碱样症状:又称 M 样症状,一般出现最早,是由于副交感神经末梢兴奋所致,表现为平滑肌痉挛和腺体分泌增加,类似毒蕈碱的作用,临床上可出现恶心、呕吐、腹痛、腹泻、多汗、瞳孔缩小、流泪、流涎、尿频、大小便失禁、心率减慢、支气管痉挛、气促、肺水肿等。

烟碱样症状:又称 N 样症状,乙酰胆碱对骨骼肌的神经终板的作用和烟碱的作用相近,在小剂量时表现为兴奋,大剂量时发生抑制,临床表现为面、眼睑、舌、四肢和全身的横纹肌纤维颤动,甚至发生强直性痉挛,而后肌力减退,甚至发生瘫痪或呼吸肌麻痹。

中枢神经系统症状:中枢神经系统受乙酰胆碱刺激后,表现为头痛、头晕、乏力、视物模糊共济失调,严重者出现烦躁不安、谵妄、惊厥、昏迷、严重者出现脑水肿,或因呼吸衰竭而死亡。

其他特殊表现:①中毒后"反跳",部分患者经临床救治急性中毒症状好转后数日至 1 周内再次出现有机磷农药急性中毒症状,甚至发生昏迷、肺水肿或突然死亡,称为中毒后"反跳"现象。可能和残留在皮肤、毛发和胃肠道的有机磷杀虫药重新被吸收或解毒药过早停用等有关。②迟发性多发性神经病,少数患者急性中毒症状消失后 2~4 周,可出现感觉型和运动型迟发性神经损害,称为迟发性多发性神经病,主要表现为肢体末端的感觉和运动障碍,可发生下肢瘫痪、四肢肌肉萎缩等症状。③中间综合征,指急性重度有机磷农药(如甲胺磷、敌敌畏、乐果、久效磷等)中毒所引起的一组以肌无力为突出表现的综合征,因其发生时间介于急性症状缓解后与迟发性多发性神经病之间,又称为中间综合征。常发生于急性中毒后 1~4 d,主要表现为屈颈肌、四肢近端肌肉以及第 3~7 对和第 9~12 对脑神经所支配的部分肌肉肌力减退,出现眼睑下垂、眼外展障碍和面瘫。病变累及呼吸肌时,常引起呼吸肌麻痹,并迅速进展为呼吸衰竭,甚至死亡。

(2)病情严重程度　根据主要临床表现和血胆碱酯酶活力可将有机磷农药中毒分为轻、中、重 3 级。

轻度中毒:血胆碱酯酶活力为 50%~70%,有 M 样症状,表现为头痛、头晕、乏力、恶心、呕吐、胸闷、多汗、视物模糊、瞳孔缩小。

中度中毒:血胆碱酯酶活力为 30%~50%,出现 M、N 样症状,除上述症状加重外,还有肌束颤动、腹痛、腹泻、流涎、瞳孔明显缩小、轻度呼吸困难、轻度意识障碍等。

重度中毒:血胆碱酯酶活力 30% 以下,具有 M、N 样症状,除上述症状外,还伴有肺水肿、呼吸肌肉麻痹、脑水肿、昏迷、呼吸衰竭等。

3. 心理-社会支持状况　评估患者情绪是否稳定及对有机磷农药中毒治疗的配合程度。了解患者家庭经济状况、家属及社会支持情况。

4. 辅助检查　是诊断有机农药中毒的特异性实验指标,对判断中程度疗效及预后极为重要。

(1)全血胆碱酯酶(CHE)活力测定　是诊断有机磷中毒的特异性实验指标。正常人全血胆碱酯酶活力为100%。急性有机磷中毒时,胆碱酯酶活力降至70%以下即有意义,但需注意的是胆碱酯酶活性下降程度并不与病情轻重完全平行。

(2)尿中毒物分解产物测定　对硫磷和甲基对硫氧化分解为对硝基酚,美曲酯(敌百虫)代谢为三氯乙醇。尿中测出对硝基酚或三氯乙醇有助于中毒的诊断。

(3)其他　血、胃液的检查,动脉血气分析,肝肾功能,凝血功能等,可作为辅助诊断。

【救治与护理】

1. 现场救治　立即终止接触毒物。保持呼吸道通畅并给氧。清除气道内分泌物,必要时气管插管或气管切开。心搏骤停者应立即进行心肺复苏。

2. 院内救治

(1)清除尚未吸收的毒物　脱去污染衣物,用清水、2%碳酸氢钠溶液(美曲膦酯忌用)或肥皂水(美曲膦酯忌用)清洗接触部位的皮肤、指甲和毛发。对于口服中毒而又无禁忌者可以用催吐法、洗胃法(6 h内洗胃效果最佳)、应用吸附剂和导泻法清除胃肠道内尚未吸收的毒物。洗胃液可以选择清水、生理盐水、2%碳酸氢钠(敌百虫忌用)或1∶5 000高锰酸钾(硫代磷酸酯类,如对硫磷等忌用),并可以反复洗胃,直至洗出液无农药味为止。洗胃后,从胃管中注入硫酸钠导。胃管要保留24~48 h,必要时再次洗胃。

(2)促进已吸收的毒物排出　①利尿:可选用作用较强的利尿剂(如呋塞米)利尿,促进有机磷农药排出,但要注意保持出入量的平衡。②血液净化技术:适用于严重的有机磷农药中毒,可减轻损害,降低病死率。

(3)特效解毒剂的应用

1)抗胆碱药:代表药物为阿托品,能阻断毒蕈碱受体,迅速减轻或消除M样症状;兴奋中枢神经系统,改善呼吸功能等,并有助于昏迷患者苏醒。但其对运动终板的烟碱受体并无阻断作用,故不能解除肌肉震颤。强调早期、足量、反复、个体化、缓慢减量给药的原则,达到"阿托品化"后,再逐渐延长给药时间或减少每次给药量,切勿过早停药或过快减量,以免引发"反跳"甚至猝死。盐酸戊乙奎醚为新型抗胆碱药,选择性作用于M_1、M_2型受体,而对心肌的M_2受体无作用,因此对心率影响很小。

2)胆碱酯酶复能剂:常用的是碘解磷定,能加速磷酰化胆碱酯酶脱磷酸,恢复胆碱酯酶活性。磷酰化胆碱酯酶在72 h后可变为不可逆的"老化酶",最后被破坏,故胆碱酯酶复能剂需早期、足量应用。

(4)对症支持治疗　①抗惊厥药物的应用:常用地西泮、苯妥英钠、苯巴比妥等药物对抗肌肉抽搐。②肺水肿处理:治疗以阿托品治疗为主。

3. 护理措施

(1)急救护理　①安置患者于抢救室,脱去污染的衣服,拭去体表残留药液后,用微温的肥皂水(敌百虫中毒忌用)清洗被污染的皮肤、毛发和指甲。②对危急患者保持呼吸道通畅,给予氧气吸入,气道分泌物增多者,及时吸出,必要时气管插管,心跳、呼吸停止者立即行心肺复苏术。③立即建立静脉通路,遵医嘱及时应用阿托品等特效解毒剂。④口服中毒者可以选择清水、生理盐水、2%碳酸氢钠(敌百虫忌用)或

1∶5 000高锰酸钾(对硫磷忌用)彻底洗胃。⑤留取患者的血液标本,进行胆碱酯酶活力的检测。⑥发生中间综合征时,及时配合医生施行气管插管或气管切开,给予机械通气。

(2)病情观察 ①密切观察患者的生命体征,尤其是呼吸情况及咳嗽、咳痰情况。观察患者的神志、瞳孔变化及皮肤情况。②观察并预防猝死及"反跳"的发生:猝死及"反跳"一般多发生在中毒后2～7 d,其死亡率占急性有机磷中毒者的7%～8%,因此,护士应严密观察"反跳"的先兆症状,如果患者突然出现精神萎靡、胸闷、烦躁、瞳孔缩小、升高的体温骤降、出汗等症状时,应及时报告医生,并立即按医嘱静脉补充阿托品,再次迅速达到阿托品化。

(3)一般护理 ①体位:卧床休息昏迷患者取仰卧位头偏向一侧。②保持呼吸道通畅、给氧:及时清除口鼻腔及气道分泌物,必要时采用呼吸机辅助通气。③营养护理:神志清楚者可给予高热量、高蛋白、高维生素易消化饮食,昏迷患者可给予鼻饲或肠外营养,以满足机体代谢需要。④口腔护理:口腔护理2次/d,预防口腔感染。⑤皮肤护理:保持床单位、皮肤清洁干燥,定时翻身,预防压疮。⑥留置尿管护理:昏迷患者做好留置尿管护理,预防泌尿系统感染。

(4)对症护理 ①对抽搐者,遵医嘱用药控制抽搐,增加床档并适当约束四肢以预防意外伤害,压舌板缠纱布置于上下牙之间以防舌咬伤。②对昏迷伴躁动患者,加强保护措施,专人看护,固定好各管道,保证其通畅,防止滑脱。

(5)用药护理

1)应用抗胆碱药时的护理:①注意"阿托品化"的判断。"阿托品化"的典型表现。颜面潮红、口干、皮肤干燥、瞳孔明显扩大且不再缩小、肺部啰音明显减弱或消失、意识障碍减轻、心率100～120次/min等。②注意"阿托品化"和阿托品中毒的区别(表6-2)。阿托品用量不足的患者,及时报告医生,以增加药量或缩短用药时间;对于阿托品中毒的患者,立即停药,给予毛果芸香碱解毒,补液、利尿,并积极防治呼吸衰竭、循环衰竭、脑水肿及代谢性酸中毒等。③大剂量使用低浓度阿托品输液时可能引起血管内溶血,所以治疗时多采用阿托品少量多次给药。④盐酸戊乙奎醚应用时也要达到"阿托品化",其判断标准与阿托品治疗相似,但不包括心率加快。

表6-2 阿托品化和阿托品中毒的区别

症状表现	阿托品化	阿托品中毒
皮肤	干燥、颜面潮红	极度干燥、颜面紫红
体温	正常或轻度升高	明显升高(4 ℃)
瞳孔	扩大且不再缩小	瞳孔极度散大
心率	心率增快至120次/min	心动过速,甚至出现室颤
神经系统	意识清楚或模糊	谵妄、昏迷

2)应用胆碱酯酶复能剂的护理:①此类药物对解除烟碱样毒性作用较明显,与阿托品合用有协同作用,应早期、足量给药,联合给药时,应适当减少阿托品的用量。②密切观察用药效果及不良反应,此类药的不良反应有:口苦、咽痛、恶心、短暂的眩

晕、视力模糊或复视、血压升高等,注射过快有暂时性呼吸抑制。③胆碱酯酶复能剂的刺激性强,注射时外漏可刺激组织,引起疼痛和麻木感,故静脉输入时,应确保针头在血管内再给药,且输注过程中应加强巡视。④胆碱酯酶复能剂在碱性溶液中极不稳定,易生成剧毒的氧化物,故禁与碱性药物配伍。

(6)心理护理 增加与患者的交流、沟通,做好心理疏导。尤其对服毒自杀患者,要敞开心扉、贴心交谈,使其认识生命的价值,增强生活信心,打消再次自杀的念头。

(7)健康教育 ①普及预防有机磷农药中毒的有关知识,向生产者、使用者要广泛宣传使用时的注意事项,如喷洒时应遵守操作规程,人要处于上风处,加强个人防护,穿长袖衣裤和鞋袜,戴口罩、帽子及手套,喷洒后用肥皂洗净手和脸,方能进食,污染衣物要及时洗净。农药盛具要专用,严禁装食品、牲口饲料等。②患者出院后,仍需要在家休息2~3周,按时服药,不可单独外出,以防发生迟发性神经症。③对于因自杀而中毒患者,应教会患者采用与朋友诉说、运动、旅游等方法减压,树立生活的信心,并应争取获得社会多方面的情感支持。

三、镇静催眠药中毒的救护

镇静催眠药是中枢神经系统抑制药,具有镇静、催眠、抗惊厥等作用。小剂量时可使患者安静,减轻或消除躁动、焦虑不安,具有镇静作用;中等剂量时可引起类似生理性催眠:大剂量时可产生抗惊厥等作用;过大剂量时麻醉全身,包括延髓中枢。一次服用大剂量时可导致急性镇静催眠药中毒。研究显示,急性镇静催眠药中毒具有如下流行病学特点:女性中毒者居多,以成年人为主,多为有意识地摄入,所摄药物中苯二氮䓬类占最大部分,死亡率不高,若处理及时有效,预后普遍较好。

【病因与发病机制】

1.病因 急性镇静催眠药中毒的主要原因是由误服、自杀及医源性用药等所致的一次性服用过量。此外,肝肾功能不全者服用常用剂量、少数对镇静催眠药高度敏感者服用小剂量也可引起中毒反应。

2.发病机制

(1)苯二氮䓬类 对中枢神经系统的抑制作用范围较局限,主要选择性作用于边缘系统,通过增加γ-氨基丁酸与其受体在突触后膜的结合,从而增加γ-氨基丁酸介导的氯离子通道开放频率而增加氯离子内流,使突触膜过度极化,最终增强γ-氨基丁酸介导的中枢神经系统抑制作用。

(2)巴比妥类制剂 对中枢神经系统的抑制作用范围较广泛,能抑制丙酮酸氧化酶系统,使整个大脑皮质发生弥漫性抑制,阻断脑干网状结构上行激活系统的传导,使整个大脑皮质弥漫性抑制,出现催眠和较弱的镇静作用。巴比妥类对中枢神经系统的抑制有剂量-效应关系,随着剂量的增加,由镇静、催眠到麻醉,以至延脑中枢麻痹。

(3)非巴比妥非苯二氮䓬类 该类药物中毒机制不尽相同。对中枢神经系统的毒理作用与巴比妥类相似。

(4)吩噻嗪类 具有多种受体阻滞作用,除了阻滞与情绪有关的多巴胺受体产生抗精神病作用外,还可阻滞M胆碱能受体、α-肾上腺素受体、组胺受体及5-羟色胺受体,从而抑制突触部位交感神经递质再摄取,对皮质、皮质下中枢产生广泛的抑制作用。

【病情评估与判断】

1. 病史　了解患者是否有应用镇静催眠类药物史,包括药物种类、剂量及服用频率,有无复合用药,服药前后是否有饮酒史,有无情绪波动及肝肾病史。

2. 临床表现

(1) 苯二氮䓬类中毒　轻度中毒者症状较轻,主要有嗜睡、头晕、言语含糊不清、共济失调,偶有中枢兴奋、锥体外系障碍及一过性精神错乱;呼吸及循环系统症状常不明显。重度中毒者可出现昏迷、血压下降及呼吸抑制等。

(2) 巴比妥类中毒　中枢神经系统症状与用药剂量有关。轻度中毒发生于2~5倍催眠剂量,表现为嗜睡、有判断及定向力障碍,反应迟钝、言语不清、眼球震颤,各种反射存在,生命体征正常。中度中毒发生于5~10倍催眠剂量,表现为沉睡或进入昏迷状态,强刺激虽能唤醒,但并非全醒,不能言语且随即又睡,腱反射消失,可出现呼吸浅而慢。重度中毒发生于10倍以上催眠剂量,表现为进行性中枢神经系统抑制,由嗜睡到深昏迷,由呼吸浅而慢到呼吸停止,由低血压到休克,体温不升,腱反射消失,肌张力下降,胃肠蠕动减慢,皮肤可能出现大疱,或者出现腱反射亢进、强直、阵挛及巴宾斯基(Babinski)征阳性。中、长效药物中毒后出现昏迷、休克或呼吸衰竭时间较长;而短效药物中毒后较快出现休克和低氧血症,昏迷更深。该类药物中毒常并发肺炎、肺水肿、脑水肿及肾衰竭而威胁生命。

(3) 非巴比妥非苯二氮䓬类中毒　症状与巴比妥类药物中毒类似,但各有特点。水合氯醛中毒可有心律失常,心、肝、肾功能损害;甲丙氨酯中毒主要表现是昏迷和低血压;甲喹酮中毒可有明显的呼吸抑制,出现锥体束征,如肌张力增强、腱反射亢进、抽搐等。

(4) 吩噻嗪类中毒　轻度中毒者仅出现头晕、困倦、注意力不集中、表情淡漠等症状;重度中毒可出现神经、心脏及抗胆碱毒性症状。最常见的是锥体外系反应,临床表现为震颤麻痹综合征、静坐不能和急性肌张力障碍反应。如牙关紧闭、吞咽困难、斜颈等。

3. 心理-社会支持状况评估　患者情绪是否稳定,评估其对治疗的配合程度,了解患者家庭经济状况、家属及社会支持情况。

4. 辅助检查

(1) 中毒药物检测　对可疑中毒者,必要时做呕吐物、血、尿药物定性检验;血药浓度测定对诊断有意义,但与临床毒性表现相关性较差。

(2) 一般检查　对重症患者应进行肝肾功能、血清电解质、动脉血气分析及心电图检查。

【救治与护理】

1. 现场救治　立即终止接触毒物。对重症者首先保持呼吸道通畅、给氧,必要时行气管内插管给予呼吸支持。低血压或休克者首先应建立静脉通道补液扩容,血压仍不能恢复时,静脉给予多巴胺或去甲肾上腺素等。

2. 院内救治

(1) 清除胃肠道内尚未吸收的毒物　口服中毒且意识清楚者尽早催吐,用

1∶5 000高锰酸钾溶液洗胃,洗胃后由胃管内灌入含活性炭50~100 g的混悬液及硫酸钠250 mg/kg。要注意:①巴比妥类药物可延缓胃肠道排空,中毒超过12 h仍应洗胃。②导泻选用硫酸钠而忌用硫酸镁,因为镁离子有可能被部分吸收而加重中枢神经系统的抑制。③水合氯醛对胃黏膜有腐蚀作用,故洗胃时应防止胃穿孔。

(2)促进已吸收的毒物排出　①利尿:每日补液量可达3 000~4 000 mL,呋塞米40~80 mg静脉注射,尿量>250 mL/h,注意补钾、补钙。休克患者禁用。碱化尿液只对长效巴比妥类有效。②血液透析及血液灌流:危重患者可考虑应用,但对于原发性肝肾功能损害或血药浓度达到致死水平或上述疗法无效者,应尽快采用体外方法加速毒物清除。血液透析能有效增加长效巴比妥类药物的清除;对中短效类、苯二氮䓬类药物、吩噻嗪类药物的清除应以血液灌流为宜。

(3)特效解毒剂的应用　氟马西尼是苯二氮䓬类的特异解毒剂。通过竞争抑制苯二氮䓬类受体而阻断苯二氮䓬类药物的中枢神经系统作用。0.2~0.3 mg缓慢静脉注射,必要时可给予0.2 mg/min重复静脉注射直至有反应,但此药半衰期短,对有效者重复给药0.1~0.4 mg/h,以防症状复发。

(4)中枢兴奋剂的应用　应慎用。但有以下任一情况时可考虑使用:患者出现深昏迷、有明显呼吸衰竭、经积极抢救48 h,患者仍昏迷不醒者。

(5)对症治疗　维持水、电解质平衡,抗感染,防止心衰、脑水肿、肝肾损害等。

3. 护理措施

(1)急救配合　急救现场协助医师做好危重患者的抢救工作,及时建立静脉通路,遵医嘱给药、给氧,注意维持呼吸道通畅,必要时建立人工气道、辅助呼吸。院内护士应备好呼吸机、吸痰器、吸氧装置、洗胃装置、监护仪及急救药物,组织急救,维持患者的生命体征,促进意识恢复。

(2)密切病情观察　定时测量生命体征,观察意识、瞳孔大小及对光反射、角膜反射。记录24 h液体出入量。注意观察有无肺部感染、心衰、脑水肿、肝肾损害等情况。遵医嘱静脉补液,观察药物的作用及患者反应,监测脏器功能变化,尽早防治各种并发症和器官衰竭。

(3)一般护理　①体位:卧床休息,昏迷患者仰卧位头偏向一侧。②保持呼吸道通畅、给氧:及时清除口鼻腔及气道分泌物。昏迷者应防止呕吐物、分泌物吸入气道造成窒息或吸入性肺炎;昏迷者可用口咽通气管防止舌根后坠,及时清除呕吐物、痰液,必要时气管插管、气管切开,使用呼吸机辅助呼吸。③营养护理:神志清楚者可给予高热量、高蛋白、高维生素易消化饮食,昏迷患者可鼻饲或肠外营养,满足机体代谢需要。④口腔护理:口腔护理2次/d,预防口腔感染。⑤皮肤护理:保持床单位、皮肤清洁干燥,定时翻身,预防压疮。⑥留置尿管护理:昏迷患者做好留置尿管护理,预防泌尿系统感染。

4. 对症护理　①有呼吸衰竭者,协助医生进行气管内插管、呼吸机辅助通气。②低血压或休克患者应迅速纠正低血容量,遵医嘱快速静脉补液扩容,必要时辅以升压药物。

5. 用药护理　遵医嘱应用解毒剂、促醒剂及抗感染、保肝等药物,并注意观察用药效果及不良反应。应用中枢兴奋剂时应注意患者有无血压升高、心悸、震颤、惊厥等情况,如发现应立即告知医师。

6. 心理护理 增加与患者的交流、沟通,做好心理疏导。尤其对服毒自杀患者,要敞开心扉、贴心交谈,使其认识生命的价值,增强生活信心,打消再次自杀的念头。

7. 健康教育 避免长期服用镇静药、催眠药,防止药物的依赖性。长期服用大量催眠药的人,包括长期服用苯巴比妥的癫痫患者,不能突然停药,应逐渐减量后停药。

四、急性酒精中毒的救护

急性酒精中毒是指由于短时间摄入大量酒精(乙醇)或含乙醇饮料后出现的中枢神经系统功能紊乱状态,多表现为行为和意识异常,严重者损伤脏器功能,导致呼吸循环衰竭,进而危及生命。

【病因与发病机制】

1. 病因 急性酒精中毒主要原因为饮入过量的酒精或酒类饮料,以饮白酒多见。酒精浓度从低到高依次为啤酒3%~5%,黄酒12%~15%,葡萄酒10%~25%,烈性酒(如白酒、威士忌等)40%~60%。在含有乙醇的空气中工作可引起中毒,偶有婴幼儿物理降温时使用大量乙醇擦浴而导致中毒。

2. 发病机制

(1)抑制中枢神经系统功能 酒精具有脂溶性,可迅速透过大脑神经细胞膜,并作用于膜上的某些酶而影响细胞功能。对中枢神经系统的抑制作用与剂量呈正相关,小剂量可出现兴奋作用;随着剂量增加,由大脑皮质向下,通过边缘系统,作用于小脑引起共济失调,作用于网状结构引起昏睡和昏迷,作用于延脑中枢引起呼吸、循环功能衰竭。对大多数成年人致死量为一次饮酒量中纯酒精达到250~500 g。

(2)损伤肝 酒精在肝细胞内代谢产生的毒性代谢产物,除了乙醛的化学性损害,大量自由基可引发肝细胞损伤、肝脏纤维化;酒精在肝细胞内的代谢紊乱可诱发肝细胞凋亡。这些均可损伤肝。

(3)损伤心脏 酒精使心肌细胞膜通透性改变,心肌细胞完整性破坏;酒精利尿和扩血管作用,使心脏前后负荷发生改变;酒精抑制某些酶活性导致心肌细胞兴奋性改变。这些均对心脏功能产生损伤,使心电图发生改变。

【病情评估与判断】

1. 健康史

(1)有明确的过量酒精或含酒精饮料摄入史,比如过量饮用含有酒精的饮料、酒类,短期内皮肤直接接触较大量酒精。

(2)呼出气体或呕吐物有酒精气味并有以下之一者:①表现为易激惹,多语或沉默,语无伦次,情绪不稳,行为粗鲁或攻击行为,恶心,呕吐等。②感觉迟钝,肌肉运动不协调,躁动,步态不稳,明显共济失调,眼球震颤,复视。③出现较深的意识障碍如昏睡、浅昏迷、深昏迷,神经反射减弱,面色苍白,皮肤湿冷,体温降低,血压升高或降低,呼吸节律或频率异常,心搏加快或减慢,二便失禁等。

2. 身体状况 中毒的临床表现可分为兴奋期、共济失调期和昏迷期。

(1)兴奋期 当血中酒精含量>11 mmol/L(500 mg/L)时,患者颜面潮红或苍白、自觉身心愉快、健谈、自负、情绪不稳定、可有攻击行为。

(2)共济失调期 当血中酒精含量>33 mmol/L(500 mg/L)时,患者肌肉运动不协调,动作笨拙,举步不稳,言语含糊,视力模糊,复视,出现明显共济失调。

(3)昏迷期 当血液中酒精含量>54 mmol/L(2 500 mg/L)以上时,患者进入昏迷状态,颜面苍白,皮肤湿冷,口唇微紫,瞳孔散大,呼吸缓慢而有鼾音,严重者可导致呼吸或循环衰竭。

3. 心理-社会支持状况评估 患者有无酒精依赖、情绪是否稳定,评估患者对治疗的配合程度。了解患者家庭经济状况、家属及社会支持情况。

4. 辅助检查

(1)血清酒精浓度及呼出气酒精浓度测定 急性中毒时呼出气体中与血清中酒精浓度相当,对诊断、判断中毒轻重及评估预后有重要参考价值。

(2)动脉血气分析 急性中毒时可见轻度代谢性酸中毒。

(3)血清电解质浓度 急、慢性酒精中毒时可见低血钾、低血镁和低血钙。

【救治与护理】

1. 现场救治 停止摄入酒精。轻度中毒者一般无须治疗,可用梨、西瓜等水果解酒,注意卧床休息、保暖。对于兴奋躁动者,予以适当约束。对共济失调者,应严格限制活动,防止外伤。对肥胖、通气不良等有基础疾病者要嘱其侧卧位防止呕吐误吸;对类双硫醒反应严重者宜早期对症处理。出现昏睡、抽搐、休克者应注意保持呼吸道通畅,心搏骤停者应紧急心肺复苏。

2. 院内救治

(1)清除胃肠道内尚未吸收的酒精 无禁忌证者可饮温水后催吐,用2%碳酸氢钠洗胃。因乙醇吸收快,洗胃应在摄入乙醇1 h内进行。

(2)促进已吸收的酒精排出 补液利尿可用5%葡萄糖盐水、10%葡萄糖、50%葡萄糖等静脉滴注,维生素 B_1 及烟酸各100 mg肌内注射,促进乙醇的代谢、排泄。对中、重度患者应尽早行血液灌流或血液透析。

(3)对症及支持治疗 昏迷者可给予纳洛酮催醒;纠正水与电解质紊乱及酸中毒;中枢性呼吸衰竭可应用呼吸中枢兴奋剂;烦躁不安或过度兴奋者可用小剂量地西泮。

3. 护理措施

(1)急救配合 卧床休息,注意保暖。昏迷者取平卧位,头偏向一侧,随时清除口腔内分泌物和呕吐物,保持呼吸道通畅、吸氧。观察呕吐物的颜色、量和性状,必要时留呕吐物标本送检。无禁忌证者可饮温水后催吐,重者摄入乙醇1 h内给予洗胃。

(2)病情观察 测量呼吸、脉搏、血压每30 min测一次,细心观察意识、瞳孔及生命体征的变化,如昏迷患者出现呼吸抑制,应立即通知医师,并做好气管插管及辅助呼吸的准备;密切观察有无消化道出血、急性肾衰竭等并发症的发生。

(3)一般护理 ①体位:卧床休息,昏迷患者仰卧位头偏向一侧,注意保暖。②保持呼吸道通畅、给氧:及时清除呕吐物、鼻腔及气道分泌物,必要时采用呼吸机辅助通气。③营养护理:神志清楚者可给予高热量、高蛋白、高维生素易消化饮食,昏迷患者可鼻饲或肠外营养,满足机体代谢需要。④口腔护理:口腔护理2次/d,预防口腔感染。⑤皮肤护理:保持床单位、皮肤清洁干燥,定时翻身,预防压疮。⑥留置尿管护理:昏迷患者做好留置尿管护理,预防泌尿系统感染。

(4)对症护理 昏迷者遵医嘱给予纳洛酮催醒;烦躁不安或过度兴奋者应加强安

全防护,可遵医嘱用小剂量地西泮;中枢性呼吸衰竭可遵医嘱用呼吸中枢兴奋剂,同时吸入含5%二氧化碳的氧气。

(5)用药护理　遵医嘱补液利尿,给予维生素B_1及烟酸各100 mg肌内注射,促进乙醇的代谢、排泄。注意观察药物的疗效和不良反应。

(6)心理护理　兴奋躁动者予以心理安慰,对借酒消愁者要给予更多的同情和关心,使患者情绪稳定以配合治疗。

(7)健康教育　向患者讲解酒精及代谢产物乙醛对肝细胞损伤的严重性,经常过量摄入则会导致酒精性肝硬化。酒后驾车易造成交通事故、身心受伤甚至危及他人的生命。

五、细菌性食物中毒的救护

细菌性食物中毒是由于摄入被细菌或细菌毒素污染的食物或水后,引起的以胃肠道症状为主要表现的急性中毒性疾病。本病多发于夏、秋季。因有共同污染源,发病较集中。

【病因与发病机制】

1. 病因　①食物或水被细菌污染;②食品储存不当或在较高温度下存放时间较长;③食品未充分加热煮熟。

2. 发病机制

(1)感染型中毒　细菌在食品中大量繁殖,摄取了这种带有大量活菌的食品,肠道黏膜受感染而发病。由于病原菌进入肠道,侵入黏膜及黏膜下层,导致侵入性腹泻等,并且由于内毒素的作用,引起温度升高,产生胃肠道症状。

(2)毒素型中毒　由细菌在食品中繁殖时产生的毒素引起的中毒,摄入的食品中可以没有原来产毒的活菌。肠毒素主要作用于小肠引起腹泻;神经毒素经小肠吸收入血,作用于神经肌肉接头等处,导致肌肉麻痹和瘫痪;溶血毒素作用于肠道,使肠黏膜坏死。

(3)混合型中毒　由于细菌的作用,食品中产生大量的有毒胺(如组胺)而使人产生过敏样症状的食物中毒,引起此型中毒的食品为不新鲜或腐败的鱼。引起此型中毒的细菌是含组胺酸脱羧酸酶的细菌,其中酶活性最强的为摩根变形杆菌、组胺无色杆菌和溶血性大肠杆菌。

【病情评估与判断】

1. 健康史　①了解有无食入细菌污染的食物及饮料史;②询问进食时间、进食情况及同时进餐者情况。

2. 身体状况临床表现　分为胃肠型食物中毒和神经型食物中毒。

(1)胃肠型食物中毒　一般餐后0.5~48.0 h发病。主要表现腹痛、腹泻、呕吐症状,腹痛为上腹或脐周阵发性或持续性绞痛,腹泻一天几次至几十次不等,部分患者可出现脓血便、黏液便等。呕吐物为胃内容物,可含有胆汁或血液。

(2)神经型食物中毒　潜伏期多数在12~36 h。以神经系统症状为主,可有头痛、头昏、晕眩、乏力、恶心、呕吐。眼肌瘫痪时可出现视力模糊、复视、眼睑下垂、瞳孔散大,对光反射消失。重者出现吞咽、咀嚼、发音困难,甚至呼吸困难。肌力低下主要见于颈部及肢体近端,腱反射可呈对称性减弱。常有便秘、腹胀、尿潴留。

3. 心理-社会支持状况评估　患者情绪是否稳定,评估其对治疗的配合程度。了解患者家庭经济状况、家属及社会支持情况。

4. 辅助检查

(1) 细菌培养　应取可疑食物、呕吐物和粪便做细菌培养。

(2) 血清学检验　根据不同病因做相应的血清学检验。

(3) 血培养　如果患者出现发热(例如体温>38.4 ℃),且有脓毒症征象(心动过速、低血压、毛细血管充盈差、呼吸急促、急性意识障碍、少尿),应做血培养以除外菌血症。重症患者血培养,留取早期及病后2周的双份血清与培养分离所得可疑细菌进行血清凝集试验,双份血清凝集效价递增者有诊断价值。可疑时,尤其是怀疑细菌毒素中毒者,可做动物试验,以检测细菌毒素。

【救治与护理】

1. 现场救治　停止继续食入可疑食物。按病情轻重分类,重症者积极送往医院治疗。呕吐严重者注意保护气道。脱水严重者迅速建立静脉通道、补液。同时收集资料,进行流行病学调查及病原学检验,以便明确病因。

2. 院内救治

(1) 一般治疗　本病常有自限性,仅需卧床休息,早期饮食应为易消化的流质或半流质饮食,病情好转后可恢复正常饮食。沙门菌食物中毒应床边隔离。

(2) 清除尚未吸收的毒物　无呕吐、腹泻者立即催吐,用2%碳酸氢钠或1∶5 000高锰酸钾溶液洗胃,可口服或经胃管注入活性炭混悬液,并用50%硫酸镁导泻。

(3) 对症治疗　纠正水与电解质紊乱及酸中毒;高热者用物理降温或解热药;呕吐、腹痛明显者可皮下注射阿托品,亦可注射山莨菪碱;能进食者应给予口服补液。剧烈呕吐不能进食或腹泻频繁者,给予糖盐水静脉滴注。出现酸中毒酌情补充5%碳酸氢钠注射液或11.2%乳酸钠溶液。脱水严重甚至休克者,应积极补液,保持电解质平衡及给予抗休克处理。

(4) 抗菌治疗　一般可不用抗菌药物。伴有高热的严重患者,可按不同的病原菌选用抗菌药物。如大肠杆菌、志贺菌、沙门菌、副溶血弧菌均可选用喹诺酮类抗生素。

(5) 抗毒血清治疗　多价抗毒血清对肉毒杆菌中毒有特效,必须及早应用(中毒后24 h内)。

3. 护理措施

(1) 急救配合　做好催吐、洗胃、补液、给药等治疗配合工作。对危重者做好呼吸道的管理,必要时给予吸痰或气管切开置管。如为集体食物中毒,应做好患者的分流工作。

(2) 病情观察　密切监测生命体征,观察有无黏膜干燥、皮肤弹性差、水和电解质紊乱、酸中毒、休克等情况,观察呕吐、腹泻情况,记录24 h出入量。

(3) 一般护理　①体位:卧床休息。②营养护理:给予清淡易消化流质或半流质饮食,多饮糖盐水,呕吐、腹泻、腹痛剧烈者暂禁食。③口腔护理:口腔护理2次/d,预防口腔感染。④皮肤护理:保持床单位、皮肤清洁干燥,定时翻身,预防压疮。

(4) 对症护理　高热者遵医嘱给予物理或药物降温;腹痛剧烈者遵医嘱给予解痉药缓解症状;腹泻患者注意肛周护理,早期不用止泻剂;脱水、休克者遵医嘱补液,改善循环;酸中毒严重时注意应给予补充碳酸氢钠。

（5）用药护理　对肉毒杆菌中毒须及早应用多价抗毒血清,注射前做药敏试验,阳性者采用脱敏疗法。感染性食物中毒者,遵医嘱应用抗生素。注意观察药物的疗效和不良反应。

（6）心理护理　增加与患者的交流、沟通,做好心理疏导,给患者以战胜疾病的信心。

（7）健康教育　①防止污染:购买有卫生检疫部门检疫图章的生肉;做好食具、炊具的清洗消毒工作。②食品要低温储存:肉制品应储存于 10 ℃以下的低温条件,海产品上的副溶血性弧菌耐低温,在吃凉拌海蜇时,用醋泡或用 100 ℃沸水漂烫数分钟。③彻底加热:食物要彻底加热,杀灭病原体、破坏毒素。

问题分析与能力提升

病例1:退休工人李师傅独自一人居住,冬季习惯用蜂窝炉取暖,子女多次劝阻不听。某日清晨其儿子发现李师傅躺在床上神志不清、呼吸困难。老张既往身体健康。其子紧急拨打"120"电话呼救。

思考:①李师傅出现了什么紧急情况? 如何进行病情评估?②该患者有一氧化碳接触史,请简述一氧化碳中毒的救治原则及护理措施。

病例2:小李,男,20岁,患者于 1 h 前饮 500 g 白酒后,逐渐出现胡言乱语,随之昏迷,无呕吐,伴有剧烈抽搐、口吐白沫,无双眼上翻。同事拨打"120"。急诊科工作人员到现场观察:患者平卧位,昏迷,双瞳孔等大、直径约 3 mm,剧烈抽搐。心电图检查显示期前收缩(早搏)频发,即刻静脉注射生理盐水 20 mL+纳洛酮 0.8 mg,并立即送往医院。

思考:①该患者是否发生了急性酒精中毒? 中毒程度如何?②到达医院后应该采取哪些救护措施?

病例3:张经理,男,36岁,因工作与上司发生争执,一气之下自服了农药"1605"约 20 mL,10 min后出现腹痛、恶心,并呕吐 1 次,呕吐物有大蒜味,继而出现烦躁不安,大小便失禁,出汗多,口角流涎。家人急送医院就诊。

思考:①作为急诊科护理人员对患者如何进行救护?②患者救治过程中如何判断阿托品化与阿托品中毒?

课后练习

1. 急性中毒排毒的主要途径为　　　　　　　　　　　　　　　　　　　　　　　　(　　)
   A. 肝　　　　　　　　　　　　　　　B. 肾
   C. 汗腺　　　　　　　　　　　　　　D. 大肠
   E. 呼吸道

2. 急性中毒患者应尽早洗胃,最好不超过中毒后　　　　　　　　　　　　　　　　(　　)
   A. 1 h　　　　　　　　　　　　　　B. 3 h
   C. 4～6 h　　　　　　　　　　　　　D. 12 h
   E. 24 h

3. 适宜洗胃的患者是　　　　　　　　　　　　　　　　　　　　　　　　　　　　(　　)
   A. 服用强酸强碱及其他腐蚀者　　　　B. 上消化道出血

C. 食管胃底静脉曲张　　　　　　　　D. 服用有机磷农药
E. 胃穿孔

4. 氰化物中毒的首选解毒剂为　　　　　　　　　　　　　　　　　　　　（　）
A. 0.3%过氧化氢溶液　　　　　　　B. 1∶5 000高锰酸钾溶液
C. 10%活性炭　　　　　　　　　　D. 2%碳酸氢钠溶液
E. 0.3%氯化镁

5. 诊断一氧化碳中毒的特异性实验指标是　　　　　　　　　　　　　　（　）
A. 脑电图检查　　　　　　　　　　B. 头部CT检查
C. 血气分析　　　　　　　　　　　D. 血液COHb测定
E. 心电图

6. 急性一氧化碳中毒时皮肤黏膜可呈　　　　　　　　　　　　　　　　（　）
A. 灰白色　　　　　　　　　　　　B. 樱桃红色
C. 草绿色　　　　　　　　　　　　D. 橘黄色
E. 紫红色

7. 一氧化碳中毒吸氧的流量是　　　　　　　　　　　　　　　　　　　（　）
A. 2～3 L/min　　　　　　　　　　B. 1～2 L/min
C. 5～6 L/min　　　　　　　　　　D. 8～10 L/min
E. 7～8 L/min

8. 一氧化碳中毒清醒后仍要休息的时间是　　　　　　　　　　　　　　（　）
A. 3 d　　　　　　　　　　　　　 B. 1周
C. 2周　　　　　　　　　　　　　 D. 3周
E. 1 d

9. 迟发性多发性神经病的表现有　　　　　　　　　　　　　　　　　　（　）
A. 下肢瘫痪，四肢肌肉萎缩　　　　B. 上肢瘫痪
C. 面瘫　　　　　　　　　　　　　D. 呼吸肌麻痹
E. 惊厥

10. 有机磷农药中毒轻度的胆碱酯酶活力为　　　　　　　　　　　　　（　）
A. 30%以下　　　　　　　　　　　B. 30%～50%
C. 50%～70%　　　　　　　　　　D. 70%～80%
E. 20%以下

11. 诊断有机磷农药中毒的特异性实验指标为　　　　　　　　　　　　（　）
A. 尿中毒物分解产物测定　　　　　B. 全血胆碱酯酶活力测定
C. 粪、血呕吐物中有机磷农药鉴定　D. 肌酐、尿素氮测定
E. 尿液检查

12. 发生有机磷农药中毒时，清除尚未吸收的毒物的方法不包括　　　　（　）
A. 用肥皂水和大量温水清洗接触部位的皮肤
B. 催吐法
C. 盐酸导泻
D. 洗胃法
E. 硫酸盐导泻

13. 镇静催眠药物中毒禁用导泻药是　　　　　　　　　　　　　　　　（　）
A. 硫酸钠　　　　　　　　　　　　B. 硫酸镁
C. 牛奶蛋清　　　　　　　　　　　D. 碳酸氢钠
E. 过氧化氢

14. 镇静催眠药中毒的主要途径是 （　　）
A. 皮肤吸收　　　　　　　　　　　B. 呼吸道吸收
C. 肌内注射　　　　　　　　　　　D. 口服
E. 静脉

15. 急性酒精中毒共济失调期的血酒精含量为 （　　）
A. >11 mmol/L　　　　　　　　　B. >33 mmol/L
C. >54 mmol/L　　　　　　　　　D. >69 mmol/L
E. >74 mmol/L

16. 目前抢救急性酒精中毒较理想的有效药物是 （　　）
A. 纳洛酮　　　　　　　　　　　　B. 呋塞米
C. 地塞米松　　　　　　　　　　　D. 氯丙嗪
E. 异丙嗪

17. 严重急性酒精中毒者血液透析指标为 （　　）
A. 血酒精含量108 mmol/L　　　　　B. 伴有酸中毒者
C. 同时服用甲醇者　　　　　　　　D. 同时服用其他可疑药物
E. 以上都是

18. 某公司职工三十余人,中午在食堂就餐3 h后出现腹痛、腹泻、呕吐等症状,呕吐物为食用的食物,送急诊科就诊,最有可能的是 （　　）
A. 菌痢　　　　　　　　　　　　　B. 中暑
C. 胃溃疡　　　　　　　　　　　　D. 急性胃肠炎
E. 细菌性食物中毒

19. 胃肠型食物中毒的主要表现为 （　　）
A. 腹痛　　　　　　　　　　　　　B. 腹泻
C. 呕吐　　　　　　　　　　　　　D. 脓血便
E. 以上都是

20. 食物中毒早期不需要 （　　）
A. 解痉药　　　　　　　　　　　　B. 补液
C. 补充碳酸氢钠　　　　　　　　　D. 止吐止泻
E. 抗生素应用

（济源职业技术学院　马　琳）

第七章 意外伤害的救护

学习目标

1. 了解中暑、淹溺、电击伤的病因与发病机制。
2. 熟悉中暑、淹溺、电击伤的病情评估与判断。
3. 掌握中暑、淹溺、电击伤的救治与护理。

人类所处的自然环境、生活环境和生产环境中,存在许多危害身心健康的因素,包括物理、化学和生物的损伤因素。环境及理化因素损伤是院前急救和临床急诊中的常见病和多发病。环境及理化因素损伤所涉及的疾病种类多,病情危急,既往健康的人遭遇此类损伤也会很快出现危及生命的病理生理变化,要求施救者必须对病情做出快速反应、准确判断和有效救治。本章简要介绍中暑、淹溺、电击伤这3种常见的环境及理化因素损伤。

第一节 中 暑

中暑是指人体在高温环境下,由于水和电解质丢失过多、散热功能障碍,所引起的以中枢神经系统和心血管功能障碍为主要表现的热损伤性疾病。它是一种威胁生命的急症,可因中枢神经系统和循环功能障碍导致死亡、永久性脑损害或肾衰竭。临床上依照症状轻、重分为先兆中暑、轻症中暑和重症中暑。根据发病机制和临床表现的不同,重症中暑可分为热痉挛、热衰竭和热射病,但临床上常难以严格区分,可多种类型混合存在。

【病情评估与判断】

1. 健康史 重点询问患者有无引起机体产热增加、散热减少或热适应不良的原因存在,如有无在高温环境中长时间工作、未补充水分等病因存在。

2. 先兆中暑 在高温环境下工作一段时间后,出现大汗、口渴、头晕、头痛、注意力不集中、眼花、耳鸣、胸闷、心悸、恶心、四肢无力、体温正常或略升高,不超过38 ℃。如及时将患者转移到阴凉通风处安静休息,补充水、盐,短时间即可恢复。

3. 轻症中暑 除上述先兆中暑症状加重外,体温升至38 ℃以上,出现面色潮红、大量出汗、皮肤灼热等表现;或出现面色苍白、皮肤四肢湿冷、血压下降、脉搏增快等虚脱表现。如进行及时有效处理,可在数小时内恢复。

4. 重症中暑　包括热痉挛、热衰竭和热射病3型。

(1) **热痉挛**　是一种短暂、间歇发作的肌肉痉挛,可能与钠盐丢失相关。热痉挛常发生于初次进入高温环境工作,或运动量过大时,大量出汗且仅补水者。多发生在四肢肌、咀嚼肌、腹直肌,最常见于腓肠肌,也可发生于肠道平滑肌,无明显体温升高。热痉挛也可为热射病早期表现。

(2) **热衰竭**　指以热应激后血容量不足为特征的一组临床综合征。在严重热应激时,由于体液和体钠丢失过多、补充不足所致。表现为多汗、疲乏、无力、眩晕、恶心、呕吐、头痛等。可有明显脱水征,如心动过速、直立性低血压或晕厥。可出现呼吸增快、肌痉挛。体温可轻度升高,无明显中枢神经系统损害表现。热衰竭如得不到及时治疗,可发展为热射病。

(3) **热射病**　又称中暑高热,属于高温综合征,是一种致命性急症。典型的临床表现为高热(直肠温度≥41 ℃)、无汗和神志障碍。发病原因不同,临床表现也有所不同。临床上根据发病时患者所处的状态和发病机制分为经典型热射病和劳力型热射病。经典型热射病常发生在小孩、老年人和有基础疾病的人群,一般为逐渐起病,前驱症状不易发现,1~2 d后症状加重,出现神志模糊、谵妄、昏迷等,或有大小便失禁,体温高,可达40~42 ℃,可有心衰、肾衰等表现。劳力型热射病多发生于平素健康的年轻人,在高温高湿环境下进行剧烈体育运动或从事重体力劳动一段时间后忽感全身不适,发热、头痛、头晕、反应迟钝,或忽感晕倒、神志不清,伴恶心、呕吐、呼吸急促等,继而体温迅速升高达40 ℃以上,出现谵妄、嗜睡和昏迷,皮肤干热,面色潮红或苍白,开始大汗、冷汗,继而无汗、心动过速、休克等。劳力型热射病在热射病基础上伴有严重的横纹肌溶解,故急性肾衰竭、急性肝损害、DIC出现早,在发病后十几小时甚至几小时即可出现,病情恶化快,发病率极高。热射病是中暑最严重的类型,其病死率与温度的上升相关。

病情判断:根据健康史和临床表现可判断患者是否发生中暑。评估中暑的原因、损伤持续时间、开始施救时间、中暑的程度及生命体征。但重症中暑应与脑炎、脑膜炎、脑血管意外、脓毒血症、甲状腺危象、伤寒及中毒性痢疾等疾病相鉴别。

【救治与护理】

救护原则为迅速使病人脱离高热环境。立即采取降低病人体温的措施和保护重要器官功能。

1. 现场救护

(1) 迅速将病人搬离高热环境,安置到通风良好的阴凉处,有条件者保持在20~25 ℃的空调抢救室内,解开或脱去外衣,取平卧位。

(2) 反复用冷水擦面部、四肢或全身的物理降温措施,并密切观察体温变化,直至体温降至38 ℃以下。体温持续在38.5 ℃以上者可给予口服解热药,如有头痛、恶心、呕吐者,可适当给予口服镇静剂。

(3) 给予缓慢饮入含盐的冰水或清凉饮料。

一般先兆中暑和轻度中暑的病人经现场救护后均可恢复正常,但对疑为重度中暑者,应立即转送医院。

2. 医院救治

(1) 物理降温

环境降温:迅速将病人安置在室温调节在 20～25 ℃之间的空调室内,无条件可使用电风扇吹风。

体表降温:①在头、颈、腋窝、腹股沟等大血管走行处放置冰袋。②冰水乙醇敷擦,用加入少量乙醇(浓度 5%～10%)的冰水或冷水擦拭全身皮肤。冰(冷)水擦拭过程中,注意观察病人反应,经治疗后体温下降和四肢末梢转暖、发绀减轻或消失,则提示治疗有效。

体内降温:对于重度中暑者实施以下措施。①10%葡萄糖盐水 1 000 mL 在 4 ℃下保留灌肠进行降温。②5%葡萄糖注射液 1 000 mL 在 4～10 ℃温度下经股静脉输入体内进行降温。③10%葡萄糖注射液 100 mL 在 4～10 ℃下注入胃内进行降温。

(2) 药物降温 必须与物理降温同步进行,可防止肌肉震颤,减少机体分解代谢,从而减少机体产热,扩张周围血管,以利散热。①地塞米松 10～20 mg 静脉注射,根据病情半小时后可重复应用一次,该药物降温作用快,还可起到维持血压和防止休克的作用。②氯丙嗪 25～50 mg 加入 5%葡萄糖盐水中 500 mL 静脉滴注,2 h 内滴完。该药可使血压下降,应用时需随时监测脉搏、血压情况。③山莨菪碱 10～20 mg 加入 5%葡萄糖盐水 500 mL 静脉滴注,可改善微循环,有散热作用,还可防止 DIC。

(3) 对症处理 ①防治脑水肿,防止抽搐:使用大量肾上腺皮质激素和脱水剂防治脑水肿。②纠正水、电解质紊乱,维持心血管功能:中暑伴有循环衰竭时,应注意纠正酸中毒和补充血容量。③防治急性肾功能衰竭:对于急性肾衰者应及时进行血液透析。

3. 护理措施

(1) 即刻护理措施 心力衰竭患者要给予半卧位,血压过低患者取平卧位。昏迷患者要保持气道通畅,及时清除鼻咽分泌物,充分供氧,必要时准备机械通气治疗。

(2) 保持有效降温

1) 现场降温 ①迅速脱离高温环境,转移至通风阴凉处,将患者平卧并去除全身衣物;②用凉水酒或用湿毛巾擦拭全身;③扇风,加快蒸发、对流散热;④持续监测体温。

2) 后送途中降温 ①打开救护车内空调或开窗;②用凉水擦拭全身;③输液;④持续监测体温。

3) 病房内降温 ①室温调节在 20～24 ℃;②快速静脉输液;③降温毯;④冰块置于散热较快的区域(双侧颈部、腹股沟和腋下);⑤用 4 ℃生理盐水 200～500 mL 进行胃灌洗和(或)直肠灌肠;⑥血液净化;⑦联合使用冬眠合剂等;⑧有条件可用血管内降温仪或将患者浸入冷水浴中(水温为 15～20 ℃)。

(3) 密切观察病情变化

1) 降温效果的观察 ①降温过程中应密切监测肛温,每 15～30 min 测量一次,根据肛温变化调整降温措施。②观察末梢循环情况,以确定降温效果。如患者高热而四肢末梢厥冷、发绀,则提示病情加重;经治疗后体温下降、四肢末梢转暖、发绀减轻或消失,则提示治疗有效。无论何种降温方法,只要体温降至肛温 38 ℃左右即可考虑终止降温。

2)并发症的监测 ①监测尿量、尿色、尿比重,以观察肾功能状况,深茶色尿和肌肉触痛往往提示横纹肌溶解。②密切监测血压、心率,有条件者可测量中心静脉压、肺动脉楔压、心排血量及体外循环阻力指数等,防治休克,并且指导合适补液以防止补液过量而引起肺水肿。降温时,血压应维持收缩压在 90 mmHg 以上,注意有无心律失常出现,必要时应及时处理。③监测动脉血气、神志、瞳孔、脉搏、呼吸的变化。中暑高热患者,动脉血气结果应予校正。④严密监测凝血酶原时间、凝血活酶时间、血小板计数和纤维蛋白原,以防 DIC。⑤监测有无水、电解质失衡,及时发现由于补液过量引起的低钠血症。

3)观察与高热同时存在的其他症状 如是否伴有寒战、大汗、咳嗽、呕吐、腹泻、出血等,以协助明确诊断。

(4)对症护理 ①口腔护理:高热患者应加强口腔护理,以防感染与溃疡。②皮肤护理:高热大汗者应及时更换衣裤及被褥,注意皮肤清洁卫生,定时翻身,防止压疮。③高热惊厥护理:应置患者于保护床内,防止坠床和碰伤,惊厥时注意防止舌咬伤。

(5)预防中暑的健康教育 ①大量饮水,注意补充盐分和无机盐,在高温天气里,不应等到口渴时才喝水。如果需要在高温的环境里进行体力劳动或剧烈运动,至少每小时喝 2~4 杯凉水(500~1 000 mL)。不饮用含酒精或大量糖分的饮料,避免饮用过凉的冰冻饮料。②注意饮食及休息,少食高油、高脂食物,饮食尽量清淡,多吃水果蔬菜。保证充足的睡眠。睡觉时避免电风扇或空调直吹。③高温天气里应尽量在室内活动,户外活动时穿着合适的衣服并涂抹防晒霜,活动时间最好避开正午时段,尽量将时间安排在早晨或者傍晚。④锻炼自己的耐热能力,学会适应热环境。

第二节 淹 溺

淹溺(drowning),又称溺水,是人淹没于水或其他液体中,由于液体、污泥、杂草等物堵塞呼吸道和肺泡,或因咽喉、气管发生反射性痉挛,引起窒息和缺氧,肺泡失去通气、换气功能,使机体处于的一种危急状态。淹溺是意外死亡的常见原因之一,每年全球有将近 45 000 人因淹溺而死亡。在我国,淹溺通常在湖泊或河流多的水域及在夏季发生,是儿童伤害死亡的首要原因。

【病因与发病机制】

淹溺多见于儿童、青少年和老年人,常见的原因有误落水、意外事故如遇洪水灾害等,偶有投水自杀者。人淹没于水中后,本能地出现反射性屏气和挣扎,避免水进入呼吸道。但由于缺氧,被迫深呼吸,从而使大量水进入呼吸道和肺泡,阻碍气体交换,加重缺氧和二氧化碳潴留,造成严重缺氧、高碳酸血症和代谢性酸中毒。

1. 淡水淹溺 一般江、河、湖、池中的水渗透压较血浆或其他体液渗透压低,属于淡水。

浸没淡水后,通过呼吸道和胃肠道进入体内的淡水迅速进入血液循环,血容量剧增可引起肺水肿和心力衰竭,并叫稀释血液,引起低钠、低氯和低蛋白血症。低渗液体使红细胞肿胀、破裂,发生溶血,出现高钾血症和血红蛋白尿。过量的血红蛋白堵塞肾小管引起急性肾衰竭。高钾血症可使心搏骤停。淡水吸入最重要的临床意义是肺损伤,低渗性液体经肺组织渗透迅速渗入肺毛细血管,损伤气管、支气管和肺泡壁的上皮细胞,使肺泡表面活性物质灭活,肺顺应性下降,肺泡表面张力增加,肺泡容积急剧减小,肺泡塌陷萎缩,进一步阻滞气体交换,造成全身严重缺氧。

2. 海水淹溺 海水含钠量约是血浆的3倍以上,还有大量的钙盐和镁盐。因此,吸入海水,其高渗压使血管内的液体或血浆大量进入肺泡内,引起急性肺水肿、血容量降低、血液浓缩、低蛋白血症、高钠血症,发生低氧血症。此外,海水对肺泡上皮细胞和肺毛细血管内皮细胞的化学损伤作用更易促使肺水肿的发生。高钙血症可导致心律失常,甚至心脏停搏。高镁血症可抑制中枢和周围神经,导致横纹肌无力、扩张血管和降低血压。

淡水淹溺与海水淹溺的病理改变特点比较见表7-1。

3. 其他 如不慎跌入粪池、污水池和化学物贮存池时,可附加腐生物和化学物的刺激、中毒作用,引起皮肤和黏膜损伤、肺部感染及全身中毒。

表7-1 淡水淹溺与海水淹溺的病理改变特点比较

比较	海水淹溺	淡水淹溺
血容量	减少	增加
血液性状	血液浓缩	血液稀释
红细胞损害	很少	大量
血浆电解质变化	高血压、高血钙、高血镁	低钠血症、低氯血症 低蛋白血症、高钾血症
心室颤动	极少发生	常见
主要致死原因	急性肺水肿、急性脑水肿、心力衰竭	急性肺水肿、急性脑水肿、心力衰竭、心室颤动

【病情评估与判断】

1. 健康史 应向淹溺者的陪同人员详细了解淹溺发生的时间、地点和水源性质及现场施救情况,以指导急救。

2. 临床表现 缺氧是淹溺者最重要的表现,可引起全身缺氧,导致呼吸、心搏骤停、脑水肿,肺部吸入污水可发生肺部感染。在病程演变中可发生低氧血症、弥散性血管内凝血、急性肾衰竭等多器官功能障碍综合征。如淹没于粪坑、污水池和化学物贮存池等处时,除淹溺窒息表现外,还会伴有相应的皮肤、黏膜损伤和全身中毒。

(1)症状 淹溺患者常表现为窒息、神志丧失、呼吸、心跳微弱或停止。在复苏过程中可出现各种心律失常、肺水肿表现,甚至心室颤动、心力衰竭、ARDS、脑水肿、溶血性贫血、急性肾衰竭或DIC等各种临床表现。肺部感染较为常见。如淹溺在冰冷的水中,患者可发生低温综合征。

(2)体征 皮肤发绀,颜面肿胀,球结膜充血,口鼻充满泡沫或泥污。常出现精神状态改变,烦躁不安,抽搐、昏迷和肌张力增加。呼吸表浅、急促或停止。肺部可闻及干湿啰音,偶尔有喘鸣音。心律失常、心音微弱或消失。腹部膨隆,四肢厥冷。有时可伴头、颈部损伤。

3. 辅助检查

(1) 血、尿检查　淹溺者常有白细胞轻度增高,淡水淹溺者可出现血液稀释或红细胞溶解,出现低钠、低氯血症,血钾升高,血和尿中出现游离血红蛋白。海水淹溺者出现血液浓缩,轻度高钠血症或高氯血症,可伴血钙、血镁增高。重者出现DIC的实验室检测指标。

(2) 心电图检查　常有窦性心动过速、非特异性ST段和T波改变,病情严重时出现室性心律失常、完全性心脏传导阻滞。

(3) 动脉血气分析　约75%病例有明显混合型酸中毒,几乎所有患者都有不同程度低氧血症。

(4) X射线检查　胸片常显示斑片状浸润,有时出现典型肺水肿征象。约20%病例胸片无异常发现。疑有颈椎损伤时,应进行颈椎X射线检查。

【救治与护理】

1. 现场救护　淹溺所致死亡主要是因为缺氧。缺氧时间和程度是决定淹溺预后最重要的因素,纠正缺氧本身也可导致自主呼吸或循环的恢复。如果现场无有效的复苏,由于组织缺氧将导致呼吸、心搏骤停和多器官功能障碍。因此,快速、有效的现场救护,尽快对淹溺者进行通气和供氧是最重要的紧急抢救措施。以下主要介绍水中营救和初期复苏。

(1) 水中营救　现场目击者在初步营救和复苏中发挥关键作用。但同时,目击者在尝试营救时也易发生危险。因此,除非非常必要,否则千万不要妄自下水。可将木根或衣服等作为救援设施递送给淹溺者,并让其尽量抓住。如果淹溺者离岸不远,扔绳索或漂浮救援设施也是可行的。如果不得不下水营救,可借助浮力救援设备或船接近淹溺者。切忌一头扎进水里救人,因为这样可能会影响施救者的视野,并且可能增加脊柱损伤的风险。施救者应镇静,尽可能脱去衣裤,尤其要脱去鞋靴,迅速游到淹溺者附近,并从背后接近淹溺者,一手托着他的头颈,将面部托出水面,将淹溺者救上岸。救护时应防止被淹溺者紧紧抱住。

(2) 初期复苏

1) 立即为其清除口腔、鼻腔内的水和泥沙等污物,并将其舌头拉出,确保呼吸道通畅。

2) 倒水处理:可选用下列方法迅速倒出淹溺者呼吸道、胃内积水。①膝顶法:急救者取半蹲位,一腿跪地,另一腿屈膝,将淹溺者腹部横置于救护者屈膝的大腿上,使头部下垂,并用手按压其背部,使呼吸道及消化道内的水倒出,见图7-1(1)。②肩顶法:急救者抱住淹溺者的双腿,将其腹部放在急救者的肩部,使淹溺者头胸下垂,急救者快步奔跑,使积水倒出,见图7-1(2)。③抱腹法:急救者从淹水者背后双手抱住其腰腹部,使淹溺者背部在上,头胸部下垂,摇晃淹溺者,以利水倒出,见图7-1(3)。倒水处理时应注意,应尽量避免因倒水时间过长而延误心肺复苏等措施的进行;倒水时注意使淹溺者头胸部保持下垂位置,以利积水流出。

3) 心肺复苏:如病人心跳、呼吸停止者应迅速进行心肺复苏。

4) 迅速转送至附近医院,注意在转送途中仍需继续监护与救治。

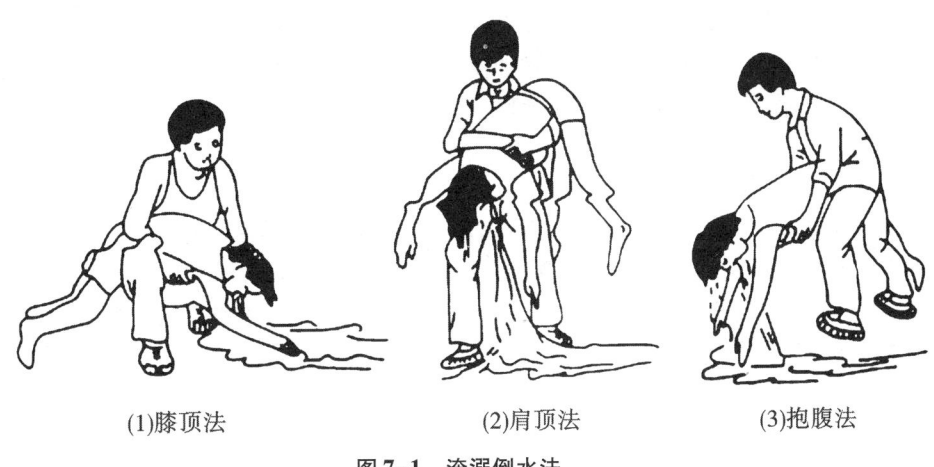

(1) 膝顶法　　　　　(2) 肩顶法　　　　　(3) 抱腹法

图7-1　淹溺倒水法

2. 医院内救护

(1) 维持呼吸功能　给予高流量吸氧,根据情况行气管插管并予机械通气,必要时行气管切开。

(2) 维持循环功能　患者心跳恢复后,常有血压不稳定或低血压状态,应注意监测有无低血容量,掌握输液的量和速度。

(3) 防治低体温　如果淹溺者是浸在冰水中(<5 ℃),患者可发生低体温,导致患者冻伤。目前尚无充分证据支持低体温的淹溺者需要立即给予复温。国际救生联盟建议体温非常低的淹溺者需要复温,但开始时只需复温到32～34 ℃。

(4) 纠正低血容量、水、电解质和酸碱失衡　淡水淹溺者,应适当限制入水量,及时应用脱水剂防治脑水肿,适量补充氯化钠溶液、浓缩血浆和白蛋白。海水淹溺者,由于大量体液渗入肺组织,血容量偏低,需及时补充液体,可用葡萄糖溶液、低分子右旋糖酐、血浆,严格控制氯化钠溶液,注意纠正高钾血症及酸中毒。

(5) 对症处理　积极防治脑水肿、感染、急性肾衰竭等并发症的发生。体外膜肺(ECMO)对救治淹溺后的难治性心搏骤停有一定效果。

3. 护理措施

(1) 即刻护理措施　①迅速将患者安置于抢救室内,换下湿衣裤,注意保暖;②保持呼吸道通畅,给予高流量吸氧,根据情况配合气管插管并做好机械通气准备;③建立静脉通路。

(2) 输液护理　对淡水淹溺者,应严格控制输液速度,从小剂量、低速度开始,防止短时间内进入大量液体,加重血液稀释和肺水肿。对海水淹溺者出现血液浓缩症状的应及时按医嘱输入5%葡萄糖和血浆液体等,切忌输入生理盐水。

(3) 复温护理　复温速度要求稳定、安全。①体表复温法:迅速将低体温者移入温暖环境,脱掉衣服、鞋袜,采取全身保暖措施。加盖棉被或毛毯,用热水袋(注意不要直接放在皮肤上,用垫子、衣服或毯子隔开,以防烫伤)放脚下及腹股沟,有条件者用电毯包裹躯体,用热辐射(红外线等)进行复温,也可将冻伤者浸入40～42 ℃温水浴盆中,水温自3～35 ℃开始,5～10 min后提高水温至42 ℃,待肛温升到34 ℃,患者呼吸和心跳规则,停止加温。如患者意识存在,可给予温热饮料或小量酒,静脉滴注加温10%葡萄糖注射液,有助于改善循环。②中心复温法:低体温严重者,除体表复温外,也可采用中心复温法,如采用加温加湿给氧、加温静脉输液(43℃)等方法。有条件可采用体外循环血液加温和腹膜透析。

(4)密切观察病情变化　密切观察血压、心率(律)、脉搏、呼吸、意识和尿液的变化。观察有无咳痰,痰的颜色、性质,听诊肺部啰音及心率、心律情况。有条件者行CVP监测,将CVP、动脉压和尿量三者结合起来分析,指导输液治疗。

(5)做好心理护理　消除患者的焦虑与恐惧心理,解释治疗措施及目的,使其能积极配合。对自杀淹溺的患者应尊重其隐私,注意引导他们正确对待人生、事业、他人等,提高其心理承受能力。

第三节　电击伤

电击伤俗称触电,是指一定量的电流通过人体引起全身或局部的组织损伤和功能障碍,甚至发生呼吸、心搏骤停。电击伤可以分为超高压电击伤或雷击、高压电击伤和低压电击伤3种类型。

【病情评估与判断】

1. 健康史　评估是否具有直接或间接接触带电物体的病史。
2. 临床表现　轻者仅有瞬间感觉异常,重者可致死亡。

(1)全身表现　触电后,轻者表现为痛性肌肉收缩、惊恐、面色苍白、四肢软弱、表情呆滞,呼吸及心跳加速,头痛、头晕、心悸等,皮肤灼伤处疼痛。高压电击时,常发生神志丧失,呼吸、心搏骤停。有些患者可转入"假死"状态:心跳、呼吸极其微弱或暂停,心电图可呈心室颤动状态,经积极治疗,一般可恢复。昏迷或呼吸、心搏骤停,如不及时复苏则会发生死亡。幸存者可有定向力丧失和发作。心室颤动是低压电电击后常见的表现,也是伤者致死的主要原因。组织损伤区或体表烧伤处丢失大量液体时,可出现低血容量性休克。低血压、体液及电解质紊乱和严重的肌球蛋白尿可引起急性肾衰。电击时因肌肉剧烈收缩的机械暴力,可致关节脱位和骨折。

(2)局部表现

1)高压电引起电烧伤的典型特点　①烧伤面积不大,但可深达肌肉、血管、神经和骨骼,有"口小底大,外浅内深"的特征;②有一处进口和多处出口;③肌肉组织常呈夹心性坏死;④电流可造成血管壁变性、坏死或血管栓塞,从而引起继发性出血或组织的继发性坏死。

2)低压电引起的烧伤　常见于电流进入点与流出点,伤口小,呈椭圆形或圆形,焦黄或灰白色,干燥,边缘整齐,与正常皮肤分界清楚,一般不损伤内脏。如有衣服点燃,可出现与触电部位无关的大面积烧伤。

(3)并发症　可有短期精神异常、心律失常、肢体偏瘫、继发性出血或血供障碍、局部组织坏死并发感染、弥散性血管内凝血、急性肾功能障碍、内脏破裂或穿孔、永久性失明或耳聋等。孕妇电击后常发生死胎、流产。

3. 辅助检查　早期可出现肌酸磷酸激酶(CPK)及其同工酶(CK-MB)、乳酸脱氢酶(LDH)、丙氨酸转氨酶(ACT)的活性增高。尿液检查可见血红蛋白尿或肌红蛋白尿。心电图检查可出现传导阻滞或房性、室性期前收缩等心律失常。

【救治与护理】

救护原则为迅速脱离电源,分秒必争地实施有效的心肺复苏及心电监护。

1. 现场救护

(1)迅速脱离电源　根据触电现场情况,采用最安全、最迅速的办法脱离电源。①切断电源:拔除电源插头或拉开电源闸刀。②挑开电线:应用绝缘物或干燥的木棒、竹竿、扁担等将电线挑开。③拉开触电者:急救者可穿胶鞋,站在木凳上,用干燥的绳子、围巾或干衣服等拧成条状套在触电者身上拉开触电者。④切断电线:如在野外或远离电源闸及存在电磁场效应的触电现场,施救者不能接近触电者,不便将电线挑开时,可用干燥绝缘的木柄刀、斧或锄头等物将电线斩断,中断电流,并妥善处理残端。在脱离电源的抢救过程中应注意:①避免给触电者造成其他伤害。如人在高处触电时,应采取适当的安全措施,防止脱离电源后,从高处落下骨折而死亡。②强调确保现场救助者自身的安全,抢救者必须严格保持自己与触电者的绝缘,未断离电源前绝不能用手牵拉触电者。脚下垫放干燥的木块、厚料块等绝缘物品,使自己与地面绝缘。

(2)防止感染　保护好烧伤创面,防止感染。

(3)轻型触电者　就地观察及休息1~2 h,以减轻心脏负荷,促进恢复。

(4)重型触电者　对心搏骤停者,应立即行心肺复苏术。

2. 医院内救护

(1)维持有效呼吸　呼吸停止者应立即气管插管,给予呼吸机辅助通气。

(2)纠正心律失常　电击伤常引起心肌损害和发生心律失常。最严重的心律失常是心室颤动。心室颤动者应尽早给予除颤。

(3)补液　低血容量性休克和组织严重电烧伤的患者,应迅速予以静脉补液,补液量较同等面积烧伤者要多。

(4)创面处理　局部电烧伤与烧伤创面的处理相同。积极清除电击烧伤创面的坏死组织,有助于预防感染和创面污染。由于深部组织的损伤、坏死,伤口常需开放治疗。

(5)筋膜松解术和截肢　肢体受高压电热灼伤,大块软组织灼伤引起的局部水肿和小血管内血栓形成,可使电热灼伤远端肢体发生缺血性坏死。因而有时需要进行筋膜松解术,减轻灼伤部位周围压力,改善肢体远端血液循环。严重时可能需要截肢处理。

(6)其他对症处理　抗休克,预防感染,纠正水和电解质紊乱,防治脑水肿、急性肾衰竭、应激性溃疡等。

3. 护理措施

(1)即刻护理措施　心搏骤停或呼吸停止者按《心肺复苏指南》的流程进行复苏,尽快建立人工气道和机械通气,充分供氧,配合医生做好抢救。

(2)用药护理　尽快建立静脉通路,按医嘱给予输液,恢复循环容量。应用抗生素预防和控制电击伤损害深部组织后所造成的厌氧菌感染,注射破伤风抗毒素预防破伤风发生。

(3)合并伤的护理　因触电后弹离电源或自高空跌下,常伴有颅脑伤、气胸、血胸、内脏破裂、四肢与骨盆骨折等,应注意患者有无其他合并伤存在。搬运患者过程中应注意有无头颈部损伤和其他严重创伤,颈部损伤者要给予颈托保护,可疑脊柱伤患者应注意保护脊柱,使用硬板床。

(4)严密观察病情变化 ①定时监测生命体征:体温、脉搏、呼吸及血压,注意判断有无呼吸抑制及窒息发生;注意患者神志变化,对神志清醒患者应给予心理安慰,消除其恐惧心理。②心律失常的监测:动态观察心电图变化,做好心电监护,及时发现心律失常。③心肌损伤的监测:根据心肌酶学检查,来评估判断有无心肌损伤,一旦明确,应按医嘱给予高浓度吸氧、控制输液的速度和输液量、应用心肌保护和营养类药物等。④肾功能监测:观察尿的颜色和量的变化,准确记录尿量。

(5)加强基础护理 病情严重者注意口腔护理、皮肤护理,防止口腔炎和压疮的发生,保持局部伤口敷料的清洁、干燥,防止脱落。

问题分析与能力提升

病例1:男性,23岁,战士,因"高热、意识障碍5 h"急诊入院。查体:体温41 ℃,脉搏130次/min,律齐,血压90/60 mmHg,深昏迷,双侧瞳孔等大等圆,直径1.5 mm,对光反射迟钝,皮肤干燥,双肺呼吸音正常,未闻及干湿啰音,双下肢阵发性抽搐,大、小便失禁。患者战友代诉患者平素体健,连续多日参加军事训练。

思考:①考虑该患者最可能发生了什么?②为进一步明确诊断,需要尽快协助医生为患者做哪些检查?③针对该患者的处理措施有哪些?④可采取哪些降温措施?降温时应注意什么?

病例2:男性,15岁,在江里游泳时意外淹溺,被他人发现后救起。当时患者剧烈咳嗽、呼吸急促,咳出粉红色泡沫痰,全身皮肤发绀,腹部膨隆。

思考:①如何对该患者进行现场救护?②医院内救护时应采取哪些主要措施?③针对该患者的护理要点有哪些?

病例3:男,39岁,下颚、右前臂、双手、右足、右小腿电烧伤后1 h,门诊收入院,患者高空作业时,在距35 kV高压电线1 m时,被电烧伤下颚、右前臂、双手、右足、右小腿,当即昏迷,无呼吸、心跳停止,无大小便失禁,随后被送入医院急救。

思考:①电烧伤后该患者可能发生哪些并发症?②电烧伤后应如何实施现场救护?③应采取哪些医院内救护措施?护理上应如何配合?

课后练习

1.处理重症中暑的关键是 ( )
   A.纠正酸碱平衡   B.防治循环衰竭
   C.防治并发症   D.迅速降温
   E.保持气道通畅

2.热痉挛病人的突出表现是 ( )
   A.腓肠肌痉挛、疼痛   B.胸大肌痉挛、胸痛
   C.四肢肌无力   D.呼吸肌痉挛、呼吸麻痹
   E.肠道平滑肌痉挛、腹痛

(3~4题共用题干)
患者,男,41岁,建筑工人,在烈日下工作数小时,大量出汗,因口渴反复多次大量饮用自来水,

出现腹壁肌肉和小腿肌肉阵发性痉挛疼痛就诊。

3. 该患者首先考虑的诊断是 （　　）
  A. 急腹症　　　　　　　　　　B. 热射病
  C. 热衰竭　　　　　　　　　　D. 癫痫小发作
  E. 热痉挛

4. 为明确诊断需进一步做的实验室检查是 （　　）
  A. 血常规　　　　　　　　　　B. 肝功能
  C. 肾功能　　　　　　　　　　D. 电解质
  E. 血糖测定

5. 患者,男,58岁,参加爬山活动,大量出汗,口渴、头晕、胸闷、面色苍白、皮肤湿冷,脉搏106次/min,此时应给与患者的救护措施中不妥的是 （　　）
  A. 将患者转移到阴凉通风处　　B. 让患者安静休息
  C. 给予清凉饮料　　　　　　　D. 涂擦清凉油
  E. 立即舌下含服硝酸甘油片

6. 淹溺分为 （　　）
  A. 干性淹溺和湿性淹溺　　　　B. 海水淹溺和淡水淹溺
  C. 干性淹溺和海水淹溺　　　　D. 湿性淹溺和淡水淹溺
  E. 温水淹溺和冷水淹溺

7. 关于淡水淹溺的病理生理变化,下列不正确的是 （　　）
  A. 血容量增加　　　　　　　　B. 低钠血症
  C. 高氯血症　　　　　　　　　D. 低蛋白血症
  E. 高钾血症

8. 淹溺者救护原则错误的是 （　　）
  A. 迅速将病人救离出水　　　　B. 立即恢复有效通气
  C. 给予心肺复苏术　　　　　　D. 根据病情对症处理
  E. 首先考虑电击除颤

9. 患者,男,70岁,路过堰塘旁边,不小心突然摔倒掉进堰塘内,路人遂将其救上岸边,该患者满脸浮萍,面色苍白,嘴唇发绀,意识不清,现场急救的首要措施是 （　　）
  A. 取下义齿　　　　　　　　　B. 清除口鼻中的杂草和污泥
  C. 立即口对口人工呼吸　　　　D. 胸外心脏按压
  E. 脱去湿衣服

10. 患者,男,20岁,溺水,被救出后神志不清、呼吸停止、口唇发绀,心跳微弱,现场护士在进行人工呼吸前需进行的工作是 （　　）
  A. 清理呼吸道和倒水处理　　　B. 拨打"120"
  C. 联系家属　　　　　　　　　D. 胸外心脏按压
  E. 更换衣服

11. 以下影响电击伤严重程度的陈述错误的是 （　　）
  A. 电流强度越强,对人体损害性越大
  B. 电压越高,产生电流就越大,对人体的损害也越重
  C. 电阻越大,组织损害越严重
  D. 凡电流流经心脏、脑干或脊髓者,均可导致严重后果
  E. 电流通过人体时间越长,机体受损越严重

12. 触电对人的致命作用是 （　　）
  A. 引起室颤　　　　　　　　　B. 血管肌肉损伤

C. 诱发心动过速　　　　　　　D. 急性肾损伤
E. 急性心室血流减慢

13. 患者,男,30岁,电工,在接触高压电时违规操作,被高压电击伤,从3 m高处跌落,在可能出现的伤情中不包括　　　　　　　　　　　　　　　　　　　　　　　　　　　　( )
　　A. 骨折　　　　　　　　　　B. 脱臼
　　C. 电烧伤部位的组织呈焦化状态　D. 电烧伤创面口小底大、内深外浅
　　E. 电烧伤创面口大底小、内部损伤较轻

14. 如果发现有人触电,下列措施正确的是　　　　　　　　　　　　　　　( )
　　A. 迅速用手拉触电人,使他离开电线　B. 用铁棒把人和电源分开
　　C. 用湿木棒将人和电源分开　　　　D. 迅速拉开电闸,切断电源
　　E. 设法找电工处理

15. 患者,男,25岁,在家私接电线,被电击倒地,电线压在身下,不停抽搐,此患者的急救措施中不妥的是　　　　　　　　　　　　　　　　　　　　　　　　　　　　　　( )
　　A. 立即关闭电源　　　　　　B. 用干燥的木棍挑开电线
　　C. 立即用手拉开患者　　　　D. 脱离电源后立即检查
　　E. 心搏骤停者立即复苏

(济源职业技术学院　贾晓彤)

第八章 重要器官功能障碍的救护

> **学习目标**
> 1. 了解急性呼吸衰竭、急性心力衰竭、急性肾功能衰竭、多器官功能障碍综合征的定义和发病机制。
> 2. 熟悉急性呼吸衰竭、急性心力衰竭、急性肾功能衰竭、多器官功能障碍综合征的诊断、病因和症状。
> 3. 掌握急性呼吸衰竭、急性心力衰竭、急性肾功能衰竭、多器官功能障碍综合征的临床表现、监护、防治和护理措施。

重症医学的发展使器官功能衰竭的预防成为可能,并取得了巨大进步。首先,对器官功能损伤进行早诊断、早干预,可能遏制器官损伤向器官衰竭发展;其次,通过预防缺血、预防性保护性通气等来实现对器官功能损伤的零容忍,达到器官衰竭的根本性预防。重症监护技术的进步使得单一器官功能障碍的患者生命得以延长或者延缓死亡。但是多器官功能障碍患者的预后没有取得太多进展,衰竭的器官每增加一个,死亡率增加30%,衰竭的器官在3个以上死亡率接近100%。本章分别对单一器官衰竭和多器官衰竭进行讲解。

第一节 急性呼吸衰竭的救护

急性呼吸衰竭(acute respiratory failure,ARF)是一种严重的临床综合征,是指患者由于某种因素,如严重肺疾患(呼吸道阻塞性病变、肺组织病变、肺血管病变等)、神经中枢和神经肌肉疾患(脑炎、脑外伤、脊髓灰质炎、急性多发性神经根炎、重症肌无力等)、溺水、电击、创伤、休克、药物中毒等直接或间接抑制呼吸中枢,肺通气和(或)换气功能迅速出现严重障碍,在短期内呼吸功能迅速失去代偿,出现严重缺氧和(或)二氧化碳潴留,并由此引起一系列生理功能和代谢紊乱。它的临床表现就是起病急,病情发展迅速,若不能及时诊断和尽早有效地治疗,会危及患者生命。近年来,最多见的急性呼吸衰竭类型为成人呼吸窘迫综合征(ARDS)。呼吸衰竭有着明确的病理生理含义,单靠临床难以确诊,要根据血气分析做诊断。

【分型】

急性呼吸衰竭分为急性Ⅰ型呼吸衰竭和急性Ⅱ型呼吸衰竭。

1. 急性Ⅰ型呼呼吸衰竭　又称换气障碍型呼吸衰竭或低氧血症型呼吸衰竭。主要由肺实质病变引起。由于肺部病变,肺顺应性下降,主要的病理生理改变为换气功能障碍,引起血氧下降的主要原因是通气血流比例失调,也有不同程度的肺内分流的增加。血气的主要改变是动脉氧分压下降,这类患者常伴有过度通气,故动脉$PaCO_2$常降低或正常。若在疾病后期或合并呼吸道梗阻时,$PaCO_2$也可增高。

2. 急性Ⅱ型呼吸衰竭　又称通气功能衰竭。由肺内原因(呼吸道梗阻、生理无效腔增大)或肺外原因(胸廓或呼吸中枢的异常等)引起,基本的病理生理改变是肺泡通气量不足。这类患者若无肺内病变则主要问题在CO_2潴留及呼吸性酸中毒。动脉血气改变特点是$PaCO_2$增高及PaO_2下降。

【病因】

1. 急性Ⅰ型呼吸衰竭的病因

(1) 肺实质性病变　细菌、病毒、真菌等引起的各种类型肺炎,误吸胃内容物入肺、淹溺等。

(2) 肺水肿　①心源性肺水肿:各种严重心脏病及心力衰竭所引起;②非心源性肺水肿:急性呼吸窘迫综合征最为常见,其他尚有复张性肺水肿、急性高原病等。此类疾病常可引起严重的低氧血症。

(3) 肺血管疾患　引起急性呼吸衰竭的常见病因是急性肺梗死。此类疾病来势凶猛、病死率高。

(4) 胸壁和胸膜疾患　胸部手术损伤、自发性气胸、大量胸腔积液、胸壁外伤等,可影响胸廓运动和肺扩张,损害通气和(或)换气功能,导致通气量减少和(或)吸入气体分布不均。临床上常见为Ⅰ型呼吸衰竭,但严重者也可为Ⅱ型呼吸衰竭。以上各种病因所引起的呼吸衰竭早期轻者大多为Ⅰ型呼吸衰竭,而晚期严重者可出现Ⅱ型呼吸衰竭。

2. 急性Ⅱ型呼吸衰竭的病因

(1) 气道阻塞　引起急性Ⅱ型呼吸衰竭的常见病因是呼吸道感染、呼吸道烧伤、喉头水肿、异物引起上呼吸道急性梗死。

(2) 神经肌肉疾病　此类疾病患者是由于呼吸肌功能减退或呼吸中枢调控受损造成肺泡通气不足而引起Ⅱ型呼吸衰竭,其肺本质无明显病变,例如格林-巴利综合征、重症肌无力、低钾血症、周期性瘫痪等致呼吸肌受累;颅脑外伤、脑肿瘤、脑炎、脑血管意外、一氧化碳中毒、安眠药中毒致呼吸中枢受抑制。

【临床表现】

呼吸衰竭的临床表现因年龄、类型、病程早晚的不同可有很大差异。

1. 呼吸困难　是最早出现的症状。患者主观感到空气不足、胸闷,客观表现为呼吸用力,伴有呼吸频率、深度与节律的改变。有时可见鼻翼扇动、端坐呼吸。上呼吸道疾患常表现为吸气性呼吸困难,可有三凹征。呼气性呼吸困难多见于下呼吸道不完全阻塞如支气管哮喘等。胸廓疾患、重症肺炎等表现为混合性呼吸困难。中枢性呼吸衰竭多表现为呼吸节律不规则,如潮式呼吸等。严重者可有呼吸暂停。出现呼吸肌疲劳者,表现为呼吸浅快、腹式反常呼吸,如吸气时,腹壁内陷。

2. 发绀 是缺氧的典型体征,当血氧饱和度低于90%或氧分压<50 mmHg,因动脉血还原血红蛋白增加,耳垂、口唇、口腔黏膜、甲床呈现青紫色。

3. 神经-精神症状 急性呼吸衰竭的神经精神症状较慢性明显而多见,年长者可有头痛,可出现精神紊乱、烦躁不安、扑翼样震颤、谵妄、抽搐、昏迷等。

4. 循环系统症状 缺氧和二氧化碳潴留均可导致心率增快、血压下降。严重缺氧可出现各种类型的心律失常,甚至心脏停搏。二氧化碳潴留可引起表浅毛细血管和静脉扩张,表现为多汗、球结膜水肿、颈静脉充盈、皮肤潮红、嘴唇暗红等。

5. 其他脏器的功能障碍 严重缺氧和二氧化碳潴留可导致肝、肾功能障碍。临床出现黄疸、肝功能异常;血尿素氮、肌酐增高,尿中出现蛋白、管型;也可能出现上消化道出血、肠麻痹等。

6. 酸碱失衡和水、电解质紊乱 因缺氧而通气过度可发生呼吸性碱中毒。CO_2潴留则表现为呼吸性酸中毒。严重缺氧多伴有代谢性酸中毒及电解质紊乱。呼吸衰竭时血钾多偏高,血钠的改变不大,部分病例可有低钠血症。由于呼吸衰竭时有些患者有水潴留倾向,可发生水肿。长时间重度缺氧可影响肾功能,严重者少尿或无尿,以致造成急性肾功能衰竭。

【辅助检查】

1. 动脉血气分析 静息状态未吸氧时动脉血氧分压(PaO_2)<8.0 kPa(60 mmHg)动脉血二氧化碳分压($PaCO_2$)>6.7 kPa(50 mmHg)为Ⅱ型呼吸衰竭,单纯动脉血氧分压降低则为Ⅰ型呼吸衰竭。

2. 电解质检查 呼吸性酸中毒合并代谢性酸中毒时,常伴有高钾血症;呼吸性酸中毒合并代谢性碱中毒时,常有低钾和低氯血症。

3. 痰液检查 痰涂片与细菌培养的检查结果,有利于指导用药。

4. 胸部影像学检查 X射线胸片、胸部CT、肺血管造影等有助于分析呼吸衰竭的原因。

5. 其他 纤维支气管镜检查、肺功能检测。

【治疗原则】

1. 现场抢救,保持呼吸道通畅。
2. 氧疗,迅速纠正缺氧。
3. 机械通气。
4. 积极处理原发病,消除诱因。
5. 纠正酸碱平衡、电解质紊乱。
6. 对症、支持治疗。

【治疗措施】

1. 建立通畅的气道 保持呼吸道通畅是最基本、最重要的治疗措施。在氧疗和改善通气之前,必须采取各种措施,使呼吸道保持通畅。气道不通畅可使呼吸阻力增加,会加重呼吸肌疲劳;气道分泌物积聚时可加重感染,并发肺不张,减少气体交换面积。气道如发生急性完全阻塞,会发生窒息,在短时间内导致患者死亡。

2. 氧疗 通过提高肺泡内氧分压(PaO_2),增加O_2弥散能力,增加动脉血氧分压和血氧饱和度,纠正缺氧。氧疗一般以生理和临床的需要来调节吸入氧浓度,使动脉血氧分压达 8 kPa 以上,或 SaO_2 为 90% 以上。氧耗量增加时,如发热可增加吸入氧浓度。合理的氧疗提高了呼吸衰竭的疗效。

3. 增加通气量、减少二氧化碳潴留　①应用呼吸兴奋剂:呼吸兴奋剂通过刺激呼吸中枢或外周化学感受器,增加呼吸频率和潮气量,改善通气。②机械通气:如以上处理不能有效地改善症状,应尽早应用机械通气。

4. 纠正酸碱平衡失调和电解质紊乱　急性呼吸衰竭病人常易合并代谢性酸中毒,应及时纠正。

5. 合理使用利尿剂　综上所述,处理呼吸衰竭时,只要合理应用机械通气、给氧、利尿剂(呋塞米)、鼻饲和静脉补充营养和电解质。所以呼吸衰竭的酸碱平衡失调和电解质紊乱是有原因可查的,亦是可以防治的。

急性呼吸衰竭并发症:呼吸道感染、肺不张、肺损伤、肺水肿。

【护理诊断】

1. 气体交换受损　与肺换气功能障碍有关。
2. 清理呼吸道无效　与呼吸功能受损、呼吸道分泌物黏稠有关。
3. 有感染的危险　与长期使用呼吸机有关。
4. 潜在并发症　呼吸心搏骤停,感染性休克。

【护理措施】

1. 病情观察　①严密监测生命体征,尤其是呼吸频率、节律、深度的变化。②观察缺氧和二氧化碳潴留的症状和体征,肺部有无异常呼吸音及听诊肺部湿啰音、有无发绀、球结膜水肿。③动态监测血氧饱和度、观察动脉血气分析。④观察患者腹部胀气及肠鸣音情况。⑤评估意识状况及神经精神症状,观察有无肺性脑病的表现。⑥昏迷患者应评估瞳孔、肌张力、腱反射及病理反射。⑦准确记录出入量,尤其是尿量变化。合理调节静脉滴注速度。

2. 保持呼吸道通畅　①意识清醒的患者教会其有效的咳嗽、咳痰方法,鼓励患者咳痰。②患者痰液黏稠不易咳出时,加强翻身、叩背排痰,嘱其适量饮水,必要时备稀释痰液的药物。③意识不清及咳痰无力的患者,可经口或经鼻吸痰。

3. 氧疗的护理　①按医嘱进行氧疗,记录吸氧方式(鼻塞/鼻导管、面罩、呼吸机)、吸氧浓度及吸氧时间。②若吸入高浓度或纯氧要严格控制吸氧时间,在保证 PaO_2 迅速提高到 60 mmHg 或 SpO_2 达 90% 以上的前提下,尽量降低吸氧浓度。③密切观察氧疗的效果及不良反应。④注意保持吸入氧气的湿化。

4. 机械通气的护理

(1)密切监测　①密切观察患者自主呼吸频率、节律是否与呼吸机同步,如患者安静,表明自主呼吸与呼吸机同步;如出现烦躁,则自主呼吸与呼吸机不同步,或由于通气量不足或痰堵,应及时清除痰液或调整通气量。②密切观察呼吸机及各种监测仪器的工作情况,及时记录监测参数。观察实际吸入气量、有效潮气量,同时观察漏气量、吸气压力水平、压力上升时间等指标。分析并解除呼吸机报警的原因。

(2)妥善固定人工气道　①选择合适的牙垫,防止导管被咬,堵塞气道。②定时更换胶布和固定带,观察固定带周围皮肤情况。③更换体位时避免气管导管过度牵拉、扭曲。④每班交接导管置入长度,防止导管移位。⑤躁动患者给予适当的保护性约束。

(3)痰液引流　①吸痰应遵循无菌技术操作原则。②选择合适型号的吸痰管,要求吸痰管的外径小于或等于气管导管内径的1/2。③选择合适的负压。④吸痰前后给予 2 min 100% 氧气。⑤吸痰顺序为气管内—口腔—鼻腔,不能用一根吸痰管吸引气管、口鼻腔。⑥吸痰时动作轻柔,每次吸痰时间不超过 15 s。⑦吸痰过程中严格观察患者生命体征变化,如有明显的血氧饱和度下降或颜面发绀应立即停止吸痰。⑧观察分泌物的颜色、性质、量,并做好记录。

(4)有效的气道湿化　①吸入气体温度保持在 37 ℃,相对湿度 95%~100%。②气道湿化的液体为灭菌注射用水。③常用湿化装置有主动加热湿化器、热湿交换过滤器;常用的湿化方法为持续气道湿化。

(5)预防呼吸机相关肺炎　①严格无菌操作。②抬高床头 30°~45°。③及时倾倒呼吸机管路冷凝水。④每周更换呼吸机管路,管路污染时随时更换。⑤定时监测气道病原菌的变化,选用合适的抗生素。⑥检查气囊压力情况,防止误吸。⑦有条件的单位应尽量将患者安置于单间病房并安装新风装置,保证室内空气处于低尘、低病原微生物、恒温恒湿的状态。

(6)人工气囊管理　①每 4 h 采用气囊测压表检测气囊压力,气囊压力维持在 25~30 cmH$_2$O。②每 6~8 h 进行气囊上滞留物的清除。

5. 用药的护理

(1)抗生素治疗的护理　及时做痰涂片、痰培养或血培养检查,以明确病原菌,根据病原菌结果选择合适的抗生素。在应用抗生素治疗时,应遵医嘱按时定量准确给药,以维持一定的血药浓度,同时注意观察治疗效果及副作用。

(2)呼吸兴奋剂治疗的护理　用药过程中应保持呼吸道通畅,滴速不易过快,密切观察患者神志、呼吸频率和节律变化,及时查动脉血气分析,以调节滴入速度。

(3)利尿剂治疗的护理　利尿剂通过抑制钠、水重吸收,减少血容量、减轻右心负荷。应用排钾利尿剂过程中应监测血钾情况,观察患者水肿、呼吸困难情况是否减轻,记录出入量。特别要注意低钾、低氯性碱中毒的表现,如肌无力、食欲不振、腹胀、心律失常。此外,还应注意有无因出量过多引起的痰液干结不易咳出。

6. 营养支持的护理

(1)给予高热量、高蛋白、易消化富含维生素的饮食,不能进食的患者给予鼻饲饮食。肠内营养时应注意观察有无胃潴留。

(2)对有消化道出血的患者可进行肠外营养。

(3)针对Ⅱ型呼吸衰竭的患者,不宜给高糖类的饮食,因为过高比例的糖类增加二氧化碳产生量,可导致或加重高碳酸血症,故患者总热卡中糖类的比例应适当。

(4)应减少产气食物的摄入,如豆类、薯类食品及碳酸类饮料等,以避免出现腹胀影响膈肌运动。

(5)注意监测血糖变化。

7. 心理护理

(1)向带有气管插管的患者耐心解释气管插管的必要性、暂时性和自行拔管的危险性。

(2)重视患者心理和情绪的变化,积极采用语言及非语言(图片、手势、写字板等)的方式跟患者进行沟通。

（3）加强与患者家属之间的沟通，能理解和支持患者。

8.健康教育

（1）向患者及家属讲解疾病的发病机制、发展和转归，告知所用药物的作用。对一些文化程度不高的患者或老年人可借助简易图形进行讲解。

（2）告知气管插管患者及家属气管插管的重要性及意外脱管的严重性及危害性。向患者及家属讲解留置各种管路的作用及重要性。

（3）鼓励患者进行呼吸运动锻炼，教会患者有效咳嗽、咳痰方法，如缩唇呼吸、腹式呼吸、体位引流、叩背等方法。

（4）指导患者制订合理的活动与休息计划，教会患者减少氧耗量的活动与休息方法。

（5）出院宣教：①鼓励患者进行呼吸功能锻炼和耐寒锻炼，如用冷水洗脸等，以提高呼吸道抗感染的能力；②指导患者合理安排膳食，加强营养，达到改善体质的目的；③避免吸入刺激性气体，劝告吸烟患者戒烟；④避免劳累、情绪激动等不良因素刺激；⑤少去人群拥挤的地方，尽量避免与呼吸道感染者接触，减少感染的机会；⑥若有咳嗽加剧、痰液增多和变黄、气急加重等变化，应尽早就医。

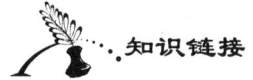

体外膜肺氧合术

体外膜肺氧合术（extracorporeal membrane oxygenation，ECMO），简称膜肺，是体外循环（CPB）技术范围的扩大和延伸，ECMO可对需要外来辅助的呼吸和（或）循环功能不全的危重患者进行有效的呼吸循环支持，是抢救垂危患者生命的新技术。ECMO的本质是一种改良的人工心肺机，最核心的部分是膜肺和血泵，分别起人工肺和人工心的作用。ECMO运转时，血液从静脉引出，通过膜肺吸收氧，排出二氧化碳。经过气体交换的血，在泵的推动下可回到静脉（VV通路），也可回到动脉（VA通路）。前者主要用于体外呼吸支持，后者因血泵可以代替心脏的泵血功能，既可用于体外呼吸支持，又可用于心脏支持。当患者的肺功能严重受损，对常规治疗无效时，ECMO可以承担气体交换任务，使肺处于休息状态，为患者的康复获得宝贵时间。同样，患者的心功能严重受损时，血泵可以代替心脏泵血功能，维持血液循环。

第二节 急性心力衰竭的救护

急性心力衰竭（acute heart failure，AHF）是指急性发作或加重的心功能异常所致的心肌收缩力明显减退、心脏负荷突然加重，导致急性心排血量骤降、肺循环压力升高、周围循环阻力增加,引起肺循环充血而出现急性肺淤血、肺水肿并可伴组织、器官灌注不足和心源性休克的临床综合征,以急性左心衰竭最为常见。急性右心衰竭虽较少见,但近年有增加的趋势。急性心衰常危及患者生命,必须及时抢救。临床上以极度烦躁、气促,咯白色泡沫或粉红色泡沫痰,双肺干、湿啰音为特点。

【病因】

1. **慢性心衰急性加重**　严重心律失常、心率过快,心率>180次/min或过慢,心率<35次/min等。

2. **急性容量负荷过重**

(1) 急性心脏前负荷增加　如急性心肌梗死、感染性心内膜炎或外伤所致乳头肌功能不全、瓣膜损害、穿孔、腱索断裂所致瓣膜性急性反流。静脉输血或输液过快或过多时也可导致急性心力衰竭。

(2) 急性心脏后负荷增加　如高血压危象、严重瓣膜狭窄、心室流出道梗阻、主动脉夹层、心包压塞、肺动脉高压等。

3. **急性弥漫性心肌损害**　如急性广泛性心肌梗死、急性重症心肌炎等引起心肌收缩无力,心排血量急剧下降。

【临床表现】

AHF临床表现是以肺循环淤血、体循环淤血及组织器官低灌注为特征的各种症状、体征。

1. **肺循环淤血的症状和体征**　突发严重呼吸困难、端坐呼吸、夜间阵发性呼吸困难、频繁咳嗽并咯大量白色或粉红色泡沫样痰,双肺布满湿啰音伴或不伴哮鸣音,P_2亢进,S_3或(和)S_4奔马律。

2. **体循环淤血的症状和体征**　颈静脉充盈、外周水肿、肝颈静脉回流征、肝淤血肿大伴压痛、胃肠淤血、腹胀、食欲缺乏、腹腔积液。

3. **组织器官低灌注的临床表现**　低血压,收缩压<90 mmHg,四肢皮肤湿冷、苍白和发绀伴紫色条纹,心动过速,心率110次/min,少尿,尿量<0.5 mL/(kg·h),意识障碍常有头晕、烦躁不安、激动焦虑、恐惧和濒死感。收缩压<70 mmHg,可出现抑制症状,逐渐发展至意识模糊甚至昏迷。需注意,低灌注常伴有低血压,但不等同于低血压。

4. **心源性休克**　没有低血容量存在的情况下,收缩压<90 mmHg,持续30 min及以上,或平均动脉压<65 mmHg,持续30 min及以上,或原有高血压的患者收缩压降低≥60 mmHg,或需要血管活性药物才能维持收缩压>90 mmHg;心脏指数显著降低,血流动力学障碍PCWP≥18 mmHg,心排血指数(CI)≤2.2 L/(min·m^2)存在肺淤血或左室充盈压升高;组织器官低灌注表现之一或以上,如神志改变、皮肤湿冷、少尿、血乳酸升高。

5. **呼吸衰竭**　是由于心力衰竭、肺淤血或肺水肿所导致的严重呼吸功能障碍,引起静息状态吸空气时动脉血氧分压(PaO_2)降低,PaO_2<60 mmHg,伴或不伴有动脉血二氧化碳分压($PaCO_2$)增高,$PaCO_2$>50 mmHg,而出现一系列病理、生理紊乱的临床综合征。如代谢性酸中毒和低氧血症。

【实验室检查】

1. **实验室检查**　血常规和血生化检查,如电解质、肾功能、血糖、白蛋白及高敏C

反应蛋白。

2. 心电图 常可提示原发疾病。窦性心动过速或各种心律失常，心肌损害，左心房、左心室肥大等。

3. X射线检查 可显示肺淤血和肺水肿。若显示心界扩大，心尖搏动减弱，肺门为中心的肺野血管影增强，双肺纹理密度增强，表示肺淤血征象；若肺门有蝴蝶形态片状阴影并向周围扩展表示肺水肿征象。

4. 超声心动图 最好在24~48 h内做超声心动图，可了解心脏的结构和功能、心瓣膜状况、是否存在心包病变、急性心肌梗死的机械并发症、室壁运动失调、左心室射血分数（LVEF）。可以评价心室的收缩和舒张功能。

5. 其他检查 动脉血气分析、心衰标志物、心肌坏死标志物等。

【治疗原则】

1. 维持血流动力学稳定，减轻心脏前后负荷，改善心脏收缩与舒张功能。
2. 纠正缺氧。
3. 积极去除诱因及治疗原发病变。
4. 维持水、电解质及酸碱度的平衡。
5. 保护各组织器官，防止其功能损害。

AHF危及生命，对疑诊AHF的患者，在完善检查的同时即应开始药物和非药物治疗。

【治疗措施】

1. 一般措施

(1) 体位 立即让患者取端坐位或45°以上角度半坐位，两腿下垂或放低，也可应用四肢轮流三肢结扎法，每隔15 min轮流放松一个肢体以减少静脉回流，减轻肺水肿。

(2) 迅速有效地纠正低氧血症 立即高流量鼻管给氧，6~8 L/min，对病情严重者应给予面罩呼吸机给氧或者持续加压给氧，使肺泡内压在吸气时增加，一方面可以使气体交换加强，另一方面可以对抗组织液向肺泡内渗透。可将氧气先加入50%乙醇湿化瓶后吸入，如病人不能耐受可降低乙醇浓度或间断给予，降低肺泡内泡沫的表面张力使泡沫破裂，改善肺通气功能。

(3) 迅速建立静脉通道 保证静脉给药和采集电解质、肾功能等血标本。尽快送检血气标本。

(4) 心电图、血压等监测 随时处理可能存在的各种严重的心律失常。

2. 药物治疗

(1) 吗啡 立即皮下或肌内注射吗啡5~10 mg，直接或生理盐水稀释后缓慢静脉注射，必要时也可静脉注射5 mg；或哌替啶（度冷丁）50~100 mg肌内注射。已证实，吗啡不仅具有镇静、解除患者焦虑状态和减慢呼吸的作用，减少躁动所带来的额外心脏负担，且能扩张静脉和动脉，从而减轻心脏前、后负荷，改善肺水肿。对高龄、哮喘、昏迷、严重肺部病变、呼吸抑制和心动过缓、房室传导阻滞者则应慎用或禁用。

(2) 洋地黄制剂 常首选毛花苷C（西地兰），增强心肌收缩力，使心排血量增加。近期无用药史者，首剂可给0.4~0.6 mg稀释后缓慢静脉注射，2 h后可酌情再给

0.2～0.4 mg。洋地黄对压力负荷过重的心源性肺水肿治疗效果好,如主动脉狭窄、高血压等。对伴有快速心房颤动的二尖瓣狭窄急性肺水肿更具救命效益。合并快速型房颤或室上性心动过速所致左心室收缩功能不全应首选毛花苷C,也可酌用β受体阻滞剂。对急性心肌梗死患者,在急性期24 h内不宜用洋地黄类药物。

(3)利尿药　应立即选用快作用强利尿药,如静脉注射呋塞米(速尿)20～40 mg或布美他尼(丁尿胺)1～2 mg,4 h后可重复一次。除利尿作用外,本药还有扩张静脉作用,有利于缓解肺水肿,以减少血容量和降低心脏前负荷。

(4)血管扩张药　简便急救治疗可先舌下含服硝酸甘油0.5 mg,5～10 min/次,最多可用8次。若疗效不明显可改为静脉滴注血管扩张药,常用制剂有硝酸甘油、硝普钠、酚妥拉明等。若应用血管扩张药过程中血压<90/40 mmHg,可加用多巴胺以维持血压,并酌减血管扩张药用量或滴速。

(5)氨茶碱　250 mg加于5%葡萄糖注射液20 mL内缓慢静脉注射,或500 mg加于5%葡萄糖注射液250 mL内静脉滴注,尤适用于有明显哮鸣音者,除了扩张支气管的作用外,还可直接兴奋心肌,减轻支气管痉挛,并有一定的正性肌力作用,加强利尿、强心、扩血管药物的作用。

(6)肾上腺皮质激素　具有抗过敏、抗休克、抗渗出,降低外周阻力,使回心血量下降,解除支气管痉挛,降低机体应激性等作用。一般选用地塞米松10～20 mg静脉注射或静脉滴注。对于有活动性出血者应慎用或禁用。如为急性心肌梗死,除非合并心脏阻滞或休克,一般不常规应用。

(7)多巴胺和多巴酚丁胺　适用于急性左心衰伴低血压者,可单独使用或两者合用,一般应从中、小剂量开始,根据需要逐渐加大用量,血压显著降低者可短时联合加用间羟胺(阿拉明),以迅速提高血压,保证心、脑血液灌注。

3.治疗原发病、消除诱因　如高血压患者采用降压措施,快速异位心律失常要纠正心律失常;二尖瓣狭窄者施行紧急二尖瓣球囊成形术或二尖瓣分离术。

4.非药物治疗　病情严重、血压持续降低,收缩压<90 mmHg,甚至心源性休克者,应监测血流动力学,并采用IABP、机械通气支持、连续性肾替代治疗、心室机械辅助装置如ECMO、心室辅助泵及外科手术等各种非药物治疗方法。

5.动态测定BNP/NT-proBNP　有助于指导急性心衰的治疗,治疗后其水平仍高居不下者,提示预后差,应加强治疗;治疗后其水平降低且降幅>30%,提示治疗有效,预后好。

【护理诊断】

1.清理呼吸道无效　与大量泡沫样痰有关。
2.气体交换受损　与急性肺水肿、肺循环淤血有关。
3.心搏出量不足　由急性心功能不全所致。
4.恐惧　与呼吸困难、窒息感有关。
5.活动无耐力　与心搏出量减少、呼吸困难有关。
6.体液过多,下肢水肿　与体循环淤血有关。
7.潜在并发症　心源性休克、猝死、洋地黄中毒。

【护理措施】

1.心理护理　恐惧或焦虑可导致交感神经系统兴奋性增高,使呼吸困难加重。医护人员应避免在病人面前讨论病情,以减少误解。在抢救时必须保持镇静、操作熟练、忙而不乱,使患者产生信任与安全感。必要时可留一亲属陪伴患者,护士应与病人及家属保持密切接触,提供情感支持。

2.一般护理

(1)体位　立即让患者取端坐位或45°以上角度半坐位,两腿下垂或放低,也可应用四肢轮流三肢结扎法,每隔15 min轮流放松一个肢体以减少静脉回流,减少回心血量,减轻肺水肿。

(2)休息　病人常烦躁不安,需注意安全,谨防跌倒、坠床受伤。

(3)饮食　低盐、低脂、易消化,多维生素(含钾、含镁)、多纤维素。

3.吸氧　立即高流量鼻管给氧,6~8 L/min,对病情严重者应给予面罩呼吸机给氧或者持续加压给氧,通过氧疗使血氧饱和度≥95%。

4.用药护理　①应用利尿药物时,需准确监测尿量及电解质,防止发生低血容量和低钾血症、低钠血症。②应用血管扩张剂时,注意监测血压,根据血压调整合适的剂量。③硝酸甘油、硝普钠见光易分解,应现配现用,避光应用,24 h更换。硝普钠的代谢产物含氰化物和硫氰酸盐,连续应用1周及以上者应警惕中毒。

5.保持大便通畅　腹内压增加,心脏负担加重,心肌缺氧加重;又由于迷走神经张力过高,反射性引起心律失常,危及生命。

6.控制静脉补液速度　滴速为20~30滴/min。

7.密切观察病情变化　①生命体征、发绀及肺内体征变化;②洋地黄类药物的毒性反应。

8.其他　记录24 h出入量,加强皮肤及口腔的护理。

第三节　急性肾功能衰竭的救护

急性肾功能衰竭(acute renal failure,ARF),简称急性肾衰,属临床危重症。有狭义和广义之分。狭义的急性肾衰特指急性肾小管坏死(acute tubular necrosis,ATN);广义的急性肾衰是指由多种病因引起的迅速、持续加重的氮质血症,可伴或不伴有少尿症(每日尿量低于500 mL),肾功能在数小时至数周内迅速减退,肾小球滤过率下降达正常值的50%以下,血尿素氮和血肌酐迅速升高,并引起水、电解质、酸碱平衡失调及急性尿毒症症状的临床综合征。

急性肾功能衰竭最常见的类型是急性肾小管坏死(ATN),占75%~80%。有文献统计,非少尿型急性肾功能衰竭占全部肾功能衰竭的50%~70%。

【病因】

引起ARF的原因多种多样,为方便临床诊断及处理,现仍将肾衰因素分为肾前性、肾实质性和肾后性因素三大类。

1.肾前性因素　又称肾前性氮质血症,其发生率占急性肾功能衰竭的50%~55%。

(1)有效血容量不足　常见于胃肠道体液丢失,如呕吐、腹泻等;大量应用利尿剂、大面积烧伤、严重外伤、低蛋白血症、大量出血等。

(2)心功能衰竭 见于急性心肌梗死、严重心律失常、心瓣膜功能异常、心包压塞等心排血量减少。

(3)周围血管扩张 见于感染性休克、过敏性休克、麻醉意外、降压药使用不当等。

(4)肾血管阻力增加 肾动脉收缩,导致肾缺血。

2.肾实质性因素 其发生率占急性肾功能衰竭的35%~40%。

(1)肾中毒型 对肾有毒性的物质,都可在一定条件下引起急性肾小管坏死。常见原因有重金属,如贡剂、铋剂;甲氧氟烷麻醉剂、X射线造影剂;抗生素中的氨基糖苷类、多肽类等如链霉素、卡那霉素、庆大霉素、万古霉素、多黏菌素;磺胺类药,其他药物如顺铂、两性霉素和阿昔洛韦;灭虫药;生物毒素如蜂毒、鱼蕈、斑蝥素、蛇毒等。

(2)肾缺血型 常见的原因为以下几种:

1)血循环量减少 见于严重创伤、大量失血、产后大出血、大手术、大面积烧伤、重症感染、感染性休克、过敏性休克等。

2)肾血管,肾组织病变 ①肾血管疾病,肾血管阻塞:见于动脉粥样硬化、恶性或急进性高血压病、血管炎、肾血管栓塞(肾动脉栓塞和血栓形成、肾静脉血栓形成及微血管病变)等。②肾小球疾病,导致ARF的原发性肾小球疾病有急进性肾小球肾炎、急性感染后肾小球肾炎、IgA肾炎、肺出血肾炎综合征等;继发性肾病如狼疮性肾炎、紫癜性肾炎等。③肾小管间质疾病:见于药物介导的急性过敏反应、感染和全身性疾病、急性间质性肾炎等。④双侧肾皮质坏死:见于严重休克、胎盘早期剥离等。

3)血管收缩物质 如烧伤、挤压伤时的血红蛋白,肌肉炎症所致肌肉大量创伤时的肌红蛋白等,通过肾排泄,可直接使血管收缩。

4)肾自我调节损害 如前列腺素抑制剂应用、转换酶抑制剂应用。

3.肾后性因素 其发生率在急性肾功能衰竭中约占5%。

(1)尿路梗阻 如尿道损伤、尿路手术后及炎症水肿。

(2)双侧输尿管梗阻 ①血块堵塞、结石、肾乳头坏死;②腹膜后血肿、肿瘤压迫;③下尿路梗阻,如尿道狭窄、前列腺肥大或肿瘤等。

【实验室检查】

1.尿液检查

(1)尿量改变:少尿型每天尿量在400 mL以下,非少尿型尿量可正常或增多。

(2)尿常规检查:呈酱油色,外观多混浊,尿色深;尿蛋白多为(+)~(++),有时达(+++)~(++++),常以中、小分子蛋白质为主,尿沉渣检查常出现不同程度血尿,以镜下血尿较为多见。

(3)尿比重降低:较固定,多在1.015以下,肾前性氮质血症时往往会出现尿浓缩,尿比重相对较高,因为肾小管重吸收功能损害,故尿液不能浓缩。

(4)尿渗透浓度低于350 mOsm/kg,尿与血渗透浓度之比低于1.1。

(5)尿钠含量增高,多在40~60 mmol/L,因肾小管对钠重吸收减少。

(6)尿素与血尿素之比降低,常低于10,因尿素排泄减少,故血尿素升高。

(7)尿肌酐与血肌酐之比降低,常低于10。

(8)肾衰指数(RFI)>2,该指数为尿钠浓度与尿肌酐、血肌酐比值之比,由于尿钠排出多,尿肌酐排出少而血肌酐升高,故指数增高。

(9)滤过钠排泄分数(Fe-Na),代表肾清除钠的能力,以肾小球滤过率百分比表示,即(尿钠/血钠之比/尿肌酐/血肌酐之比)×100,即:ATN 患者常>1,肾前性少尿者则常<1。

上述(5)~(9)尿诊断指数,常作为肾前性少尿与 ATN 鉴别,但在实际应用中凡病人经利尿药,高渗药物治疗后这些指数则不可靠,且有矛盾现象,故仅作为辅助诊断参考。

2.血液检查

(1)血常规检查 可了解有无贫血及其程度,以判定有无腔道出血及溶血性贫血征象和观察红细胞形态有无变形,对病因诊断有助。

(2)肾小球滤过功能 检查血肌酐(Scr)与血尿素氮(BUN)浓度及每天上升幅度,以了解肾功能损害程度及有无高分解代谢存在。

(3)血气分析 动态检查血气分析对危重患者十分重要,主要了解有无酸中毒及其程度和性质及低氧血症。

(4)血电解质检查 少尿期与多尿期均应严密监测血电解质浓度,包括血钾、血钠、钙、镁、氯化物及血磷浓度等,少尿期应特别警惕高钾血症,多尿期应注意高钾或低钾血症等。

(5)肝功能检查 除凝血功能外了解有无肝细胞坏死和其他功能障碍,包括转氨酶、血胆红素、血清球蛋白等,除了解肝功能受损程度外,尚需了解有无原发肝功能衰竭引起的急性肾功能衰竭。

(6)出血倾向检查 ①凝血活酶生成有无不良动态;②凝血酶原时间正常或延长;③血小板计数有无减少及其程度,对有出血倾向或危重患者应进行有关 DIC 的实验室检查,血小板功能检查了解血小板凝集性增加或降低;④血纤维蛋白原减少或升高;⑤血纤维蛋白裂解产物(FDP)有无增加。

【其他辅助检查】

1.X 射线检查 显示肾影大小、钙化点、不透光阴影等。

2.肾超声检查 ARF 时双肾多弥漫性肿大、肾皮质回声增强、集合系统分离、盆腔或腹后壁肿块和尿路结石,肾后性 ARF 在 B 超下可发现梗阻,表现为肾盂积水,借助多普勒技术,超声还能够检测肾内不同血管的血流情况。

3.CT 和 MRI 检查 CT 扫描能发现盆腔或腹后壁肿块、肾结石、肾体积大小及肾积水,而磁共振显像(MRI)对解剖结构的分辨程度更高,由于造影剂的毒性可加重肾损害,故静脉肾盂造影在急性肾功能衰竭的情况下用处不多。

4.肾活体组织检查 对病因诊断价值极大,可发现各种肾小球疾病,小管间质病变及小血管病变所致 ARF,能改变 50% 病人的诊断及治疗。

5.逆行肾盂造影或者经皮肾穿刺肾盂造影 尿路内进行梗阻部位的定位。

【临床分期及表现】

1.少尿期 少尿或无尿,伴氮质血症,水过多(体重增加、水肿、高血压、脑水肿),电解质紊乱(高血钾、低血钠、高血磷、低血钙等),代谢性酸中毒,并可出现循环系统、神经系统、呼吸系统和血液系统多系统受累的表现。

2. 多尿期　尿量渐多或急剧增加(>2 500 mL/d),水肿减轻,氮质血症未消失,甚至轻度升高,可伴水、电解质紊乱等表现。

3. 恢复期　氮质血症恢复,贫血改善,而肾小管浓缩功能恢复较慢,约需数月之久,以上是诊断急性肾衰竭的可靠依据。

【急性肾功能衰竭的并发症】

急性肾功能衰竭大多经过少尿期(或无尿期)、多尿期和恢复期三个发展阶段,在急性肾衰竭的少尿期可能会出现如下并发症:

1. 感染　是最常见、最严重的并发症之一,多见于严重外伤、烧伤等所致的高分解型急性肾功能衰竭。

2. 消化系统并发症　表现为厌食、恶心、呕吐、腹胀、呕血或便血等,出血多是由于胃肠黏膜应激性溃疡所引起。

3. 神经系统并发症　表现有头痛、嗜睡、肌肉抽搐、昏迷、癫痫等。神经系统并发症与毒素在体内潴留及水中毒、电解质紊乱和酸碱平衡失调有关。

4. 心血管系统并发症　包括心律失常、心力衰竭、心包炎、高血压等。

5. 血液系统并发症　由于肾功能急剧减退,可使促红细胞生成素减少,从而引起贫血,但多数不严重。少数病例由于凝血因子减少,可有出血倾向。

6. 其他　电解质紊乱、代谢性酸中毒,可出现高钾血症、低钠血症和严重的酸中毒,是急性肾功能衰竭最危险的并发症之一。

多尿期:患者每日尿量可达3 000～5 000 mL,因大量水分和电解质的排出,可出现脱水、低钾血症、低钠血症等,如果不及时补充,患者可死于严重的脱水和电解质紊乱。

恢复期:血清尿素氮、肌酐水平恢复至正常,尿毒症症状消退,肾小管上皮细胞进行再生和修复,多数患者肾功能可完全恢复,少数患者可遗留不同程度的肾功能损害。

【治疗原则】

1. 积极控制原发病因,去除加重急性肾损伤的可逆因素。
2. 维持机体的水、电解质和酸碱平衡。
3. 控制感染。
4. 肾替代治疗。
5. 防治并发症。

【治疗措施】

1. 少尿期的治疗　少尿期常因急性肺水肿、高钾血症、上消化道出血和并发感染等导致死亡。故治疗重点为调节水、电解质和酸碱平衡,控制氮质潴留,供给适当营养,防治并发症和治疗原发病。

(1) 卧床休息　所有明确诊断的患者都应严格卧床休息。

(2) 饮食　给予高热量、高维生素、低盐、优质低蛋白、易消化饮食。

(3) 维持体液平衡　少尿期患者应严格计算24 h出入水量。采用"量出为入,宁少勿多"的补液原则,以防止体液过多。24 h补液量为显性失水+不显性失水-内生水,约等于显性失水+550 mL。

(4) 高钾血症的处理　最有效的方法为血液透析或腹膜透析。高钾血症是临床上的危急情况,在准备透析治疗前应予以紧急处理,方法为:①5%碳酸氢钠 250 mL 静脉滴注;②10%葡萄糖酸钙 10 mL 静脉注射,以拮抗钾离子对心肌的毒性作用;③25%葡萄糖液 500 mL 加胰岛素 16~20 U 静脉滴注,可促使葡萄糖和钾离子等转移至细胞内合成糖原。

(5)低钠血症的处理 低钠血症一般为稀释性,体内钠总量并未减少,因此仅在<120 mmol/L 或虽在 120~130 mmol/L 但有低钠症状时补给。应用 3%氯化钠或 5%碳酸氢钠,也可相互配合使用,先补半量后酌情再补剩余量。

(6)低钙血症与高磷血症 补钙可用 10%葡萄糖酸钙,高磷血症应限含磷食物,并可服用氢氧化铝或磷酸钙。

(7)纠正代谢性酸中毒 轻度的代谢性酸中毒无须治疗,血碳酸氢盐浓度<15 mmol/L,给予 5%碳酸氢钠静脉滴注。对于严重酸中毒患者,应立即开始透析治疗。酸中毒纠正后,可使血中钙离子浓度降低,出现手足搐搦,应及时补充钙剂。

(8)应用利尿剂 早期应用可预防急性肾衰竭,减少急性肾小管坏死率。无血容量不足的少尿患者应用呋塞米,可扩张血管,降低肾小血管阻力,增加肾血流量和肾小球滤过率,并调节肾内血流分布,减轻肾小管和间质水肿。

(9)抗感染治疗 应尽早使用抗生素。控制感染是减缓 AKI 发展的重要措施。积极处理感染灶,根据细菌培养和药敏试验合理选用对肾无毒性作用或毒性低的抗生素,并根据药代动力学和药效学调整用量和用法。并注意在急性肾衰竭时应用抗菌药物的剂量。

(10)营养支持疗法 营养支持可提供足够热量,减少体内蛋白分解,从而减缓血氮质升高速度,增加机体抵抗力,降低少尿期死亡率,并可能减少透析次数。

(11)肾替代治疗 血液透析(HD)、腹膜透析(PD)、连续性肾替代治疗(CRRT):早期预防性肾替代治疗可减少急性肾功能衰竭发生感染、出血、高钾血症、体液潴留和昏迷等威胁生命的并发症。

2.多尿期治疗 多尿期开始时威胁生命的并发症依然存在。治疗重点仍为维持水、电解质和酸碱平衡,控制氮质血症,治疗原发病和防止各种并发症。

3.恢复期治疗 一般无须特殊处理,定期随访肾功能,避免使用对肾有损害的药物。

【护理诊断】

1.体液过多 与水分摄入过多、肾小球滤过下降等因素有关。
2.营养失调,低于机体需要量 与摄入不足、透析、原发疾病等因素有关。
3.有皮肤完整性受损的危险 与皮肤水肿、抵抗力降低有关。
4.潜在并发症 脑水肿、急性肺水肿、心律失常、心包炎、DIC、多脏器功能衰竭等。
5.有感染的危险 与机体抵抗力降低及侵入性操作等有关。

【护理措施】

1.一般护理

(1)病情观察 监测患者的神志、血压、水肿、尿量变化。观察有无头晕、乏力、心悸、胸促等高血压或急性左心衰竭的征象;有无出现水中毒或稀释性低钠血症的症状,如头痛、意识障碍、共济失调、昏迷、抽搐等。辅助检查监测尿常规、肾功能、血 pH 值、血中钠、钾、钙离子浓度的变化。急性肾功能衰竭常以心力衰竭、心律失常、感染、惊厥为主要死亡原因,应及时发现其早期表现,并随时与医生联系。

(2)休息　应绝对卧床休息以减轻肾负担,至血尿、水肿消失、血液检查恢复正常后,再增加活动量。

(3)饮食营养　高热量、高维生素、低蛋白、易消化饮食。少尿期应限制水、盐、钾、磷和蛋白质摄入量,以减少组织蛋白的分解。不能进食者从静脉中补充葡萄糖、氨基酸、脂肪乳等。

2. 维持患者的水平衡

(1)少尿期　应严格计算 24 h 出入液量,按照"量出为入"的原则补充入液量。

观察补液量合适的指标:①无皮下水肿或脱水征象。②每日体重不增加,若超过 0.5 kg 或以上,提示体液过多。③血清钠浓度正常,若偏低,且无失盐基础,提示体液过多。④中心静脉压在 6～10 cmH_2O 之间,高于 12 cmH_2O 则提示体液过多。⑤胸部 X 射线片血管影正常,若显示肺充血征象,提示体液潴留。⑥心率快、血压增高、呼吸加速,若无感染,应怀疑体液过多。⑦胸部 X 片血管影正常。若显示肺充血征象提示体液潴留。

(2)多尿期　早期仍需控制输入液量,后期应注意维持水的平衡。

3. 预防和控制感染　①监测体温,注意感染征象,监测血常规,患者出现骤然的体温升高、畏寒、白细胞升高时,应做血培养;②减少不必要的侵入性操作;③协助患者翻身、按摩和清洁皮肤,使用气垫床,避免发生压疮;④避免上呼吸道感染患者探视,协助患者叩背、排痰,防止发生肺部感染;⑤口腔护理和会阴护理;⑥感染者根据药敏试验合理使用抗生素。

4. 血液透析的护理

(1)血液管路的护理　①置管处应用无菌敷料覆盖,动静脉导管用无菌纱布包裹。每天换药,有渗血或污染随时更换。②封管液用 0.9% 氯化钠注射液 100 mL 加肝素 1 mL,每次用 5 mL 正压封管后立即夹好导管夹,再次透析时应将导管内的肝素液抽出,并抽回血确认导管通畅。③应妥善固定导管,变动体位后应检查确认导管无折叠、脱落。④烦躁的患者应给予适当的镇静,给予保护性约束。

(2)血液透析过程中的护理　①注意无菌技术;②熟悉透析机的性能,随时处理各种报警;③严密观察生命体征,监测患者出凝血指标;④监测并调整液体出入平衡。

5. 心理护理　向患者说明疾病的发生、发展及预后,做好心理疏导,给患者以必要的心理支持,疾病相关知识指导,以减轻病人的不安情绪和恐惧感,克服悲观情绪,积极配合治疗,提高战胜疾病的信心。

6. 健康教育　①介绍疾病的相关知识,提高患者自我管理能力。②指导患者预防感染,注意个人清洁卫生,防止受凉。勤换衣服,避免搔抓皮肤,避免使用肥皂等刺激性洗浴用品。

第四节 多器官功能障碍综合征的救护

多器官功能障碍综合征(multiple organ dysfunction syndrome,MODS),又称为多系统器官功能衰竭(MSOF)或称多器官衰竭(MOF),是指机体遭受到严重脓毒症、严重创伤、休克、感染、烧伤、大手术、急性胰腺炎、药物中毒或严重炎症损伤等急性病变持续至少24 h后,同时或序贯发生2个或2个以上系统、器官功能障碍,以致在外部条件不予干预的情况下机体无法维持内环境稳定的一组综合征,死亡率高。一般肺先受累,其次为肾、肝、心血管、中枢系统、胃肠、免疫系统和凝血系统功能障碍。

多器官功能障碍综合征发病的特点是继发性、顺序性和进行性。多器官功能障碍综合征临床特点:发病急、进展快、病理生理变化复杂,而且死亡率极高。该综合征不包括各种慢性疾病终末期的器官功能衰竭,但若原有慢性器官功能障碍或处于代偿状态,因感染、创伤、手术等而恶化,发生2个以上器官功能障碍者,可诊断为MODS。

随着现代医学的发展,危重患者、老年患者、肿瘤患者的存活时间得以延长,这类患者多伴有器官储备代偿功能及免疫功能低下,在多种复杂的致病因素作用下,患者在受到严重打击后又得到强有力的治疗支持,使患者在早期得以暂时维持生命,但却导致了MODS的发生率不断增加。MODS病情危重而凶险,进展快,预后差,其病死率高,目前对现代医学仍然是个棘手的难题。

【病因】

1. 严重感染:各种外科感染引起的脓毒症、败血症;严重感染及其引起的脓毒症、败血症时菌群紊乱、细菌移位及局部感染灶是产生MODS的主要原因。约70%的MODS是由感染所致。

2. 严重的创伤、大面积烧伤、多发性骨折或大手术导致失血、缺水。

3. 各种原因的休克、心跳、呼吸骤停复苏后;休克后长时间有效循环灌注不足导致组织缺血缺氧,毒性因子或体液因子直接损伤各脏器功能,尤以创伤出血性休克和感染性休克多见。心跳、呼吸骤停后各脏器缺血缺氧、复苏后的"再灌注"损伤,均可能发生MODS。

4. 各种原因导致肢体、大面积的组织或器官缺血再灌注损伤。

5. 合并脏器坏死或感染的急腹症;如出血坏死性胰腺炎、绞窄性肠梗阻。

6. 医源性因素:大量快速输血输液、高浓度吸氧、机械通气PEEP值使用不当,药物使用不当等。

7. 患某些疾病的病人更容易发生MODS,如心、肝、肾的慢性疾病,糖尿病,免疫功能低下等。

【临床表现】

MODS临床表现复杂,取决于器官受累的范围及原发损伤病不同。MODS病程为14~21 d,并经历4个阶段。

MODS的临床分期和特点见表8-1。

表 8-1　MODS 的临床分期和特点

项目	第1期	第2期	第3期	第4期
一般情况	正常或轻度烦躁	急性病容,烦躁	一般情况差	濒死感
循环系统	容量需要增加	高动力状态,容量依赖	休克,心输出量下降,水肿	血管活性药物维持血压,水肿,SaO_2下降
呼吸系统	轻度呼吸性碱中毒	呼吸急促,呼吸性碱中毒,低氧血症	严重低氧血症,ARDS	呼吸性酸中毒,高碳酸血症,气压伤
肾	少尿,利尿剂反应差	肌酐消除率下降,轻度氮质血症	氮质血症,有血液透析指征	少尿,血透时循环不稳定
胃肠道	肠胃胀气	不能耐受食物	肠梗阻,应激性溃疡	腹泻,缺血性肠炎
肝脏	正常或轻度胆汁淤积	高胆红素血症,PT延长	临床黄疸	转氨酶升高,严重黄疸
代谢	高血糖,胰岛素需要量增加	高分解代谢	代谢性酸中毒,高血糖	骨骼肌萎缩,乳酸性酸中毒
中枢神经系统	意识模糊	嗜睡	轻中度昏迷	深度昏迷
血液系统	正常或轻度异常	血小板降低,白细胞增多或减少	凝血功能异常	不能纠正的凝血障碍

【辅助检查】

1. 血常规检查　①急性贫血危象:血红蛋白<50 g/L。②白细胞计数:感染时白细胞计数和中性粒细胞显著增高或降低(白细胞计数≤2×10⁹/L)。③血小板计数:≤20×10⁹/L。

2. 血液检查　①进行性低氧血症:$PaCO_2$>65 mmHg,PaO_2<40 mmHg,PaO_2/FiO_2<200 mmHg。②凝血酶原时间(PT)、部分凝血活酶时间(APTT):>正常的1.5倍。③肾功能受损:代谢产物潴留,电解质平衡紊乱,排除氨的尿素生成能力下降,血清BUN≥35.7 mmol/L,血清肌酐≥176.8 μmol/L。④肝功能受损:血清胆红素增高,谷草转氨酶增高,谷丙转氨酶增高,乳酸脱氢酶增高,总胆红素>85.5 μmol/L 及谷草转氨酶(SGOT)或乳酸脱氢酶(LDH)为正常值2倍以上。⑤低灌注表现的检测指标:血乳酸 2~10 mmol/L、血清 pH 值<7.2,$PaCO_2$不高于正常值。⑥其他:心肌酶增高,血浆蛋白合成低,酮体增加等。

3. 病原菌检查　感染性疾病细菌培养阳性、病毒核酸测定阳性等。

4. 尿液检查　蛋白尿、血尿等改变。

【治疗原则】

1. 积极消除引起 MODS 的病因和诱因。
2. 改善氧代谢,纠正组织缺氧。
3. 呼吸支持治疗。

4. 控制感染,维持内环境稳定。

5. 代谢营养支持。

6. 全面有效地进行器官功能的支持与维护,对患者的救治必须有整体观点。

由于目前仍缺乏对多器官功能障碍综合征的特异性治疗措施,故现今仍以预防为主,即早发现、早治疗,提倡综合性治疗处理措施。

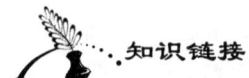

目前认为 MODS 的发病顺序为:损伤→应激反应→SIRS→MODS→MSOF。因此,应注意 MODS 早期诊断,特别是 SIRS 的诊断,及早进行治疗以预防 MODS 的发生。SIRS 的诊断要点为具有下列情况两项或两项以上表现者:①体温>38 ℃ 或<36 ℃;②心率>90 次/min;③呼吸频率>20 次/min 或高频率通气使 $PaCO_2<32$ mmHg;④外周血 WBC 计数>12×10^9/L 或<4×10^9/L 和未成熟的中性粒细胞>10%,>12×10^9/L,或<4.0×10^9/L,或幼稚粒细胞>10%。

【治疗措施】

1. 一般措施 ①积极治疗原发病,消除产生多器官功能障碍综合征的病因和诱因。②对症治疗:迅速建立静脉通道,严重休克静脉穿刺难以成功时可行骨髓内输液,维持有效血容量,保持电解质平衡,矫治贫血及低蛋白血症、脱水、酸中毒等,并应注意早期能量供应。

2. 控制和预防感染 感染是 MODS 的主要原因之一,控制感染是治疗 MODS 的关键。①合理使用抗生素,对怀疑脓毒症者,需立即进行血培养或其他标本培养;②加强病房管理,严格无菌操作。

3. 控制休克 休克是 MODS 的常见病因,稳妥扩容(心源性休克应在改善心功能基础上慎重补充血容量,不能迅速扩容),在扩容基础上可应用血管活性药物,以改善微循环,增加组织血液灌流。

4. 清除坏死组织和感染灶 控制脓毒症使用有效的抗生素控制感染,但对肠道厌氧菌需注意保护,因为这是一道有效抑制肠道需氧致病菌黏附黏膜并获得入侵位点的生物学屏障,对坏死组织要尽早彻底清除。

5. 早期脏器功能支持 凡严重感染、休克、创伤均应首先保持充分的循环血量,从而早期纠正血容量不足和微循环障碍,是防止 MOF 发生发展的重要因素,须迅速应用晶体液扩容,然后根据情况应用胶体液。保持气道通畅,给予患者氧疗,必要时给予机械通气。

6. 保护肾功能 血容量补足后,必须注意尿量,保护肾功能。同时应注意避免应用有肾毒性的药物,以维护肾功能。

7. 营养支持 代谢紊乱、能量危机是产生 MODS 及造成患者死亡的重要因素,MODS/MOF 是一种高代谢状态,特征为静息状态能量消耗增多,氧消耗、心输出量、二氧化碳增多。氨基酸作为能量基质而被代谢,尿氮排出增加,可导致严重的蛋白分解,故必须注意热能补给和氮平衡,早期进行营养和代谢支持,提供足够热卡,减少氨基酸作为能量消耗,减少肌肉蛋白质的分解代谢,促进蛋白质合成,防止营养和代谢紊乱,支持各脏器系统的功能。病危不能进食时,应行胃肠外营养,但注意不可补充过多非蛋白热量,否则可导致肝脂肪变和高渗性昏迷,而且可干扰巨噬细胞功能。尽可能采取肠内营养支持,减少胆汁淤积,保护胃肠黏膜屏障功能。

8. 防止医源性疾病 注意在加强治疗中的医源性损害,如输液不宜过多过快,以防产生心衰、肺水肿;避免过多应用氯化钠,尤其是碳酸氢钠,因为在严重肺功能不全情况下,大量输入碳酸氢钠可使 $PaCO_2$ 增高,导致呼吸性酸中毒及 pH 值下降,肺部有损伤及休克患者,不要不适当地输注人血白蛋白或其他血液制品,避免使用对器官毒性大的药物,机械通气时注意避免气压伤及肺部感染,控制输用库存陈旧血,因为库存 6 d 以上的血含有大量微粒,包括已凝集变性的血小板、细胞碎屑、纤维蛋白及其他纤维蛋白沉淀物等,它们可引起微血栓及其他并发症。

9. 抗炎症介质治疗 介质疗法就是针对潜在的启动因子、全身性介质、增效因子和损伤效应器的可能治疗方法。

(1) 抗内毒素治疗 抗内毒素单克隆抗体制剂,E5 和 HA-1A。E5 是直接针对脂多糖类脂 A(Lipid A)IgA 抗体,它可以同各种与临床有关的革兰氏阴性菌的脂多糖结合。HA-1A 是一种内毒素核心糖脂的人单克隆抗体。

(2) 抗细胞因子疗法 抗细胞因子有两种对策,一是抑制或减少细胞因子的合成或释放,二是削弱或阻断细胞因子的作用。

【护理诊断】

1. 清理呼吸道低效 与分泌物增多、咳痰无力、胸痛等惧怕咳嗽有关。
2. 气体交换受损 与肺水肿、支气管痉挛等导致通气血流比例失调等有关。
3. 低效型呼吸形态 与肺水肿、肺不张或中枢神经系统抑制等引起的低通气有关。
4. 组织灌注障碍 与休克或循环功能障碍有关。
5. 营养失调:低于机体需要量 与摄入量减少,机体消耗量增加有关。
6. 体液过多 与肾功能障碍有关。
7. 潜在并发症 感染、出血。
8. 焦虑/恐惧 与意外创伤、病情重、社会支持、经济状况等因素有关。
9. 知识缺乏 与缺乏疾病相关知识及信息沟通不良有关。

【护理措施】

1. 一般护理

(1) 环境 ICU 室内应保持空气清新,适当通风,室内温湿度适宜(温度 20~22 ℃,湿度 50%~60%),做好床单位消毒,防止交叉感染,以利患者休息和治疗。保持病室安静,整洁,限制探视,减少病房人员流动。

(2) 基础护理 MODS 患者的免疫功能低下,易发生压疮和其他长期卧床相关的并发症,应采用交替式充气床垫,加强皮肤护理,保持床单位的清洁、干燥和平整,勤翻身和拍背,加强口腔护理,预防发生肺部感染和压疮等。

(3)营养支持护理 尽量通过胃肠内营养途径补充营养,必要时给予 TPN、补充电解质、微量元素及维生素等;避免糖过剩,以免引起脂肪肝或肝功能不全;改善贫血及低蛋白血症;补充足够总蛋白热卡;关注反映患者营养状况的各项指标。

(4)心理护理 MODS 病情危重,患者往往有较为复杂的心理状况,如不及时干预,常会影响疾病的治疗和康复。因而,护士应态度和蔼,多与患者沟通,随时了解其思想动态和心理需求,及时给予恰当的心理疏导和安慰,消除患者的恐惧心理,增强康复的信心,建立良好的护患关系;护士要具有熟练的操作技能,高度的责任心,提供优质护理服务,从而建立信任的护患关系;尊重患者,保护患者隐私,鼓励患者树立疾病康复的信心;与家属进行良好沟通,以便给予患者最好的社会支持系统。

(5)病情观察 做好生命体征的监测和实验室检查的分析,积极协助医生及时发现病情变化,进行预见性护理,防止疾病的进展或器官衰竭的发生。特别注意以下项目的监测:①持续监测心电图、血压、SaO_2,动态观察和记录病情变化;密切观察意识、瞳孔、生命体征、皮肤颜色、温度、指甲色泽等,动态监测和记录病情变化,及时报告医生处理。②动脉乳酸监测,仅反映全身氧代谢的总体变化,血液中乳酸增加是机体缺氧的重要标志之一。但应注意:高乳酸血症并非机体缺氧所特有,如碱血症也会使乳酸增高;休克所致的乳酸增高半衰期达 18 h,所以改善缺氧很难显出效应。③胃肠黏膜内 pH(pHi)监测,pHi 是证实局部组织缺氧和指导复苏唯一的指标,临床上可以有助于"隐型代偿性休克"的判断,预警脓毒症、MODS,指导治疗,评价疗效,预测预后。④了解各系统器官功能衰竭的典型表现和非典型变化,如非少尿性肾衰、非心源性肺水肿、肺颅脑疾病的意识障碍等,及时发现并协同医生进行处理。

(6)药物使用护理 了解 MODS 治疗常用药物的作用机制、常见毒副作用的表现和应对策略。遵医嘱准确、及时使用抗生素、镇静、镇痛、肌松药物等,加强对各种药物使用过程中疗效和副作用的监测,评估机体的反应情况,并及时配合医生处理治疗过程中出现的问题。如补液过多可加重循环系统负担,大量应用脱水或利尿剂可导致水、电解质和酸碱平衡紊乱或加重循环功能障碍等。

(7)抗感染治疗的观察 明确感染的患者应早期使用足量抗生素治疗。对于早期进行经验性广谱抗生素治疗者,一旦有相关的流行病学资料和血培养与药敏结果,应及时提醒医生考虑目标性抗生素治疗方案,并严密观察有无耐药和二重感染的出现,及时反馈相关信息,帮助医生及时调整治疗方案。

(8)感染的预防与护理 MODS 患者免疫功能低下,极易发生各种院内感染。因此,在进行各项护理操作时应严格遵循无菌原则和手卫生,正确处理患者的排泄物和分泌物等,减少病原菌的传播,预防继发感染。做好各导管、引流管护理,防止导管相关性感染的发生;尽早正确采集血、尿和痰等标本进行细菌培养和药敏试验,为治疗提供依据;监测各实验室检查指标的变化,及时报告医生,尽早针对感染情况使用相应的足量抗生素。

(9)出入量的护理 ①准确记录 24 h 出入量,必要时遵医嘱记录小时出入量;②根据医嘱调整液体输入速度,维持水、电解质和酸碱平衡。

2.器官功能障碍的护理

(1)循环 必要时连续监测 CVP 和 PAWP;可输入新鲜血液、平衡液或胶体液等,维持 CVP 和 Hb 在正常范围内;适当运用血管活性药物。

(2) 肾 ①准确记录出入量;②维持有效的循环血量、心排血量、肾血流量和尿量;③监测肾功能、尿量、尿液成分;④注意避免使用可能损害肾功能的药物;⑤必要时行连续性肾替代治疗。

(3) 肝 适当限制蛋白质的摄入,保持排便通畅;注意观察患者的意识改变及黄疸发生的情况;避免使用对肝功能有损害的药物;监测电解质和血氨的变化,如患者发生肝性脑病则按昏迷患者处理。

(4) 呼吸功能 尽量卧床休息,减少氧耗,给予鼻导管或面罩吸氧;一旦发生呼吸衰竭应尽早行气管插管或气管切开,保持气道通畅,加强呼吸道管理,给予充分湿化,适时吸痰并行细菌培养,预防呼吸机相关性肺炎的发生;严密监测各项指标,根据病情及血气分析结果调整各项参数。

(5) 胃肠 提倡使用胃肠内营养,宜进流质或无渣、无刺激半流质饮食;如有呕吐或呕血,应在医生充分评估下决定是否要暂停胃肠内营养;补充谷氨酰胺,改善胃肠道黏膜结构和功能;必要时行胃肠减压以防止胃肠胀气;适当运用抗酸剂,预防应激性溃疡,以防出血和穿孔。

(6) 脑 密切观察患者的意识、瞳孔及血压、脉搏、呼吸等并动态记录;如患者出现意识障碍加重,两侧瞳孔不等大,呼吸浅慢,提示发生脑疝,应及时行脱水治疗;使用脱水剂时要保证用药的速度,一般 250 mL 甘露醇应在 30 min 内输完;必要时可行亚低温治疗或给予镇静剂,以降低脑代谢和脑细胞耗氧量;充分供氧。

(7) 免疫功能 加强营养,行免疫治疗;保护性隔离,减少人员流动和探视;严格无菌操作。

(8) 凝血功能 根据医嘱可预防性使用抗凝药物;对已发生血栓的治疗则须较大剂量使用抗凝药物,可酌情补充凝血因子;密切观察患者皮肤及消化道、呼吸道的出血情况并积极协助医生处理。

问题分析与能力提升

病例 1:患者,女性,70 岁,既往有风湿性心脏病,心力衰竭病史,因受凉感冒后咳嗽、呼吸困难、乏力为主诉住院治疗。今早 9 时起开始静脉输液,滴数为 30 滴/min,为提前完成输液,自行将滴数调至 100 滴/min,输液过程中病人呼吸困难突然加重,出现端坐呼吸、咳嗽、咯粉红色泡沫样痰、面色苍白、烦躁不安、皮肤湿冷、大汗淋漓。

思考:①根据患者的临床表现,此患者诊断为什么?②护士面对患者如何进行救护?

病例 2:患者,男性,57 岁,患者不明原因出现尿泡沫多、量少伴颜面水肿二十余天。无发热,皮疹,关节肿痛,呕吐,血尿及尿路刺激征,尿量约 550 mL/d,自服中药方剂,症状无缓解,5 d 后尿量减至 350 mL/d,仍服中药,查尿蛋白(+++),红细胞(+++),为混合型血尿。WBC 6.4 g/L,血红蛋白 142 g/L,PLT 178 g/L,24 h 尿蛋白定量 6.49,血肌酐 398 μmol/L,BUN 30.0 mmol/l,血清蛋白 13 g/L,球蛋白 16 g/L,胆固醇 85 mmol/L,三酰甘油 2.42 mmol/L,免疫球蛋白及补体均正常。B 超双肾大小正常,实质回声增强,腹腔及双侧胸腔积液(漏出液)。心电图正常。BP 131/70 mmHg。给予抗生素静脉滴注,扩容(低分子右旋糖酐),病情无好转。

思考:①诊断考虑为什么?②其临床分期及表现有哪些?

课后练习

1. 急性呼吸衰竭的病理生理机制,以下哪项是错误的 ( )
   A. 肺通气功能障碍　　　　　　　　B. 肺内分流量减少
   C. 肺弥散功能障碍　　　　　　　　D. 肺泡通气血流比例失调
   E. 肺内分流量增加

2. 急性呼吸衰竭就是 ( )
   A. 急性低氧血症　　　　　　　　　B. 急性低二氧化碳血症
   C. 急性高二氧化碳血症　　　　　　D. 急性高氧血症
   E. 急性低钙血症

3. 急性Ⅱ型呼吸衰竭血气分析结果是 ( )
   A. $PaO_2<60$ mmHg,$PaCO_2<50$ mmHg　　B. $PaO_2<60$ mmHg,$PaCO_2>50$ mmHg
   C. $PaO_2>60$ mmHg,$PaCO_2>50$ mmHg　　D. $PaO_2>60$ mmHg,$PaCO_2<50$ mmHg
   E. $PaO_2<50$ mmHg,$PaCO_2>60$ mmHg

4. 急性呼吸衰竭的治疗措施,以下哪项是错误的 ( )
   A. 病因治疗　　　　　　　　　　　B. 所有的患者都应选用广谱抗生素
   C. 呼吸支持疗法　　　　　　　　　D. 营养支持
   E. 维持循环的稳定

5. 左心衰竭最早出现的症状是 ( )
   A. 劳力性呼吸困难　　　　　　　　B. 心源性哮喘
   C. 端坐呼吸　　　　　　　　　　　D. 咯粉红色泡沫痰
   E. 夜间阵发性呼吸困难

6. 急性左心衰的抢救措施哪项不妥 ( )
   A. 高流量鼻导管给氧　　　　　　　B. 急性心肌梗死所致者,在急性期24 h内宜用洋地黄
   C. 应用吗啡　　　　　　　　　　　D. 快速利尿
   E. 应用血管扩张剂

7. 急性左心衰竭的主要临床表现不包括 ( )
   A. 突然发生的重度呼吸困难,端坐呼吸
   B. 咳嗽频繁,咯粉红色泡沫样痰,肺部布满哮鸣音及双肺湿啰音
   C. 心率加快,可闻室性奔马律
   D. 皮肤苍白或发绀,严重者出现血压下降或休克
   E. 下肢水肿

8. 急性左心衰主要表现为 ( )
   A. 体循环充血　　　　　　　　　　B. 肺循环充血
   C. 颈静脉怒张　　　　　　　　　　D. 双下肢水肿
   E. 刺激性干咳

9. 急性肾功能衰竭患者,行非透析疗法阶段,观察补液量是否适中的指标为 ( )
   A. 每日体重不增加　　　　　　　　B. 皮下无脱水及水肿
   C. 血清钠浓度正常　　　　　　　　D. 中心静脉压测定
   E. 以上均是

10. 上消化道大出血,出现低血压,经输血补液后虽血压正常,但出现少尿,考虑为急性肾功能衰竭,最有助于诊断的检查是 ( )
    A. 尿常规+比重　　　　　　　　　B. 血常规

C. 血肌酐 D. 血电解质测定
E. 血气分析

11. 急性肾功能衰竭少尿期,不常见水、电解质紊乱的为 （ ）
   A. 水过多 B. 高钾血症
   C. 低钾血症 D. 低钙、高磷血症
   E. 低钠、低氯血症

12. 急性肾功能衰竭进入多尿期,下列哪项最不可能出现 （ ）
   A. 脱水 B. 血尿素氮及肌酐即可降至正常
   C. 低钾血症 D. 上消化道出血
   E. 继发感染

13. 急性肾功能衰竭少尿期高分解状态,最适合的营养治疗是 （ ）
   A. 优质低蛋白饮食 B. 高热量、低蛋白饮食
   C. 高蛋白、高热量、低盐饮食 D. 补充必需氨基酸
   E. 全静脉营养疗法

14. 急性肾功能衰竭透析指征下列哪项应除外 （ ）
   A. 急性肾功能衰竭伴肺水肿 B. 急性肾功能衰竭高钾血症
   C. 急性肾功能衰竭少尿 2 d D. 急性肾功能衰竭 BUN>28.6 mmol/L,Cr>442 μmol/L
   E. 有明显酸中毒或高分解代谢

15. 关于急性肾衰竭的临床表现下列哪项是错误的 （ ）
   A. 高血钠 B. 高血钾
   C. 高血磷、高血镁 D. 水中毒及酸中毒
   E. 低氯血症

16. MODS 的病因中以下哪一种不存在 （ ）
   A. 大手术 B. 严重创伤
   C. 恶性肿瘤 D. 休克
   E. 败血症

17. 预防 MODS 的基本要点中,错误的是 （ ）
   A. 重视诊治急重症时的整体观念 B. 重视病人呼吸、循环功能
   C. 防止感染 D. 积极改善全身状况
   E. 尽早治疗序贯继发的多个重要器官的功能障碍

18. MODS 最先受累及的器官是 （ ）
   A. 心 B. 肝
   C. 肾 D. 肺
   E. 胃肠

19. MODS 最常见的诱发因素是 （ ）
   A. 大手术 B. 严重创伤
   C. 心肺复苏 D. 大量输血
   E. 脓毒症

（焦作市人民医院　孟明哲）

第九章 重症患者常见并发症的监护

学习目标

1. 了解呼吸机相关肺炎、导管相关性血流感染、深静脉血栓、导尿管相关性尿路感染的定义。
2. 熟悉重症患者呼吸机相关性肺炎、导管相关性血流感染、深静脉血栓、导尿管相关性尿路感染的产生原因、临床表现及诊断。
3. 掌握呼吸机相关肺炎、导管相关性血流感染、深静脉血栓、导尿管相关性尿路感染的监护要点,能够制订相应的护理计划。

重症监护病房在成功救治许多危重患者生命的同时,也因受 ICU 病房特殊的环境,收治患者病情危重、免疫功能低下、治疗过程中采用特殊的治疗措施与特殊的护理手段及患者长时间卧床等因素的影响,容易发生各种并发症,包括各种相关性感染、深静脉血栓形成及谵妄的发生等。因此临床工作中有效的监测、预防并发症对于改善 ICU 患者的转归、减少住院时间与住院治疗费用等方面都起着至关重要的作用。

第一节 呼吸机相关性肺炎

呼吸机相关性肺炎(ventilator-associated pneumonia,VAP)是指气管插管或气管切开患者在接受机械通气 48 h 后发生的肺实质感染,呼吸机撤机、拔管 48 h 内出现的肺炎亦属于 VAP,是医院获得性肺炎(hospital acquired pneumonia,HAP)最常见的类型之一,同时也是重症医学科 ICU 内接受机械通气患者最常见的感染性疾病之一,可严重影响重症患者的预后。

VAP 可导致接受机械通气患者住院时间和 ICU 留置时间延长,抗菌药物使用增加,还可导致重症患者的死亡率增加。据国外报道,根据患者人群不同,VAP 发病率为 6%~52% 不等,病死率为 14%~50%;若病原菌为多重耐药菌或广泛耐药菌感染患者,病死率可达 76%。在我国 VAP 发病率为 4.7%~55.8%。

【病因】

1. 病原微生物　根据 VAP 发病时间的不同,可分为早发性 VAP 和晚发性 VAP。

早发性VAP通常是指发生在机械通气≤4 d的VAP,其主要是由对抗菌药物敏感的敏感菌,如甲氧西林敏感金黄色葡萄球菌(MSSA)、肺炎链球菌和敏感的肠道革兰氏阴性杆菌(如大肠杆菌、肺炎克雷伯杆菌)引起的感染;晚发性VAP通常是指发生在机械通气时间≥5 d的VAP,很可能是由于广泛耐药细菌或者多重耐药细菌所致,包括鲍曼不动杆菌、铜绿假单胞菌、嗜肺军团菌及MRSA等。

2.流行病学　综合性ICU因诊断标准及管理水平的差异导致医院获得性肺炎发生率的不同。随机械通气时间的延长,肺炎发生率逐渐增加。

早期研究表明VAP的归因病死率高达33%～50%。近年来由于实施VAP预防策略的执行率得到提高,VAP的归因死亡率已下降至9%～13%。不同致病菌也可以影响医院获得性肺炎患者的病死率。革兰氏阴性杆菌患者病死率明显高于革兰氏阳性球菌,耐药细菌(铜绿假单胞菌、不动杆菌属和嗜麦芽窄食单胞菌)肺炎患者病死率高,甲氧西林敏感金黄色葡萄球菌肺炎病死率较甲氧西林耐药金黄色葡萄球菌(MRSA)肺炎病死率高。

3.危险因素　发生VAP的危险因素涉及多个方面,可大致分为医疗环境和宿主自身两大类因素。患者往往存在多种因素同时出现,导致VAP的发生。因此,加强基础疾病的改善,积极控制、预防感染发生尤为重要。

(1)医疗环境因素　ICU滞留时间、有创机械通气时间;侵袭性操作,特别是呼吸道侵袭性操作;留置胃管;应用提高胃液pH值的药物,应用镇静、麻醉药物;交叉感染。

(2)宿主因素　电解质紊乱、贫血、营养不良或低蛋白血症;意识障碍、精神状态失常;免疫功能受损;基础疾病;高龄;误吸。

【临床表现】

1.临床诊断　胸部X射线影像出现新的浸润阴影或原有浸润阴影扩大,同时具有下列三项中的两项或两项以上:①体温>38 ℃或<36 ℃;②外周血白细胞计数>10×10^9/L或<4×10^9/L;③气管、支气管内出现脓性分泌物。

单纯依靠胸部X射线影像和临床表现很难区分肺部感染和化脓性气管支气管炎,且肺不张、ARDS、肺栓塞、氧中毒患者也可出现浸润影,因此在VAP的临床诊断中还需采用其他方法(如下呼吸道分泌物的涂片、培养等确定致病菌)和临床肺部感染评分等协助诊断。

2.临床肺部感染评分(clinical pulmonary infection score., CPIS)　有助于VAP进行量化的诊断,主要从体温、血白细胞计数、痰液性状、X射线胸片、氧合指数和半定量培养结果诊断VAP,总分12分,一般以CPIS>6分作为诊断标准,与金标准相比其特异性为42%,敏感性为77%,简化的CPIS评分更便于临床评估(表9-1)。CPIS有助于对VAP进行量化的诊断:①体温;②白细胞计数;③气管分泌物情况;④氧合指数(PaO_2/FiO_2);⑤胸部X射线片示肺部浸润进展。总分为10分,得分≥5分提示存在VAP,更利于早期患者肺部感染程度的临床评估。

表 9-1 简化的临床肺部感染评分标准

参数	数值	分值
体温(℃)	≥36.5 且 ≤38.4	0
	≥38.5 且 ≤38.9	1
	≥39.0 或 ≤36.0	2
白细胞计数(×10⁹/L)	≥4 且 ≤11	0
	<4 或 >11	1
气管分泌物情况	少量	0
	中等	1
	大量	2
	脓性	1
氧合指数(mmHg)	>240 或 ARDS	0
	≤240 且无 ARDS	2
X 射线胸片	无浸润影	0
	弥漫性(或斑浸润片状)	1
	局限性浸润	2

注:总分为 10 分,机械通气情况下 ≥5 分提示存在 VAP

【辅助检查】

微生物检查的目的是判断何种微生物为致病菌,为下一步是否使用抗菌药物、选择何种抗菌药物治疗提供可靠依据。

1. 标本留取　临床常用的获取标本的方法有 3 种:①气管内吸引(endotracheal aspiration,ETA);②经纤维支气管镜方法采样,如支气管肺泡灌洗(bronchoalceolar lavage,BAL)、保护性毛刷(protected specimen brush,PSB);③血培养和胸腔积液培养。经纤维支气管镜方法采样虽然为侵入性操作,但就诊断 VAP 的准确性而言较气管内吸引准确度要高。另外标本留取方法还有肺活检(经纤维支气管镜肺活检和开胸肺活检)、盲法支气管肺泡灌洗等。

2. 气道分泌物涂片　分泌物涂片检查采用的革兰氏染色法是一种快速的检测方法,可在接诊病人的第一时间初步区分革兰氏阳性菌、革兰氏阴性菌和真菌,利于 VAP 的早期诊断及抗菌药物的初始选择。

3. 微生物培养　ETA 以定量培养分离细菌菌落计数 ≥10^5 CFU/mL 为阳性阈值;PSB 以定量培养分离细菌菌落计数 ≥10^3 CFU/mL 为阳性阈值;BAL 以定量培养分离细菌菌落计数 ≥10^4 CFU/mL 为阳性阈值。若培养出细菌浓度低于微生物诊断标准或气管插管患者培养到不动杆菌属或念珠菌属时,则应结合以下 3 个因素进行综合判断:①宿主因素;②细菌因素;③抗菌药物因素。

特别需要强调在抗菌药物使用前应进行标本的留取,但是不能因为留取标本或等待结果而延迟抗菌药物的使用治疗。

4. 生物标志物　C反应蛋白(CRP)和前降钙素原(PCT)是近年来临床上常用的判断感染的生物学指标。就两者比较来说,CRP对诊断感染性疾病的特异性较低,而PCT与肺部感染密切相关,其水平升高常提示机体存在细菌感染,而且随着病原微生物被清除,PCT的水平下降。因此动态监测PCT变化有助于指导抗菌药物的使用及缩短使用周期。

【预防】

1. 与器械相关的预防措施

(1) 呼吸机清洁与消毒　主要是针对呼吸机整个气路系统的消毒,如呼吸回路、传感器、内部回路及机器表面的消毒,应严格按照呼吸机说明书的正确程序执行消毒,严禁一次性物品重复使用,否则会影响其安全性和有效性。清洁、消毒呼吸机时,应规范遵照卫生行政管理部门对医疗机构的消毒管理规定和呼吸机的说明书进行,一次性部件用后应按照相关规定丢弃并保证环境安全。

(2) 呼吸回路的更换　机械通气患者应随时关注呼吸回路中的冷凝液,及时倾倒;无须定期更换呼吸回路,但有肉眼可见污渍或管路破损时应立即更换。机械通气患者若使用湿化器,应每5~7 d更换一次,当湿化器受污、气道阻力增加时应及时更换。

(3) 吸痰装置及更换频率　据相关研究报道,开放式吸痰装置或密闭式吸痰装置均不影响机械通气患者VAP的发生率。开放式吸痰装置应每日更换,密闭式吸痰装置无须每日更换,除非破损或污染。

(4) 纤维支气管镜　严格执行内镜的消毒、灭菌及维护,杜绝在患者中出现交叉感染的风险。

2. 与操作、治疗相关的预防措施

(1) 气管插管路径与鼻窦炎防治　气管插管可分为经口和经鼻途径建立气管插管,但经鼻气管插管患者容易继发鼻窦炎而成为VAP的高发因素。

(2) 声门下分泌物引流　建立人工气道的患者,上呼吸道分泌物可停留在气管导管球囊上方,造成细菌繁殖,分泌物可顺气道进入肺部,导致肺部感染。声门下分泌物引流可减少VAP的发病率。

(3) 气管内导管套囊的压力管理　套囊是气管内导管的重要装置,可防止气道漏气、口咽部分泌物流入下呼吸道、胃内容物的反流误吸。置入气管内导管后应将套囊压力保持一定,用以减轻气管损伤并确保其功效。保证气管内导管套囊的压力为25~30 cmH$_2$O,可降低VAP的发生率。

(4) 肠内营养途径的选择　机械通气患者常存在胃肠道革兰氏阴性肠杆菌的定植。经鼻肠管营养较经鼻胃管进行营养支持发生反流、误吸的风险降低,可降低VAP的发生率。

(5) 体位选择　抬高床头(30°~45°)可有效预防VAP,进行肠内营养的患者,可减少胃内容物反流导致的误吸。也可采用人工翻身或动力床治疗,来改变患者体位,减少相关并发症的发生。

(6) 口腔卫生　人工气道的建立破坏了机械通气患者口鼻腔对细菌的天然屏障作用,因此对机械通气患者进行严格有效的口腔卫生护理对气道有重要的保护作用。口腔卫生护理方法包括使用生理盐水、氯己定或聚维酮碘冲洗、用牙刷刷洗牙齿和舌面等。有证据提示,0.12%的氯己定溶液15 mL,2次/d口腔护理至拔管后24 h,可降低VAP的发生率。

(7)手卫生 引起VAP的病原体通过医护人员及环境对患者造成感染。因此严格手卫生、加强医护人员宣教、加强环境卫生管理及保护性隔离均可在一定程度上切断外源性感染途径,降低VAP的发生率。

3. 药物预防 选择性消化道去污染(selective digestive tract decontamination, SDD)是通过清除患者消化道内可能引起继发感染的潜在病原体,主要包括革兰氏阴性杆菌、甲氧西林敏感的金黄色葡萄球菌及酵母菌等,达到预防严重呼吸道感染或血流感染的目的。选择性口咽去污染(selective oropharyngeal decontamination, SOD)是SDD的一部分,主要清除口咽部的潜在病原体。但对于机械通气患者应该谨慎选择两者。

4. 集束化方案 机械通气患者的集束化方案(ventilalor care bundles, VCB)由美国健康促进研究所最早提出,主要包括以下4点:①抬高床头;②每日唤醒和评估能否脱机拔管;③预防应激性溃疡;④预防深静脉血栓。随着进一步的深入研究,包括口腔护理、手卫生、翻身及清除呼吸机管路冷凝水等在内的许多新的措施也被加入到VCB中。但应在循证医学原则的基础上根据实际情况来制定适合自己的有效、安全、易于实施的集束方案。

【治疗】

1. VAP的抗菌药物治疗

(1)初始经验性抗感染治疗 初始经验性抗感染治疗的定义是临床诊断为VAP的24 h之内即开始抗感染治疗。由于VAP的诊断非常困难,因此临床高度怀疑VAP时,应立即开始正确的经验性抗生素治疗。

(2)目标性治疗 抗菌药物的目标性治疗是在充分评估患者的临床特征并获取病原学培养及药敏结果之后,依照致病菌药敏结果给予相应的抗菌药物进行针对性治疗的一种策略。

(3)抗感染治疗的疗程 《呼吸机相关性肺炎的诊断、预防和治疗指南》推荐VAP抗感染疗程一般为7~10 d,如患者免疫功能缺陷或多重耐药菌感染,临床疗效不佳则适当延长治疗时间。

降阶梯治疗:对VAP患者行抗菌药物初始经验性治疗48~72 h后,需及时评估患者情况,应该根据细菌学监测及药敏试验结果调整为可覆盖病原菌、窄谱、安全及经济效益比值高的药物。

动态监测血清PCT/CPIS:血清PCT在严重细菌感染时水平明显升高,动态观察其变化可帮助评价抗菌疗效。

2. 胸部物理治疗 胸部物理治疗是指采用物理方法可预防或减少气道内分泌物淤滞,防止肺部并发症发生,改善患者肺功能。

传统的物理治疗方法包括体位引流、胸部叩击、机械排痰仪、呼吸锻炼等。虽然没有证据证明物理治疗可改善肺炎患者预后,但早期物理治疗可有助患者早期康复。

第二节 导管相关性血流感染

血管内装置（intravascular access devices）是现代医疗的重要组成部分，尤其是在重症监护病房中，其类型包括：外周静脉导管、外周脉管导动、压力监测装置、PICC、中长导管（7.6~20.3 cm，外周静脉导管经肘窝进入贵要静脉和头静脉，但不进入中心静脉）、中心静脉导管（CVC，>14 d 为长期 CVC；≤14 d 为短期 CVC）、完全置入型导管、肺动脉导管等。它不仅为患者输液、输血、静脉营养、药物输注提供通路，同时还可为循环功能监测、血液净化及抢救患者生命提供了重要保障。但是血管内装置也可引起多种并发症，如穿刺点感染、菌血症、脓毒症、导管断裂、药物外渗、导管阻塞、血栓形成及（感染性）血栓性静脉炎等。其中感染相关并发症最常见，也最为严重。

导管相关性血流感染（catheter-related bloodstream infection，CRBSI）是指带有血管内导管或者拔除血管内导管 48 h 内的患者出现菌血症或真菌血症，并伴有发热（>38 ℃）、寒战或低血压等，为医院血液感染的最常见原因。据美国疾病控制和预防中心（CDC）统计，ICU 内医院获得性感染中约 20% 为血流感染（BSI），其中近 87% 与中心静脉导管（CVC）有关。

导管相关性血流感染可分为以下几种（表9-2）：

表9-2 导管相关性感染的定义

定义名称	定义
导管病原菌定植	导管头部、皮下部分或导管接头处定量或半定量培养，确认有微生物生长[>15 菌落形成单位（colony forming unit，CFU）]
静脉炎	沿着插入导管的静脉出现的硬结、红斑、热、痛和触痛
出口部位感染	指出口部位 2 cm 内的红斑、硬结和（或）触痛；或导管出口部位的渗出物培养出微生物，可伴有其他感染征象和症状，伴或不伴有血行感染
隧道感染	指导管出口部位和（或）>2 cm，沿导管隧道的触痛、红斑硬结，伴或不伴有血行感染
皮下囊感染	指完全植入血管内装置皮下囊内有感染性积液；常有表面皮肤组织触痛、红斑和（或）硬结；自发的破裂或引流，或表面皮肤的坏死。可伴或不伴有血行感染
输注相关性血流感染	指从输注液和经皮肤采集的血培养出一致的微生物，无其他确定的传染源
导管相关性血流感染（CRBSI）	指留置血管内装置的患者出现菌血症，经外周静脉抽取血液培养至少一次结果阳性，同时伴有感染的临床表现，且除导管外无其他明确的血行感染源。CRBSI 仅限于导管感染导致的血行感染，能够排除其他部位感染，且导管尖端培养与血培养为同一致病菌。其他感染部位的致病菌可通过血流定植于 CVC，形成继发性 CRBSI

【病因及发病机制】

1. 病原微生物　感染的病原微生物主要源自定植于导管内的细菌或经导管输入被污染的液体。主要的致病菌是皮肤细菌,以葡萄球菌属(金黄色葡萄球菌、表皮葡萄球菌)、念珠菌属及肠杆菌属为主。近年来,耐药菌株在植入物相关性感染中的发生率呈增高趋势,需引起大家重视的还包括 MRSA、产超广谱 β-内酰胺酶(ESBL)肺炎克雷伯菌、产碳青霉烯酶肺炎克雷伯菌、泛耐药鲍曼不动杆菌和非白念珠菌等。

2. 危险因素及发病机制　据相关医学报道,CVC 的日感染风险是外周导管的 20 倍,约占所有 CRBSI 的 90%。现将 CRBSI 危险因素总结如下:

(1) 患者因素　患者年龄(≤1 岁或≥60 岁);皮肤完整性丧失;放、化疗;严重的基础疾病;长期住院患者;全肠外营养。

(2) 装置相关风险　血管内装置材料(选择更能抵抗细菌黏附的钢制、聚氨酯、四氟乙烯和硅胶材质);表面是否光滑;是否有抗菌涂层的导管;导管是否容易血栓形成。

(3) 微生物相关风险　黏附能力;生物被膜形成。

(4) 宿主-微生物与装置交互风险　置管方式(经皮置管比静脉切开风险低);选择性置管(比紧急置管风险低,紧急状态下置管,若不能保证有效的无菌原则,应当在 48 h 内尽早拔除导管);置管部位(锁骨下静脉比股静脉风险低);置管时无菌操作;穿刺技术(技术熟练降低感染风险);置管时间(长期置管感染风险增加)等。

CRBSI 感染途径可分为导管外途径和导管内途径,其主要病原体来源于导管接头及穿刺部位周围皮肤表面微生物。亦可分为以下 4 种发生形式:①输液污染,包括液体配制过程中造成的污染、血制品污染等。②导管开放污染和导管接头污染,导致长期留置导管的管腔内细菌定植。③皮肤定植的微生物从置管部位入侵至皮下并沿隧道定植于导管尖端,此种方式是外周短期留置导管常见的感染途径。④致病菌由其他感染灶经血行播散定植于导管,当增殖到一定程度后就成为菌血症的主要来源,称为继发性 CRBSI。

因医务人员手卫生问题造成的 CRBSI 可发生于以上(1)、(2)、(3)环节中,必须引起医务人员关注。

【临床表现】

CRBSI 无特异性的临床表现,出现下列情况时需考虑存在感染:置管部位出现红肿、硬结,或有脓液渗出;出现不同程度的发热(>38 ℃ 或寒战)及脓毒症表现,少数患者可出现医院获得性心内膜炎、静脉炎或迁徙性感染相关症状等,见表 9-3。

【临床辅助检查】

CRBSI 除以上临床表现外,还需结合外周血培养结果、导管血培养或导管尖端培养结果等辅助检查来综合判断。

1. 留取血标本要求　使用抗生素之前留取用于培养的血标本;经皮或经导管留取血液标本前应严格消毒,降低血液培养污染率;中心静脉导管进行培养时,应培养其尖端 5 cm,而不是培养皮下段。

2. 拔除导管检查　取导管尖端进行培养病原菌,若血培养菌与定植菌为同一菌株,可诊断为 CRBSI。

表9-3　导管相关性血流感染临床表现

	临床表现
插管部位炎症	置管部位红肿、硬结,或有脓液渗出
临床严重感染和严重疾病状态	具有下列任何一个症状或体征而无任何证据
	—发热(>38 ℃)
	—寒战
	—低血压(收缩压≤90 mmHg)
	—少尿(<20 mL/h)
导管相关并发症	感染性心内膜炎、感染性血栓性静脉炎、骨炎和其他迁徙性病灶

3.保留导管检查

(1)定量法　抗生素使用前,分别经导管、皮肤留取血标本培养病原菌,如果从导管取出的血液标本是经皮肤留取的血液标本定量培养菌落计数的3倍或3倍以上,可诊断为CRBSI。

(2)阳性时间差法　抗生素使用前,分别经导管、皮肤留取血标本培养病原菌,如果从导管取出的血液标本与经皮肤留取的血液标本定量病原菌培养结果均为阳性,并且经导管采集的血液标本呈现阳性时间较经皮肤的血液标本提前2 h以上,可诊断为CRBSI。

【预防】

1.置管前的准备

(1)医护人员教育培训　对相关医疗护理人员进行教育培训,内容包括:血管内导管的使用指征、血管内导管置管及其护理的规范化操作、防止血管内导管相关感染的最佳感染预防措施等。仅允许经过培训并通过考核的医疗护理人员进行外周和中心静脉导管置入和护理工作。

(2)定期评估　定期评估施行血管内导管置入术及其护理的相关人员对《导管相关性血流感染的预防控制指南》的知晓度和依从性;认真评估患者是否具备血管内导管置入指征,避免不必要置管。

(3)导管及置管部位的选择　①外周静脉导管:成人应选择上肢作为置管的部位;儿童可选择上肢、下肢或头皮(新生儿或小婴儿)进行置管。当预计静脉输液治疗>6 d,应使用中长周围静脉导管或经外周中心静脉导管(PICC)。应每日评估置管部位情况。②中心静脉导管:在选择置管部位前,须权衡降低感染并发症和增加机械损伤并发症的利弊。对成人进行非隧道式中心静脉置管操作时,应首先选择锁骨下静脉而非颈静脉或股静脉,以降低感染风险概率;血液透析或终末期肾病患者,避免选择锁骨下静脉部位置管,以防锁骨下静脉狭窄;预期置管>5 d的患者可选用表面附有抗菌药物的导管。

2.置管操作及导管的维持

(1)消毒隔离措施　置管过程中,严格手卫生和无菌操作是降低病原菌经穿刺部位皮肤导管间隙入侵的有效手段。在静脉置管前,采用消毒剂(70%乙醇、2%碘酊、含有效碘5 000 mg/L碘伏、聚维酮碘或葡萄糖酸氯己定)进行清洁消毒皮肤;放置CVC、PICC或更换导丝时,应进行最大限度的消毒隔离无菌屏障防护措施。

(2)置管部位皮肤护理　使用无菌纱布或无菌的透明、半透明敷料覆盖置管部位;若患者易出汗或置管部位有血液或组织液渗出,应选用纱布覆盖,敷料潮湿、松弛或可见污渍时,应及时更换;常规5~7 d更换置管处透明敷料,纱布敷料每48 h更换一次;每天肉眼观察置管部位或在敷料外进行触诊穿刺置管部位,若患者有压痛感、不明原因发热或其他表现存在感染迹象,应立即移除敷料,彻底检查置管部位。

(3)导管连接部位保护　反复导管连接部位操作增加感染风险,在连接导管前应做好局部消毒,无须使用抗生素封管来预防感染发生。推荐采用密闭的导管连接系统。

(4)导管更换　成人更换外周短期静脉导管间隔无须<72 h以减少相关感染和静脉炎;无须常规更换CVC、PICC、血透导管或肺动脉导管来预防导管相关感染;短期的中心静脉导管一般为14 d左右,PICC导管可根据供应商提供的期限更换。

(5)全身性抗菌药物预防　避免在插管前或留置导管期间,常规使用全身抗菌药物预防导管内细菌定植或CRBSI。

(6)环境监控　对于ICU内或非ICU环境均应进行CRBSI监控。

【治疗】

CRBSI的治疗包括:拔除导管、全身抗感染药物应用及抗菌药物封管(ALT)等措施。怀疑CRBSI的患者应依据其临床表现、疾病严重程度及当地耐药菌分布情况决定治疗方案。

1.拔除导管　①如怀疑为CRBSI导致的发热、穿刺部位脓肿,同时合并严重疾病状态(如低血压、低灌注状态和器官功能不全等)时应当立即拔除导管。②确诊为CRBSI,且为除血浆凝固酶阴性葡萄球菌外的其他病原菌,均应尽早拔除导管。

注释:血浆凝固酶阴性的葡萄球菌是最常见导管相关性感染的病因,大多数患者表现为良性的临床经过,极少发生预后不良的严重感染。

2.不拔除导管的情况　①如果患者有单个血液培养阳性,并且是血浆凝固酶阴性葡萄球菌,则需要在拔除导管前和(或)启动抗微生物治疗前再分别从被怀疑的导管和外周静脉抽取血液进行培养。②对于有导管建立相关禁忌证(如新建血管通路受限、严重凝血功能异常等),但必须靠导管维持生命的患者,可考虑抗菌药物封管联合全身使用抗菌药物进行治疗,但必须严密监测患者生命体征和血培养结果。

3.经验性抗菌药物应用　葡萄球菌是导管相关感染最常见的病原菌,且存在高耐药性,临床工作中常使用糖肽类抗菌药物作为导管相关感染经验性治疗的首选药物。对于中性粒细胞减少、免疫功能低下、严重感染的患者,应注意覆盖革兰氏阴性杆菌。得到培养和敏感性数据后应进行抗生素的降阶梯治疗。

4.抗菌药物封管治疗(antimicrobial lock therapy, ALT)　抗菌药物封管治疗是将导管内注入高浓度抗菌药物,起到清除生物被膜、局部杀菌的作用。用于避免拔除导管所带来的风险,同时还被认为是针对静脉导管生物被膜感染有效的预防和治疗措施之一。

指南推荐由凝固酶阴性的葡萄球菌引起的非复杂的长期CVC血流感染,可保留导管,ALT 联合全身抗菌药物应用。用于 CRBSI 生物被膜的 ALT 治疗疗程通常为 7~14 d。ALT 应用 72 h 以后血培养仍培养出同种细菌阳性,需考虑拔除静脉插管。

第三节　深静脉血栓形成

深静脉血栓形成(deep venous thrombosis,DVT)是血液在深静脉内不正常凝结引起的静脉回流障碍性疾病,常发生于下肢。静脉系统的栓子脱落可导致肺血栓栓塞症(pulmonary thromboembolism,PTE)。PTE 与 DVT 为同一疾病过程在不同部位、不同阶段的两种表现形式,二者共属于静脉血栓栓塞症(venous thromboembolism,VTE)。

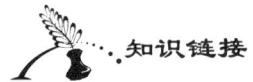

肺栓塞(pulmonary embolism,PE)

肺栓塞是以各种栓子阻塞肺动脉系统为发病原因的一组疾病或临床综合征的总称,包括 PTE、脂肪栓塞综合征、羊水栓塞、空气栓塞症等。

PTE 为来自静脉系统或右心的血栓阻塞肺动脉或其分支所致的疾病,以肺循环和呼吸功能障碍为其主要临床和病理生理特征。

PTE 为 PE 最常见的类型,占 PE 的绝大多数(90% 以上),通常所称的 PE 即指 PTE。

肺动脉发生栓塞后,其支配的肺组织因血流受阻或中断而发生坏死,成为肺梗死(pulmonary infarction, PI)。

【病因及发病机制】

1. **危险因素**　包括:长期卧床,尤其老年患者深静脉血栓的风险性增加;外科手术(尤其急诊手术);恶性肿瘤的患者有发生血栓的高度危险性;既往 DVT 病史或 DVT 家族史;脓毒症患者;凝血因子Ⅴ变异患者血栓形成的风险性增加;纤溶酶原激活物抑制剂过多;免疫系统异常,如红斑狼疮、类风湿关节炎、淋巴浸润性疾病、艾滋病和各种急性感染性疾病可存在抗心磷脂抗体(ACA)与抗凝物质(LAC),导致获得性高凝状态;血液高凝状态(红细胞增多症、骨髓增生异常综合征);人工血管或血管腔内移植物等。

2. **血栓形成机制**　静脉壁损伤、血流缓慢和血液高凝状态是血栓形成有三大因素。静脉壁损伤可释放组织凝血因子,激活外源性凝血系统;手术或创伤致血管内皮损伤可激活Ⅻ因子启动内源性凝血系统,加上失血引起内生纤维蛋白原和 AT-Ⅲ减少,血液处于高凝状态,最终形成血栓;长期卧床、外伤和手术及遗传性因素等可致机体血液高凝状态;肢体长时间制动或肿胀,致使血流减慢,易发生血栓。

【临床表现】

根据发病时间,DVT可分为急性期、亚急性期和慢性期。急性期是指发病14 d以内;亚急性期是指发病15~30 d;发病30 d以后进入慢性期。

1. 急性下肢DVT的临床表现

(1)疼痛和压痛　一般在下肢深静脉阻塞处远端疼痛明显,行走或久站时肿痛明显。触诊病变深静脉周围时常有局限性压痛,加压腓肠肌亦有压痛;部分DVT患者Homan征阳性(伸直患肢将踝关节急速背曲时可引起腓肠肌疼痛)。

(2)肿胀　单侧肢体肿胀为DVT常见的征象,与对侧肢体相比,同一部位(测周径)比对侧增粗超过1 cm时,表明有静脉系统受阻。深静脉血栓延伸至股静脉、髂静脉时,会有大腿部肿胀;肢体肿胀影响动脉时可出现远端动脉搏动减弱或消失。

(3)静脉曲张　常因深静脉受阻后浅静脉代偿所引起,发病1~2周后可使浅静脉曲张。

(4)发热　体温≤38.5 ℃,若出现高热提示合并感染,如淋巴管炎或蜂窝织炎等。

(5)其他　患肢轻度发绀。

2. 上肢DVT表现　上肢DVT与下肢DVT相比相对少见,近年来随着锁骨下静脉置管等操作开展,其发生呈上升趋势,并且以右侧多见。上肢DVT可在发病后24 h出现下列临床症状:①疼痛,麻木不适、沉重感、活动受限、疼痛;②肿胀,多在疼痛出现后发生,可向上方扩展,抬高或休息后肿胀可减轻;③患肢轻度发绀,上臂、胸壁的皮下侧支静脉扩张及患肢皮肤张力增高(非凹陷性水肿)。

3. 血栓脱落　可引起肺栓塞的临床表现。

【辅助检查】

1. 彩色多普勒血管超声检查(DVUS)　因具备无创、价廉和可重复的特性而成为首选。通过直接观察血栓、压迫血栓观察和多普勒血流探测等技术,对于筛查和监测近端下肢静脉内血栓准确率较高。

2. CT静脉造影　主要用于下肢主干静脉或下腔静脉血栓的诊断,准确性较高。目前常采用间接性CT静脉造影术(indireet CT venography, CTV),是一种快速单一的检查方法,可以为DVT-PTE的诊断提供有价值线索。

3. X射线静脉造影(contrast venography, CV)　CV是诊断DVT的"金标准",能够显示静脉堵塞的部位、范围、程度及侧支循环和静脉功能状态,但因其有创性和造影剂肾损害限制了临床推广应用。

4. MR静脉造影(MRV)　为无创性检查,可同时显示双下肢静脉,能准确地确定盆腔和下腔静脉的血栓,也具有鉴别急慢性血栓的功能。

【预防】

ICU患者是DVT的高发人群,严重者可危及生命。因此对ICU患者积极采取措施预防VET十分重要。

1. 健康教育　告知患者及其家属深静脉血栓形成的原因、危险因素及常见并发症,指导患者进行正确的活动,预防栓子脱落。对高危人群重点观察保持高度警惕。

2. 物理方法预防

(1)卧床时抬高患肢(除骨筋膜隔室综合征外),同时应避免腘窝垫枕;穿压力梯度长袜;加强主动或被动等长、等张肌肉活动发挥肌泵作用促进静脉回流。

(2)手术时动作轻巧,避免静脉内膜损伤;患者多做深呼吸、多咳嗽,尽早下床活动;镇静或活动能力受限患者,采取被动活动、定时翻身变换体位,促进血液循环,增加静脉回流。

(3)使用间歇充气加压装置和静脉足泵,通过序贯地从踝、小腿、大腿周期性地松弛与加压,加速静脉淤血排空,促进下肢静脉回流,同时可预防凝血因子在血管内膜的黏附及聚集,增加纤溶系统活性,促进内源性纤维蛋白溶解活性,从而防止血栓形成。对药物预防有可能出血的患者,间歇充气加压装置是首选的预防措施。

3.药物预防

(1)普通肝素　静脉注射,在最初 24 h 每 4~6 h 测定部分凝血活酶时间(APTT),根据 APTT 调整用量,稳定后改为每天测定;尤其是年龄在 40 岁以上、肥胖、患肿瘤及静脉曲张者,手术前测定 APTT 及血小板,如果正常,可给予一定量的肝素,以减少深静脉血栓的发生率。

(2)低分子量肝素(LMWH)　与普通肝素相比,具有较好的抗栓效果,在同等抗血栓效应下其产生出血的可能性较小,无须实验室监测,是目前预防深静脉血栓的有效药物。

(3)华法林　华法林是目前国内外最常用的长效抗凝药,主要通过抑制维生素 K 依赖的凝血因子合成而发挥抗凝作用;小剂量华法林对发生深静脉血栓的高度危险患者可作为预防药物,然而华法林有增加出血的危险性,需要严密监护、定期监测国际标准化比率(INR);因其起效较慢,所以不用于 ICU 急性期患者 DVT 的预防。

(4)右旋糖酐　右旋糖酐可降低血液黏稠度,保护血管内皮,干扰血小板的凝血功能,对血栓栓塞性疾病的预防作用同小剂量肝素,可作为华法林的替代药物,且出血倾向相对较低。因此可用于深静脉血栓的预防。

第四节　导尿管相关性尿路感染

导尿管相关性尿路感染(catheter-associated urinary tract infection,CA-UTI)主要是指患者留置导尿管后或拔除导尿管 48 h 内发生的泌尿系统感染,是医院感染中最常见的感染类型之一,仅次于肺内感染。

【病因及发病机制】

1.病原微生物　绝大多数为革兰氏阴性杆菌,其中最常见为大肠杆菌。

2.感染途径　CA-UTI 主要为逆行性感染,细菌侵入途径主要包括:①导尿时无菌操作不严格,将细菌带入膀胱内;②细菌经尿道黏膜与导尿管间的空隙逆行进入膀胱,是 CA-UTI 中最常见的感染方式;③细菌还可经导尿管与集尿袋的连接处或经集尿袋的放尿口处侵入。

【临床表现】

绝大多数患者没有明显的临床症状,少数患者表现出尿道刺激症状:即尿频、尿急与尿痛,尿道口周围可出现红肿或有少量脓性分泌物,膀胱区可有不适。少数患者还可有腰痛、低热(一般不超过38 ℃),一般无明显的全身感染症状。尿液检查时有白细胞尿,甚至血尿与脓尿。

【辅助检查】

1. 有症状的尿路感染

(1)患者出现尿频、尿急、尿痛等尿路刺激症状,或者有下腹触痛、肾区叩痛,伴或不伴发热。

(2)尿检白细胞结果:男性≥5 个/高倍视野,女性≥10 个/高倍视野。

(3)同时符合以下条件之一:①清洁中段尿或者导尿留取尿液培养革兰氏阳性球菌菌落数≥10^4CFU/mL,革兰氏阴性杆菌菌落数≥10^5CFU/mL。②耻骨联合上膀胱穿刺留取尿液培养的细菌菌落数≥10^3CFU/mL。③新鲜尿标本经离心后应用相差显微镜检查,每30 个视野中有半数视野见到细菌。④经手术病理学或者影像学检查,有尿路感染证据。

2. 无症状性菌尿症　又称无症状尿路感染,患者没有任何临床症状和体征,但1周内有导尿管置入或内镜检查,尿液培养革兰氏阳性球菌菌落数≥10^4CFU/mL,革兰氏阴性杆菌菌落数≥10^5CFU/mL,可诊断为无症状性菌尿症。

【预防】

1. 导尿准备　①严格掌握留置导尿的适应证:评估患者留置导尿管的必要性,避免不必要的留置导尿,尽可能缩短留置导尿管的时间。②选择适宜的导尿管:应结合患者的实际情况,如年龄、性别、尿道等选择适宜型号和材质的导尿管,根据导尿管要求向球囊注入合适的水量;严格检查无菌导尿包、引流装置有无过期、破损等情况。

2. 导尿及导尿后护理

(1)手卫生与无菌技术　严格手卫生、严格遵循无菌操作原则、保持最大的无菌屏障,施行导尿技术;置管过程中动作轻柔,避免损伤尿道黏膜;防止发生交叉感染。

(2)尿管固定　应妥善固定尿管,防止发生滑动和牵引尿道,避免尿管打折与弯曲,始终保持集尿袋高度低于膀胱水平,患者下床活动或搬运患者时应夹闭尿管,避免尿液逆流;及时清空集尿袋中的尿液,清空过程中要遵循无菌操作原则,避免集尿袋的放尿口被污染。

(3)无菌密闭引流　留置导尿管的患者应使用抗反流密闭式引流装置,维持引流通畅;留置尿管过程中,避免不必要的膀胱冲洗;一般情况下不要分离集尿袋与导尿管的连接部位,必须分离时应消毒尿管与集尿袋连接管口再按无菌操作原则连接集尿系统。

(4)尿道口护理　保持患者会阴部清洁,留置导尿期间应每日清洁或消毒尿道口及导尿管表面2 次。

(5)尿管更换　长期留置导尿的患者,不宜频繁更换导尿管,可依据供应商提供的期限予以更换;若尿管阻塞、脱出、发生尿路感染及留置导尿装置的无菌性和密闭性被破坏时应立即更换。

问题分析与能力提升

谢某,女,38岁,因吉兰-巴雷综合征、呼吸费力、胸闷气喘而收入ICU,行气管切开,使用呼吸机辅助呼吸。患者使用呼吸机3 d后出现发热,T 38.8 ℃,查血WBC 18×10⁹/L,气道内可吸出脓性分泌物。胸部X射线片显示,可见双肺下叶均有局灶性浸润阴影。留取痰培养标本,有肺炎链球菌大量增殖。

思考:①能否判断该患者发生了呼吸机相关性肺炎?②如何加强该患者的病情严重程度的评估?③如何有效预防使用呼吸机患者呼吸机相关性肺炎的发生?

课后练习

1. VAP可能发病机制不正确的是 （ ）
   A. 气管插管削弱气道纤毛清除系统和咳嗽机制
   B. 定植于口咽部病原体的误吸
   C. 胃食管反流
   D. 院内交叉感染
   E. 未预防性使用质子泵抑制药

2. VAP的诊断不包括 （ ）
   A. 机械通气12 h以上　　　　　B. WBC>10×10⁹/L或<4×10⁹/L
   C. 黄白色脓性痰液　　　　　　D. 胸部X射线影像出现新的浸润阴影
   E. 体温>38 ℃或<36 ℃

3. 为预防VAP发生,医护人员操作时需注意的内容不包括 （ ）
   A. 为机械通气患者提供严格有效的口腔护理
   B. 医务人员掌握洗手时机,严格手卫生
   C. 进行有效心理护理
   D. 将机械通气患者床头抬高30°～45°
   E. 严密监测人工气道气囊压力,防止口咽部分泌物误吸入气道

4. 降低VAP的发生与器械相关的预防措施不包括 （ ）
   A. 定期对呼吸机表面进行清洁与消毒
   B. 呼吸回路污染、破损时及时更换
   C. 选择合适的吸痰装置,严格无菌操作
   D. 使用纤维支气管镜时,严格执行内镜消毒原则,避免交叉感染
   E. 选择性消化道、口咽部去污染

5. 美国健康促进研究所提出的机械通气患者的集束化方案不包括 （ ）
   A. 抬高床头　　　　　　　　　B. 应用益生菌
   C. 预防应激性溃疡　　　　　　D. 预防深静脉血栓
   E. 每日唤醒和评估能否脱机拔管

6. 为预防中心静脉导管引起的相关感染,哪项措施不正确 （ ）
   A. 置管部位铺大无菌单,严格无菌操作
   B. 置管人员戴帽子、口罩、无菌手套,穿无菌手术衣
   C. 成人中心静脉置管应首选颈内静脉
   D. 置管过程中手套污染应立即更换
   E. 中心静脉输液时应严格消毒导管接头

7. 导管相关性血流感染感染途径不包括 ( )
   A. 液体配制过程中未遵循无菌原则
   B. 输液过程中导管开放污染和导管接头污染
   C. 皮肤定植的微生物从置管部位入侵至皮下并沿隧道定植于导管尖端
   D. 病原菌由其他感染部位经血行播散定植于导管
   E. 患者长期卧床

8. 导管相关性血流感染的定义为 ( )
   A. 带有血管内导管或者拔除血管内导管48 h内的患者出现的菌血症或真菌血症,并伴发热(>38.5 ℃),寒战或者低血压等表现,除血管导管外没有其他明的感染源
   B. 带有血管内导管或者拔除血管内导管48 h内的患者出现的菌血症或真菌血症,并伴发热(>38 ℃),寒战或者低血压等表现,除血管导管外没有其他明确的感染源
   C. 带有血管内导管或者拔除血管内导管24 h内的患者出现的菌血症或真菌血症,并伴发热(>38 ℃),寒战或者低血压等表现,除血管导管外没有其他明确的感染源
   D. 带有血管内导管或者拔除血管内导管24 h内的患者出现的菌血症或真菌血症,并伴发热(>38.5 ℃),寒战或者低血压等表现,除血管导管外没有其他明确的感染源
   E. 带有血管内导管或者拔除血管内导管36 h内的患者出现的菌血症或真菌血症,并伴发热(>38.5 ℃),寒战或者低血压等表现,除血管导管外没有其他明确的感染源

9. 紧急状态下置管,若不能保证有效的无菌原则,尽早拔除导管的时间为 ( )
   A. 12 h内   B. 24 h内
   C. 48 h内   D. 36 h内
   E. 72 h内

10. 中心静脉导管置管后更换置管穿刺点敷料的时间为 ( )
    A. 无菌纱布1~2次/周   B. 无菌纱布1次/d
    C. 无菌透明敷料2~3次/周   D. 无菌纱布2次/d
    E. 纱布敷料每48 h/次

11. 对于中心静脉置管病人哪项做法不正确 ( )
    A. 在输血、输入血制品、脂肪乳剂后的24 h内应当及时更换输液管路
    B. 外周及中心静脉置管后,应当用生理盐水或肝素盐水进行常规封管,预防导管内血栓形成
    C. 每天对保留导管的必要性进行评估,不需要时应当尽早拔除导管
    D. 怀疑导管相关血流感染时,首先需进行导管尖端的微生物培养明确诊断
    E. 注射药物前用75%乙醇消毒导管连接口,待干后方可注射药物

12. 怀疑导管相关性血流感染采集血培养标本时以下哪一项不合适 ( )
    A. 应在抗感染治疗前采集血培养标本
    B. 最好由专业护士采集血标本
    C. 消毒剂消毒皮肤与培养瓶后干燥可减少血培养污染的发生
    D. 应该自导管采集1套血培养标本
    E. 应该自导管和外周静脉各采集1套血培养标本

13. 为了预防导管相关性血流感染应采取的措施不正确的是 ( )
    A. 留置导管病人应定期更换血管内导管
    B. 医务人员应进行感染防控专项培训
    C. 不易频繁更换血管内导管
    D. 无污染时贴膜5~7 d更换1次
    E. 导管连接装置发生污染时立即更换

14. 以下哪些病人不是导管相关血流感染的高危人群 ( )

A. 长期静脉高营养治疗者

B. 长期使用抗菌药物治疗者

C. 留置血管导管并接受化疗、放疗、免疫抑制剂者

D. 50~60 岁患者

E. 糖尿病血糖控制不良者

15. 下列选项中哪一项不是下肢深静脉血栓形成的急性期表现 ( )
   A. 突发下肢肿胀　　　　　　　B. 小腿剧痛,患足不能踏平
   C. 患足皮温降低呈青紫色　　　D. 浅静脉明显曲张
   E. 患者小腿和足背可出现水疱

16. 急性动脉栓塞栓子来源常见于 ( )
   A. 血管源性　　　　　　　　　B. 心源性
   C. 医源性　　　　　　　　　　D. 肺源性
   E. 腹主动脉

17. 下列哪一项不属于下肢深静脉系统 ( )
   A. 股深静脉　　　　　　　　　B. 股浅静脉
   C. 股内侧静脉　　　　　　　　D. 胫前静脉
   E. 腓静脉

18. 下列有关 VTE 的叙述哪项是不正确的 ( )
   A. VTE 包括 PTE 和 DVT
   B. DVT 和 PTE 常同时并存
   C. PTE 患者很少发生肺梗死
   D. 引起 PTE 的血栓多来源于下肢远端深静脉
   E. 恶性肿瘤是 VTE 发生的一个重要危险因素

19. 物理方法预防深静脉血栓不包括 ( )
   A. 卧床时抬高患肢(除骨筋膜隔室综合征外)
   B. 穿压力梯度长袜
   C. 加强主动或被动等长、等张肌肉活动
   D. 腘窝垫枕
   E. 手术时动作轻巧

20. 导尿管相关尿路感染方式是 ( )
   A. 顺行性感染　　　　　　　　B. 逆行性感染
   C. 自发性感染　　　　　　　　D. 双向感染
   E. 以上都不是

(张淑芳　张淑梅)

第十章 常见应急预案

> **学习目标**
>
> 1. 了解重症监护病房抢救及特殊时间报告制度、常见应急预案及防护措施。
> 2. 熟悉火灾应急预案及防范措施、地震后护理应急预案。
> 3. 掌握发生输液、输血反应,医务人员发生针刺伤,重症监护病房气管插管、气管切开患者意外脱管应急预案及防护措施。

凡事预则立,不预则废。做好预防和处置各类突发事件的思想准备、组织准备、物质和技术准备,建立健全预警体系和应急机制,对于提高预防和处置突发事件的能力,预防和减少各类突发公共事件造成的损失,保障人民的生命财产安全,具有十分重要的意义。

应急处置原则:以人为本,安全第一;统一领导,分级负责;条块结合,属地为主;预防为主,平战结合;依靠科学,依法规范。

医院应急情况常包括:自然灾害(火灾、地震等)、突发情况(停电、停水等)、病人方面(病情变化如躁动、自杀、摔倒、坠床等),因此要建立健全的应急预案体系及抢救流程。

应急预案体系包括综合应急预案,火灾事故、电力系统故障等专项应急预案,现场处置方案。

1. 综合应急预案 规定医院应急组织机构和职责、应急原则、应急管理程序等内容。

2. 专项应急预案 主要根据医院特点,为应对几种类型事故编制各专项事故应急预案。

3. 现场处置方案 是针对具体的部位、设备设施、事件及灾害所制定的应急处置措施。

对于重症医学科来说,入住病人均为急危重症病人,具有急、危、重的特点,疾病本身的演变过程复杂多变,使治疗的效果充满太多的不可预知性,且病区内集中了各种高、精、尖的精密仪器及设备,不但要求护理人员具有扎实的医学基础理论知识和丰富的急救知识与应急抢救技能,同时还要求提高防患护理安全潜在隐患的意识。必须掌握在遇到各种护理安全意外风险时,能够灵活运用紧急抢救的预案流程,主动采取防护措施及应急预案,将护理的高风险降为最低,真正为生命保驾护航,确保病人的生命安全,这也是每一位护士的工作重点。

第一节　医院重大抢救及特殊事件应急上报程序

关于医院进行的特殊病例及重大抢救活动的救治工作应及时向医院相关部门及院领导报告,以便使医院能及时掌握现场情况,协调各方面的工作,更好地组织力量进行及时有效的抢救治疗工作。

(一)需报告的重大抢救及特殊病例

1. 涉及灾害事故,突发事件所致同时伤亡6人及以上或死亡3人及以上的抢救。
2. 知名人士、境外人士、外籍及保健对象的抢救。
3. 本院职工的住院及抢救。
4. 严重并发症或涉及医疗纠纷患者的医疗及抢救。
5. 危重病及特殊病例的医疗及抢救。
6. 大型活动和其他特殊情况中出现的患者。

(二)应报告的内容

1. 灾害事故突发事件的发生时间、地点、伤亡人数及分类,伤亡人员的姓名、年龄、性别、致伤及病亡的原因,伤病员的病情、采取的抢救措施、预后等。
2. 大型活动和特殊情况中出现的患者姓名、性别、年龄、诊断、病情、采取的医疗措施及预后等。
3. 特殊病例患者姓名、性别、年龄、诊断、目前状况、治疗抢救措施、预后等。

(三)报告程序及时限

1. 参加抢救的医务人员应立即向科室领导及院有关部门报告。参加院前、急诊及住院患者抢救的医务人员向医务科、护理部报告;参加门诊抢救的医务人员向门诊部报告,节假日、夜间向院总值班报告。在口头或电话报告的同时,科室填报书面报告单在24 h内报医务处。
2. 医务科、护理部、门诊部、院前总值班接到报告后应在10 min内向院领导报告。

发生灾害事故、突发事件,出现重大抢救等情况时→参与医生、护士→立即上报医务科、护理部、科主任及护士长,节假日、夜间报总值班→10 min内上报院领导。

第二节　医务人员发生针刺伤时的防范措施及应急预案

(一)防范措施

1. 加强医务人员职业防护培训,及时纠正护士操作过程中不安全行为,定期进行经血液传播疾病职业防护知识培训。需要特别强调防护用品的应用:如手套的应用、医疗锐器的处理、锐器刺伤后的措施等,提高护士的自我防护意识。
2. 改善医疗操作环境,安全的医疗环境能有效减少护士锐器刺伤的次数,如采用安全针头、注射器、真空试管采血、一次性采血器采血、无针输液、锐器盒等。

3. 护士应集中注意力进行各项穿刺操作,避免打扰、中断操作。

4. 避免针头的分离与复帽,美国 CDC 早在 1987 年就在全面性防护措施中提出禁止双手回套针帽。

5. 锐器处理:使用后的针头应直接放置于专用利器盒中,不得随意丢弃,防止意外针刺伤发生。

6. 手套:戴手套是护士在护理操作过程中减少血液接触的最主要防护措施之一,能有效减少皮肤接触血液的次数并且不增加皮肤的损伤,可有效控制血源性疾病的传播。

(二)应急预案

1. 医务人员进行医疗护理操作过程中应特别注意防止被污染的锐器划伤、刺破皮肤。如不慎被乙肝、丙肝、HIV 污染的尖锐物体划伤刺破皮肤时,应尽可能向离心方向挤出损伤处的血液,禁止进行伤口的局部挤压,然后用肥皂水和流动清水冲洗伤口 10 min 以上,再用 0.2% 碘酊、碘伏和 75% 乙醇消毒,必要时做防水敷料包扎保护伤口,按照医院相关规定上报相关人员和部门。由相关部门人员进行血源性传播疾病的检查和随访。

2. 被乙肝、丙肝阳性患者血液、体液污染的锐器刺伤后,应在 24 h 内抽血查乙肝、丙肝抗体,必要时同时抽患者血对比;同时注射高效价乙型肝炎免疫球蛋白,成人 500 U,免疫力可维持 21 d,同时按 1 个月、3 个月、6 个月接种乙肝疫苗。

3. 被 HIV 阳性患者血液、体液污染的锐器刺伤后,应在 24 h 内抽血查 HIV 抗体,必要时同时抽患者血对比,按 1 个月、3 个月、6 个月复查,同时服用相关药物,并报告院内感染科进行登记、上报、随访等。

(三)程序

立即挤出伤口血液→反复冲洗→消毒→伤口处理→抽血化验检查→注射高效价乙型肝炎免疫球蛋白→通知院内感染科进行登记、上报、随访。

第三节 患者给药过程中发生意外情况的防范措施及应急预案

一、给药差错的防范措施及应急预案

(一)防范措施

1. 给药差错的原因 发错药、打错针、漏发药、漏注射居护理差错的首位。

(1) 各种护理工作制度和防范措施如"三查七对"执行不到位,看错药名、剂量或给患者发错药等。

(2) 未认真执行交接班制度,交班不清楚,接班不明白。特殊药物治疗未仔细交班,接班后未及时检查是否还有其他治疗。

(3) 处理医嘱错误居护理差错的第 2 位,常见有:药名相混、执行时间或剂量错误、早停或晚停医嘱、漏抄或错抄医嘱。主要是执行护士查对不严、工作责任心不强

所致。

(4)配置药品操作不规范,抽吸后残余药量较多,粉针未完全溶解,输液瓶塞多次穿刺,增加微粒污染风险。

(5)配伍禁忌:多数护士只注意本组药物间的配伍,忽略相邻两组药物间的配伍禁忌。

2. 给药差错防范　住院患者用药的直接操作者是护士,又是用药的最后把关人。护士在减少用药差错中起着至关重要的作用。

(1)注意核对与沟通。认真核查用药医嘱和药物相互作用及配伍禁忌等,加强与医师或药师的沟通,确保药物的安全性、有效性。

(2)注意查对制度。药品使用前要认真核对该医嘱剂量是否正确,并核实患者的身份。

(3)增加沟通。耐心听取和解答患者提出的问题,告知患者用药注意事项,注意观察患者病情变化等。

(4)护士不能仅满足于"执行医嘱",还应熟练掌握药物的作用、剂量、用法、配伍,以及用药后不良反应的防范等。

(5)加强责任教育,增强风险意识,强化法律意识,加强业务学习,定期进行考核。

(二)应急预案

1. 严格执行查对制度,认真按照操作流程进行操作。

2. 发生误用药物后,本着"患者安全第一"的原则,立即停止用药避免或减轻对患者身体健康造成的损害,积极采取补救措施,争取将损害降至最低程度。

3. 当事人不得隐瞒,要立即向医师、护士长进行汇报。护士长要逐级上报事件发生的原因、经过及后果,按规定填写《护理给药差错登记表》,处理意见24~48 h内上报护理部。

4. 发生差错后,积极处理,尽量不惊动患者,避免发生冲突。妥善处理后应适当告知患者以消除其顾虑。

5. 科室要分析差错原因、及时深入剖析问题,集体讨论,提高认识,吸取教训,改进下一步工作。根据差错的情节和对患者的影响确定差错性质,提出处理意见,并上报。

(三)程序

给药错误→停止用药→报告医生、护士长→积极采取措施→遵医嘱给药→严密观察并记录→填写《护理给药差错登记表》→上报护理部一保留药物→科室讨论,提出整改意见。

二、药物引起过敏性休克的防范措施及应急预案

(一)防范措施

1. 护理人员在给患者用药前应详细询问患者是否有该药物用药史、药物过敏史或家族过敏史,按要求做过敏试验,凡被告知有过敏史者禁忌给予患者做该药物的过敏试验。

2. 过敏试验药液浓度、皮内注射剂量及试验结果的判断必须准确。过敏试验阳性者禁用,并在该患者体温单、病例、医嘱单、病历夹、床头卡上注明过敏药物名称,床尾

挂过敏试验阳性标志,同时将结果告知患者及其家属。

3. 凡初次用药、停药3 d后再用,以及在应用过程中更换批号时,均须按常规做过敏试验,方可再次用药。

4. 药敏试验阴性,首次注射后观察20～30 min,注意患者有无过敏反应,防止发生迟发型过敏反应。

5. 如果对皮试结果怀疑,应做对照试验,在对侧前臂内侧皮内注射生理盐水0.1 mL,确认皮试结果为阴性,方可用药。使用药物过程中要严密观察反应。

6. 严格执行查对制度,药敏试验前注射盘内备0.1%盐酸肾上腺素、地塞米松各1支,警惕发生过敏反应。

7. 抗生素类药物,特别是青霉素类,其水溶液在室温下极易分解产生过敏物质,引起过敏反应,还可使药物效价降低,影响治疗效果,应现配现用。

(二)应急预案

1. 患者一旦发生过敏性休克,应立即停止使用引起过敏的药物,并迅速报告医生,就地抢救。

2. 立即平卧,皮下注射0.1%盐酸肾上腺素1 mg,小儿剂量酌减。如症状未能缓解,每隔30 min再次皮下注射或静脉注射该药0.5 mL,直至脱离危险期,同时注意保暖。

3. 改善患者缺氧症状,给予氧气吸入。呼吸抑制时应给予人工通气或建立人工气道借助呼吸机给予辅助、控制呼吸。喉头水肿导致窒息时,应尽快配合施行气管切开。

4. 立即建立静脉通路,必要时建立2条或2条以上静脉通路,迅速补充血容量。遵医嘱应用晶体液扩充血容量、升压药物维持血压,应用氨茶碱解除支气管痉挛,给予呼吸兴奋药物应用,此外还可给予抗组胺类及皮质激素类药物。

5. 若发生呼吸心搏骤停时,立即进行胸外心脏按压、人工呼吸或气管内插管呼吸机应用等心肺复苏的抢救措施。

6. 密切观察患者的意识、体温、脉搏、呼吸、血压、尿量及其他临床变化,不断评价治疗与护理效果,为进一步处置提供依据。患者未脱离危险前不宜搬动。

7. 按《医疗事故处理条例》规定6 h内及时、准确记录抢救过程。

第四节　患者输液/输血过程中发生意外情况的防范措施及应急预案

一、发生输液反应时的护理防范措施及应急预案

(一)防范措施

1. 发热反应

(1)原因　输入致热物质引起。①用物清洁灭菌不彻底;②输入的溶液或药物制品不纯、消毒保存不良;③输液器消毒不严或被污染;④输液过程中未能严格执行无菌操作所致。

(2) 症状　多发生于输液后数分钟至 1 h 内出现发冷、寒战、发热。轻者体温在 38 ℃ 左右,停止输液后数小时内可自行恢复正常;严重者初起寒战,继之高热,体温可达 40 ℃ 以上,并伴有头痛、恶心、呕吐、脉速等全身症状。

(3) 预防　①严格无菌操作;②输液前认真检查药液的质量,输液用具的包装及灭菌日期、有效期。

2. 循环负荷过重反应(急性肺水肿)

(1) 原因　①输液速度过快,短时间内输入过多液体,使循环血容量急剧增加,心脏负荷过重引起;②自身疾病(心肺功能不良)。

(2) 症状　呼吸困难,胸闷、咳嗽,咯粉红色泡沫样痰。听诊肺部布满湿啰音,心率快且节律不齐。

(3) 预防　输液过程中,密切观察患者情况,注意控制输液速度及输液量。关注老年人、儿童及心肺功能不全患者。

3. 静脉炎

(1) 原因　①长期输注高浓度、刺激性较强的药液;②静脉内放置刺激性较强的塑料导管时间过长,引起局部静脉壁发生化学炎症反应;③也可由于在输液过程中未能严格执行无菌操作,导致局部静脉感染。

(2) 症状　沿静脉走向出现条索状红线,局部组织发红、肿胀、灼热、疼痛,可伴畏寒、发热症状。

(3) 预防　①严格执行无菌技术操作;②刺激性的药物应充分稀释;③放慢输液速度,防止药液外渗;④有计划地更换输液部位,保护静脉。

4. 空气栓塞

(1) 原因　①输液导管内空气未排尽,导管连接不紧,有漏气;②拔出较粗的、近胸腔的深静脉导管后,穿刺点封闭不严密;③加压输液、输血时无人守护;④液体输完未及时更换药液或拔针。

(2) 症状　①胸部异常不适或有胸骨后疼痛;②呼吸困难、发绀;③濒死感;④听诊心前区可闻及响亮、持续"水泡声"。

(3) 预防　①输液前检查输液器质量,排尽输液导管内空气;②输液过程中加强巡视,及时添加药液或更换输液瓶,输液完毕及时拔针;③加压输液时专人看护;④拔出较粗、近胸腔深静脉导管后,立即严密封闭穿刺点。

(二) 应急预案

1. 患者发生输液反应时,应立即撤除所输液体,重新更换液体和输液器,维持液体通路。

2. 同时报告医生并遵医嘱给药。

3. 情况严重者应就地抢救,必要时进行心肺复苏。

4. 建立护理记录,记录患者的生命体征、一般情况和抢救过程。

5. 发生输液反应时,应及时报告医院感染管理科、消毒物品供应中心、护理部和药剂科。

6. 保留输液器和药液分别送消毒供应中心和药剂科,同时取相同批号的液体、输液器和注射器分别送检。

(三)程序

立即撤除所输液体→更换液体和输液器→报告医生→遵医嘱给药→情况严重时就地抢救→及时准确做好记录→报告上级→将标本送检。

二、发生输血反应时的护理防范措施及应急预案

(一)防范措施

1. 发热反应 是输血中最常见的反应。

(1)原因 ①由致热原引起,如血液、保养液或输血用具被致热原污染;②受血者在输血后体内产生白细胞抗体和血小板抗体所致的免疫反应;③违反无菌操作原则,造成污染。

(2)症状 输血中或输血后1~2 h内发生畏寒、寒战、发热,体温可达38~41℃,伴皮肤潮红、头痛、恶心、呕吐、肌肉酸痛等,持续1~2 h后缓解。

(3)预防 严格管理血库保养液和输血用具,有效预防致热原,严格执行无菌操作。

2. 过敏反应

(1)原因 ①过敏体质患者,输入血中的异体蛋白与患者机体的蛋白质结合,形成全抗原而致敏;②供血者在献血前用过可致敏的药物或食物,使输入血液中含致敏物质;③多次输血者体内产生过敏性抗体;④供血者血液中的变态反应性抗体随血液传给受血者。

(2)症状 大多出现在输血后期或将结束时。表现轻重不一:①轻者出现皮肤瘙痒、荨麻疹;②中度血管性水肿(表现为眼睑、口唇水肿);③重者因喉头水肿出现呼吸困难,两肺闻及哮鸣音;④过敏性休克。

(3)预防 ①正确管理血液及血制品;②选用无过敏史的供血者;③供血者在采血前4 h内不吃高蛋白和高脂肪食物,宜用少量清淡饮食或糖水;④有过敏史患者,输血前给予抗过敏药物。

3. 溶血反应

(1)原因 ①输入异型血液;②输入变质血液。

(2)症状 轻者类似发热反应,重者在输入10~15 mL血液时即可出现症状,且死亡率高。①患者出现头部胀痛、面部潮红、恶心、呕吐、心前区压迫感、四肢麻木,腰背部剧烈疼痛等反应;②出现黄疸和血红蛋白尿(尿呈酱油色),伴寒战、高热、呼吸困难、发绀和血压下降等;③少尿或无尿,管型尿和蛋白尿,高钾血症、酸中毒,严重者可致死亡。

(3)预防 ①做好血型鉴定及交叉配血试验;②严格执行"三查八对"制度,杜绝差错事故的发生;③严格遵守血液保存规则,不可使用变质血液。

(二)应急预案

1. 患者发生输血反应时,应立即停止输血,更换输血器输入生理盐水,遵医嘱给予抗过敏药物。

2. 报告医生及护士长,并保留血袋及输血装置,以备检验。

3. 病情紧急的患者准备好抢救药品及物品,配合医师进行紧急救治,并给予氧气

吸入。

4. 轻度过敏反应者,给予抗过敏药物应用,密切观察患者病情变化并做好记录,安慰患者,减少患者的焦虑。

5. 按要求填写输血反应报告卡,上报输血科。

6. 怀疑溶血等严重反应时,将保留血袋及留取患者血、尿标本送检。

7. 加强巡视及病情观察、记录,做好抢救记录。

(三)程序

立即停止输血→换输生理盐水→报告医师及护士长→遵医嘱给予抗过敏药→保留血袋→病情紧急做好抢救准备→进行抢救→一般反应,做好观察记录→填写输血反应卡→上报输血科→反应严重,将血袋及患者血、尿标本样送检→密切观察病情、做好记录。

三、血管活性药物外渗的应急预案

1. 临床常用的血管活性药物有多巴酸、多巴酚丁胺、肾上腺素、去甲肾上腺素、硝酸甘油、硝普钠等。护士应掌握血管活性药物的名称、药理作用、剂量、输注的方法及副作用。

2. 发现外渗时,立即停止在出现外渗的血管输液,更换输液部位,报告医生和护士长。

3. 仔细评估患者药物外渗的部位、面积,外渗药物的量,皮肤颜色、温度,疼痛性质等,详细记录在护理记录中。

4. 如为多巴胺、去甲肾上腺素液体的外渗,立即以利多卡因、地塞米松、透明质酸酶局部封闭,稀释外渗的药液并阻止药液扩散,同时促进外渗药物吸收,起到止痛的作用。根据外渗程度,可重复封闭,两次之间时间 6～8 h,一般封闭 2～3 次。

5. 外渗局部选用如意金黄散加香油或蜂蜜调配后湿敷,面积应超过外渗部位外围 2～3 cm,湿敷时间应保持 24 h 以上,进行床旁交接班。

6. 抬高患者患肢,促进外渗液体的吸收,减轻因药液外渗引起的肢体肿胀。

7. 外敷药物时注意保持患者衣物、床单位的清洁和干燥。

8. 患者自外渗部位有烧灼感时可使用冷敷,禁止使用任何方式的热敷。

9. 当外渗部位出现水疱、破溃、感染时,应及时报告医生给予清创、换药处理。

10. 外渗部位未痊愈前,禁止在外渗区及远心端再行各种穿刺。

11. 严密观察患者药物外渗处皮肤情况,包括肤色、温度、弹性、疼痛的程度等变化,并做好记录。

12. 护士在整个过程中要关心体贴患者,做好与患者的沟通工作,减轻患者的恐惧、不安情绪,以取得患者的合作。

第五节 患者发生其他意外情况的防范措施及应急预案

一、猝死抢救

1. 适用范围 "出乎意料"和"突然"死亡的患者。
2. 目的 尽快实施有效抢救,争取抢救时间,提高抢救成功率。
3. 抢救步骤

(1)患者病情发生变化时,护士首先要判断和证实是否发生心搏骤停,其最主要的特征为意识突然丧失,大动脉搏动消失。

(2)呼叫医生和其他医务人员参与抢救。

(3)若患者为室颤造成心搏骤停时,首先给予心前区叩击,其他医务人员准备除颤仪进行除颤,若未转为窦性心律可反复进行。

(4)若患者非室颤造成心搏骤停时,应立即进行胸外心脏按压、简易呼吸器加压给氧、气管插管后机械通气、心电监护等心肺复苏抢救措施,直至恢复心跳和自主呼吸。

(5)开放静脉通路,遵医嘱应用抢救药物。

(6)及时采取脑复苏、头部置冰袋或戴冰帽以保护脑细胞。

(7)抢救期间严密观察患者的生命体征、意识、瞳孔的变化,及时报告医生采取措施,并由其他护士做好抢救记录。

(8)若患者心肺复苏成功,神志清楚,生命体征逐渐平稳后,护士要做好患者的基础护理。关心、安慰患者和家属,做好心理护理。

(9)抢救结束后,由医生补开口头医嘱。

4. 注意事项 ①抢救患者时,拉好隔帘,建立独立抢救区域。②抢救要及时、准确。③执行口头医嘱时,护士须清晰复述一遍,由医生确认后方可执行,并保留安瓿。

二、患者跌倒、坠床防范措施及应急预案

(一)防范措施

1. 医院应建立跌倒、坠床报告制度及程序。
2. 建立伤情认定程序和制度。
3. 病区卫生间、洗手间采用防滑地砖,放置醒目防滑标识。
4. ICU病床、平车均设置床档,意识不清、躁动患者适当给予约束。
5. 对清醒患者加强安全知识宣教,加强巡视。
6. 定期检查病床、平车、轮椅,发现损坏及时维修。

(二)应急预案

1. 立即到患者身边,检查患者摔伤情况,通知医生。
2. 观察生命体征,意识状态及损伤部位,视病情将患者安置于正确体位。
3. 以下几种情况的处理:

(1)无明显受伤者→协助上床,平卧→监测生命体征,必要时监测血糖→吸氧→密切观察。

(2)一般外伤→给予包扎→观察生命体征。

(3)骨折、肌肉或韧带损伤:功能障碍、局部肿痛(如肋骨骨折出现呼吸受限)→扶、抬上床→制动→X射线检查→专科处理→观察生命体征。

(4)颅脑损伤:意识障碍、恶心呕吐、肢体功能障碍→吸氧→建立静脉通路→降颅压→观察瞳孔、神志、呼吸、血压→专科治疗。

(5)颈椎、脊髓损伤:颈部疼痛、肢体活动受限→根据摔伤部位、伤情采取相应的搬运方法→吸氧→外科治疗。

(6)心搏骤停→施行心肺复苏→建立人工气道→建立静脉通路。

(7)皮肤瘀斑者冷敷→擦伤用碘伏消毒伤口→出血较多用无菌敷料压迫止血,酌情给予清创缝合→创面大、伤口深给予注射破伤风抗毒素。

(8)分析坠床原因→做好宣教指导→提高防范意识→改进护理设施、设备,避免再次坠床。

(9)详细记录坠床、摔倒及处理经过并交班;上报护士长、护理部及科室领导。

第六节 各类导管脱落的防范措施及应急预案

一、气管插管患者意外脱管的防范措施及应急预案

(一)防范措施

1. 与患者建立有效沟通,告知患者应用气管插管的重要性。
2. 适当使用镇痛、镇静药物。
3. 躁动、有拔管倾向的患者适当给予保护与约束。
4. 保证气管插管在正确位置,采取有效方法固定气管内插管,并保证患者舒适。
5. 严格交接班,随时观察并听诊双肺呼吸音,确保气管内插管位置。
6. 对活动度大的患者在气管内插管处加强连接固定,并注意观察。
7. 双人合作为气管插管患者行口腔护理时,一人固定气管插管,另一人实施口腔护理,以免操作时误将气管插管脱出。
8. 适当支托呼吸机软管,及时倾倒呼吸机管道冷凝水。
9. 呼吸器的软管随患者体位进行调节,保持患者相对舒适体位。
10. 观察非计划拔管的倾向,及时上报医生,及时处理。

(二)应急预案

1. 气管插管脱出小于6 cm时,立即吸净口鼻腔及气囊上滞留物,抽出气囊气体,将导管插回原深度。
2. 气管插管脱出大于6 cm时,立即开放气囊并拔出气管导管,同时通知医生。

(1)有自主呼吸者给予高流量吸氧,观察患者呼吸形态及血氧饱和度。

(2)无自主呼吸者使用面罩、简易呼吸器接氧加压辅助呼吸。

3. 准备抢救物品,紧急施行气管插管。

4. 确定气管插管位置:①听诊两肺呼吸音是否对称。②进行人工通气,潮气量大于 100 mL,观察血氧饱和度是否上升,随患者呼气动作气管插管腔内是否有雾气。③听诊胃区有无气过水声。

5. 严密监测患者生命体征、插管深度、气囊压力、双肺呼吸音、胸廓运动、血气分析结果等情况,如有异常立即通知医生。

二、气管切开患者机械通气意外脱管的防范措施及应急预案

(一)防范措施

1. 对于颈部粗短者,使用加长型气管套管,并牢固固定。

2. 对于烦躁不安患者,给予适当的镇痛、镇静及必要的肢体约束。

3. 给予患者实施基础护理措施(翻身、拍背等)或吸痰(患者用力呛咳)时,应专人固定气管套管,病情允许情况下尽量分离呼吸机管道,以防套管受呼吸机管道重力作用或牵拉造成脱管。

4. 双人操作更换固定系带,一人固定套管,另一人更换,松紧度以容一指为宜,固定带不能打活结,以免患者自行打开,造成气管套管脱出。

(二)应急预案

1. 气管切开早期(48 h 内):①立即准备气管切开包、气管插管等急救设备。②立即采用面罩和简易呼吸器进行辅助通气,连接氧气,保证患者供氧和通气。③立即进行气管插管,连接呼吸机,通知医生重新置管。④重新置入气管套管前应检查气囊。

2. 患者气管切开时间超过 1 周、窦道已形成,应更换套管重新置入,连接呼吸机,氧浓度调至 100%,然后根据病情再调整。

3. 其他医护人员应迅速准备好抢救药品、物品,如患者出现心搏骤停时立即给予胸外心脏按压。

4. 整个操作期间,严密观察生命体征及神志、瞳孔、血氧饱和度的变化,及时报告医生进行处理。

5. 行动脉血气分析检查,根据结果配合医生调整呼吸机参数。

6. 病情稳定后补记抢救记录,妥善安置患者。

(三)程序

立即抢救→通知医师→根据病情处理→氧浓度调至 100%→配合查血气→调整呼吸机参数→观察生命体征→记录抢救过程。

三、ICU 引流管滑脱的防范措施及应急预案

(一)防范措施

1. 术后患者,交接班时要认真核对各引流管的名称、标示是否正确;管道是否固定牢靠,按照各引流管固定方法进行有效固定;向手术医生了解引流管有无特殊注意事项(包括引流袋放置高度等)。

2. 护士应严格按照各引流管的护理要点进行护理,如果发现异常情况应及时通知

医生及时处理。

3. 翻身时,应妥善安置管道预留长度,防止因牵拉造成管道脱出。

4. 严格执行交接班制度,明确责任。

5. 引流管伤口换药、更换引流袋时应严格无菌操作。

6. 与患者做好沟通宣教,说明各种导管的重要性,严禁自行拔出管道。

7. 躁动、情绪不稳定患者适当给予镇痛、镇静药物应用;适当给予保护性约束,防止意外脱管。

(二)应急预案

1. 脑室引流管滑脱的应急预案

(1)妥善固定脑室引流管,每班交接引流管及引流液情况,并指导告知患者及家属注意事项。

(2)如果发生引流管滑脱,应协助指导患者保持平卧位避免大幅度活动,不可自行将滑脱的导管送回。

(3)报告主治医师、值班医师。

(4)严密观察专科症状及生命体征,协助医师采取相应措施,并做好护理记录及交接工作。

2. 胸腔闭式引流管滑脱的应急预案

(1)将胸腔闭式引流管妥善固定,每班需交接引流的通畅情况并做好记录。

(2)胸腔闭式引流装置各部件衔接紧密,密切观察患者引流液的性状、水柱的波动情况、呼吸音及生命体征,并做好记录。

(3)如果胸腔闭式引流管滑脱,立即捏闭伤口,协助患者保持半卧位。

(4)报告主治医师及值班医师。

(5)观察生命体征及专科症状。协助医师采取相应的措施,如终止引流或重新置入引流管,并将切口妥善处理,做好护理记录。

3. 腹腔引流管滑脱的应急预案

(1)将腹腔引流管妥善固定,每班交接引流的通畅情况并做好记录。

(2)密切观察腹腔引流部位纱布的清洁情况、生命体征、引流液的性状及量。

(3)若发生引流管滑脱,立即按压伤口,协助患者保持半卧位。

(4)报告主治医师和值班医师。

(5)观察患者生命体征及专科症状,根据病情协助医生采取应对措施,做好护理记录。

4. 输液导管(中心静脉导管、PICC 导管、动脉导管等)脱出的紧急处理预案

(1)观察导管是否完全脱出,如脱出应观察出血量,判断脱出时间及有无液体渗入组织。

(2)报告医生并协助给予处置。

(3)导管未完全脱出血管者,用无菌纱布压住穿刺点拔出导管,加压止血。

(4)导管完全脱出者立即给予穿刺点加压止血,密切观察生命体征。

(5)重新准备中心静脉置管物品,更换置管部位,重新建立静脉通路。

(6)清醒患者给予心理护理,使其缓解紧张情绪。不清醒患者密切观察基本生命体征。

(7)若患者持续泵入血管活性药物,应立即先开辟浅静脉,同时备齐抢救药品。

(8)脱管后若有液体渗入组织中,应立即采取相应措施或给予封闭治疗,并严密观察。

第七节　仪器设备故障的防范措施及应急预案

(一)防范措施

1. ICU 内医疗仪器设备由专人负责管理,专业技术人员定时维修、保养。
2. ICU 护理人员应学会使用各种仪器设备,能设定各种常用参数。
3. 使用前详细阅读说明书,认真检查机器性能,仔细核对各相关参数,做好使用记录。
4. 存在故障及时上报管理人员或护士长,及时维修,保持良好备用状态。
5. 严格交接手续,严格遵守操作规程。
6. 定时登记使用次数及时间,定期检查。
7. 严格仪器和设备的消毒管理制度,防止医源性交叉感染。
8. ICU 仪器设备一般不外借,特殊情况需经主任、护士长同意,并办理借用手续。
9. 非 ICU 工作人员不应操作和调试各类仪器。

(二)应急预案

1. 妥善安置患者,确保患者安全,再分别请求维修。①监护系统:立即进行床边人工监护,再使用便携式监护仪。②呼吸机:立即使用简易呼吸器,并更换呼吸机。
2. 白天打电话至维修组,夜间报告院总值班协调借调。

第八节　紧急意外事故护理的防范措施及应急预案

一、停电的应急预案及程序

(一)应急预案

1. 接到停电通知,立即做好停电准备,备好手电等,有抢救患者使用电动吸痰器时,需找替代方法(如脚踏吸引器、注射器接吸痰管吸引)。
2. 抢救病人时突然停电,应立即更换其他动力方法保证抢救仪器正常运转。
3. 使用呼吸机的患者,观察呼吸机备用电是否正常工作。床旁应备有简易呼吸器,以备突然停电。若呼吸机备用电耗尽,立即将呼吸机脱开,使用简易呼吸器维持患者呼吸。
4. 突然停电时,应立即通知电工班查询停电原因,并电话通知院总值班室或医务处。
5. 加强巡视病房,检查微量泵或输液泵是否正常工作,积极安抚患者及家属。同时注意防火、防盗。

(二)程序

接到停电通知→备好应急灯→准备动力电器的应急方案。

突然停电→采取措施保证抢救仪器的运转→开启应急灯→与电工班联系→查询停电原因→加强巡视病房→安抚患者→防火、防盗。

二、火灾的防范措施及应急预案

(一)防范措施

1. 加强医护人员消防知识的学习与培训。
2. 保卫部门定期检查全院消防设施性能,保证消防设施处于功能完好备用状态。
3. 保证消防通道畅通。
4. 消除火灾隐患,注意用氧、用电安全,严格易燃易爆物品的管理。

(二)应急预案

1. 发现小的火情 应立即用灭火器彻底扑灭,防止火情继续扩散,事后报告科室领导及医院保卫科,查明起火原因,防止类似的事情再次发生。
2. 发现较大的火情 ①如电路起火,应立即切断电源;②立即拨打火警电话"119",报告医院保卫科组织灭火;③立即有秩序地疏散、撤离患者及家属;④报告"120",帮助危重患者安全撤离;⑤安抚患者及家属情绪;⑥保护现场。

(三)程序

做好病房安全管理→消除隐患→紧急疏散患者→立即通知总控室、保卫处或总值班→积极扑救→尽快撤出易燃易爆物品→积极抢救贵重物品、仪器设备和重要科技资料。

三、泛水的应急处理预案

1. 立即寻找泛水的原因,如能自行解决应立即解决。
2. 如不能自行解决立即联系总务科。夜间可通知院总值班协助联系总务科值班人员。
3. 协助维修人员的工作,白天可通知病区保洁人员及时清扫泛水,夜间要主动清理污水。
4. 告知患者及家属,严禁涉足泛水区或潮湿处,防止跌倒,保证患者安全。

四、发生地震后的护理应急预案

1. 保持镇定,维持秩序,防止患者因恐慌而四处奔走。
2. 护理组长组织分工

(1) 分管护士立即转运患者到相对安全地方避震。

(2) 为防止触电,应切断各种仪器的电源或关闭总电源。

(3) 躲藏应选择桌子下或床底、储藏室、卫生间、内墙角等跨度小、开间小而又不易倒塌的地方,避开放置东西的架子及悬挂物,头靠墙,脸朝下,手臂在胸前相交,右手正握左臂,左手反握右臂,鼻梁上两眼之间的凹部枕在臂上,闭上眼、嘴,用鼻子呼吸。

(4)严禁使用蜡烛、打火机等,防止引起火灾或易燃物品爆炸。

(5)利用地震间歇有序地将患者从安全通道转移至安全地带。

(6)妥善安置患者,对重伤患者积极救治,并指导轻伤患者一些基本的伤口处理方法。

重症监护病房患者,病情紧急、危重,无论出现以上任何一种情况,都有可能对患者是一种致命打击。因此,ICU医务人员应该在建立健全的应急预案及抢救制度前提下,反复进行各种应急预案的真实情景演练,才能真正做到"战"时镇静自如,忙而不乱。

问题分析与能力提升

病例1:护士李某,在为HBeAg(+)患者采血时,不慎被患者血液污染过的针头刺破手指,伤口处可见血液流出。

思考:①护士李某应该如何处理伤口?②医院应该如何防范此类事件发生?

病例2:患者苏某,男,48岁,车祸外伤急诊术后入住ICU,为维持有效血容量给患者输血,在输血过程中,患者开始出现皮肤瘙痒,继而出现呼吸困难,听诊肺部哮鸣音。

思考:①患者出现了什么情况?②作为护士的你应该做何处理?

病例3:ICU护士赵某,在值夜班过程中突然停电,而她护理病人使用呼吸机辅助呼吸,此时护士赵某应该做何处理?

课后练习

1. 应急案的层次可划分为 ( )
   A. 综合预案、专项预案、现场预案　　B. 综合预案、前馈预案、具体预案
   C. 整体预案、专项预案、现场预案　　D. 整体预案、前馈预案、具体预案
   E. 综合预案、专项预案、具体预案

2. ICU在进行重大抢救活动时应立即上报的部门不包括 ( )
   A. 医务科　　　　　　　　　　　　B. 护理部
   C. 院总值班　　　　　　　　　　　D. 保卫科
   E. 院领导

3. 患者贾某,神志昏迷,使用呼吸机辅助呼吸,护士在为其翻身拍背过程中,因牵拉过度导致气管插管意外滑脱,护士处理不恰当的是 ( )
   A. 立即通知医生、积极准备气管插管物品
   B. 简易呼吸器、面罩加压辅助呼吸
   C. 配合医生评估患者生命体征、血气分析等情况
   D. 充分吸痰及吸净口鼻腔分泌物
   E. 将完全脱出的气管插管重新插入原来深度

4. 患者发生怀疑溶血等严重输血反应时的应急预案,错误的是 ( )
   A. 应立即停止输血、更换输液器,更换静脉通路
   B. 报告医生及护士长,并保留未输完的血袋,以备检验
   C. 密切观察患者病情变化并做好记录
   D. 按要求填写输血反应回报卡,上报输血科
   E. 备好抢救物品及药品

5. 输液过程中出现肺水肿时的应急预案,正确的是 （   ）
   A. 发现患者出现肺水肿症状时,立即停止输液,更换输液器
   B. 及时通知主管医生进行紧急处理
   C. 将患者安置为平卧位
   D. 高流量给氧,同时湿化瓶内加入50%～70%乙醇
   E. 给予利尿药物应用

6. 医务人员发生职业暴露后处理措施不包括 （   ）
   A. 皮肤暴露:用皂液和流动水清洗污染皮肤
   B. 如有伤口,在伤口局部挤压,再用皂液和流动水冲洗
   C. 受伤部位伤口冲洗后,用75%乙醇碘伏消毒液进行消毒,包扎
   D. 眼、口等黏膜用生理盐水反复冲洗干净
   E. 按照医院相关规定上报相关人员和部门

7. 关于锐器损伤防护,下列说法错误的是 （   ）
   A. 用完后的一次性针头必须重新套上针头套
   B. 禁止用手直接接触使用后的针头
   C. 禁止用手直接接触使用后的刀片
   D. 手术中传递锐器建议使用传递容器
   E. 使用后的针头应直接放置于专用利器盒中,不得随意丢弃,防止意外针刺伤发生

8. 地震发生时,以下措施不正确的是 （   ）
   A. 切断电源   B. 大声呼救,通知病人及家属撤离
   C. 利用地震间歇安全疏散患者   D. 维持秩序
   E. 严禁使用蜡烛、打火机等,防止引起火灾或易燃物品爆炸

9. 发现自己或他人用药错误时,护士做法不正确的是 （   ）
   A. 立即停止临床用药   B. 报告医生、护士长
   C. 向病人赔礼道歉   D. 评估患者局部及全身反应症状
   E. 深入剖析问题、提高认识、吸取教训

10. 药物引起过敏反应的应急预案,不正确的是 （   ）
    A. 用药前应询问患者有无过敏史
    B. 凡有过敏史者禁忌做该药物的过敏试验
    C. 药物宜现配现用,特别是青霉素
    D. 药敏试验阴性,第一次注射后观察20～30 min
    E. 注意观察巡视患者有无过敏反应,以防发生迟发过敏反应

11. 患者意外拔除气管导管时,根据病人病情做以下处理不正确的是 （   ）
    A. 如病人无自主呼吸或自主呼吸微弱,立即给予简易呼吸器接氧气辅助呼吸
    B. 如病人有自主呼吸,但病人肌张力松弛有舌后坠现象,可放置口咽通气道
    C. 给病人加压吸氧时,禁止从病人胃管内抽吸胃液、排空胃内容物和气体
    D. 插管过程中,注意监测病人的生命体征
    E. 插管后,详细记录抢救经过,复查动脉血气

12. 以下给药差错的防范措施不包括 （   ）
    A. 注意核对与沟通,认真核查用药医嘱和药物相互作用及配伍禁忌等
    B. 注意查三制度。核实患者的身份,认真核对该医嘱剂量是否正确
    C. 增加沟通,告知患者用药注意事项,注意观察患者病情变化等
    D. 护士不能仅满足于"执行医嘱"。还应熟练掌握药物的作用、剂量、用法、配伍及用药后不良反应的防范等

E. 给药时,不用再次查对

13. ICU 引流管滑脱防范措施不正确的是 （　　）

　　A. 管道固定牢靠,按照各引流管固定方法进行有效固定

　　B. 翻身时,应妥善安置管道预留长度

　　C. 意识模糊患者可以不用约束

　　D. 与患者做好沟通宣教,说明各种导管的重要性,严禁自行拔出管道

　　E. 躁动、情绪不稳定患者适当给予镇痛、镇静药物应用

14. 血管活性药物外渗应急预案下列措施不恰当的是 （　　）

　　A. 发现外渗时,立即停止在出现外渗的血管输液,更换输液部位

　　B. 评估患者药物外渗的部位、面积、外渗药物的量、皮肤颜色、温度、疼痛性质

　　C. 上报护理组长自行处理即可

　　D. 多巴胺、去甲肾上腺素液体,立即以利多卡因、地塞米松、透明质酸酶局部封闭

　　E. 外渗局部选用如意金黄加香油或蜂蜜调配后湿敷,面积应超过外渗部位外围 2~3 cm

15. 以下哪一项不属于输血反应表现 （　　）

　　A. 寒战、高热　　　　　　　　B. 皮肤瘙痒、喉头水肿

　　C. 过敏性休克　　　　　　　　D. 静脉炎

　　E. 尿呈酱油色

（马　琳）

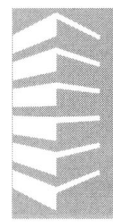

附　录

附录一　成人心搏骤停心肺复苏抢救流程

1. 评估现场环境安全

↓

2. 判断意识：通过呼喊和轻拍双肩判断意识，患者无反应

↓

3. 检查颈动脉搏动及病人胸廓起伏（5~10 s），右手示指和中指从气管正中环状软骨滑向近侧颈动脉搏动处同时通过观察口唇、鼻翼和胸腹部起伏情况检查呼吸，无脉搏、无呼吸或仅喘息

↓

4. 呼救：大声呼喊或电话求救、准备电除颤仪、松解衣领及腰带

↓

5. 胸外心脏按压：①按压位置，两乳头连线中点（胸骨中下1/3），左手掌跟紧贴病人胸部，两手重叠，左手五指翘起，双臂伸直，用上身力量用力按压30次。②按压深度，5~6 cm，按压频率100~120次/min

↓

6. 开放气道：采用抬头举颏法打开气道，若颈椎损伤用双手托颌法，口腔无分泌物，无假牙

↓

7. 人工呼吸：每次吹气应持续1 s以上，确保患者胸廓起伏，连续吹气2次，按压：呼吸=30：2，每约2 min检查一次脉搏（5个30：2）　→　有脉搏、无呼吸或仅喘息　→　给人工呼吸5~6 s一次，约2 min检查一次脉搏

↓

8. AED到位，判断是否除颤，连接AED，检查心律

需除颤 ↓　　　　　　　　　　不需除颤 ↓

电除颤1次，继续CPR 5个30：2约2 min（直至AED提示分析心律）。持续直至患者活动或高级生命支持团队接管　　　继续CPR 5个30：2约2 min（直至AED提示分析心律）。持续直至患者活动或高级生命支持团队接管

附录二 急性心肌梗死抢救流程

判断急性心肌梗死

三项具备两项即可确诊：
- 典型的临床表现：疼痛时间长，同时伴有烦躁不安、出汗、恐惧或濒死感；可有心律失常、低血压、休克、心力衰竭等
- 心电图：急性期ST段明显抬高，弓背向上，反映心肌损伤。异常深、宽的Q波反映心肌坏死
- 化验心肌酶升高

紧急评估处理

- 气道堵塞 → 清除气道异物，保持气道通畅
- 呼吸异常 → 气管插管或气管切开，必要时呼吸机辅助呼吸
- 心搏骤停 → 心肺复苏 → 病情稳定后

一般处理

- 停止活动，绝对卧床休息，拒绝探视
- 高流量吸氧，保持血氧饱和度95%以上
- 阿司匹林150~300 mg嚼服
- 硝酸甘油0.5 mg舌下含化，若无效5~20 μg/min静脉滴注
- 建立静脉通道，控制输液速度
- 胸痛不能缓解可给予吗啡5~10 mg皮下注射或2~4 mg静脉注射，必要时1~2 h后再注射一次，以后每4~6 h可重复应用一次
- 急查血常规，血钾、钠、氯、血糖、心肌酶、尿素氮、肌酐、凝血系列、血气分析等
- 监测血压、脉搏、呼吸、心电、脉搏氧饱和度、血气分析、心肌酶、每小时出入量

抢救措施

- 溶栓治疗（起病后12 h内没有禁忌证）
  - ※尿激酶30 min内静脉滴注150~200万U
  - ※链激酶60 min内静脉滴注150万U
  - ※重组组织型纤维蛋白溶酶原激活剂先静脉注射15 mg，后30 min内静脉滴注50 mg，再后60 min内静脉滴注35 mg，并联合应用肝素抗凝
- 经皮穿刺腔内冠状动脉成型术（患者情况符合无禁忌证）
- 发现心律失常尽早采取相应措施控制
- 控制休克
- 积极纠正心力衰竭，可应用镇静剂、利尿剂、强心剂、血管活性药物等治疗

附录三　成人致命性快速性心律失常抢救流程

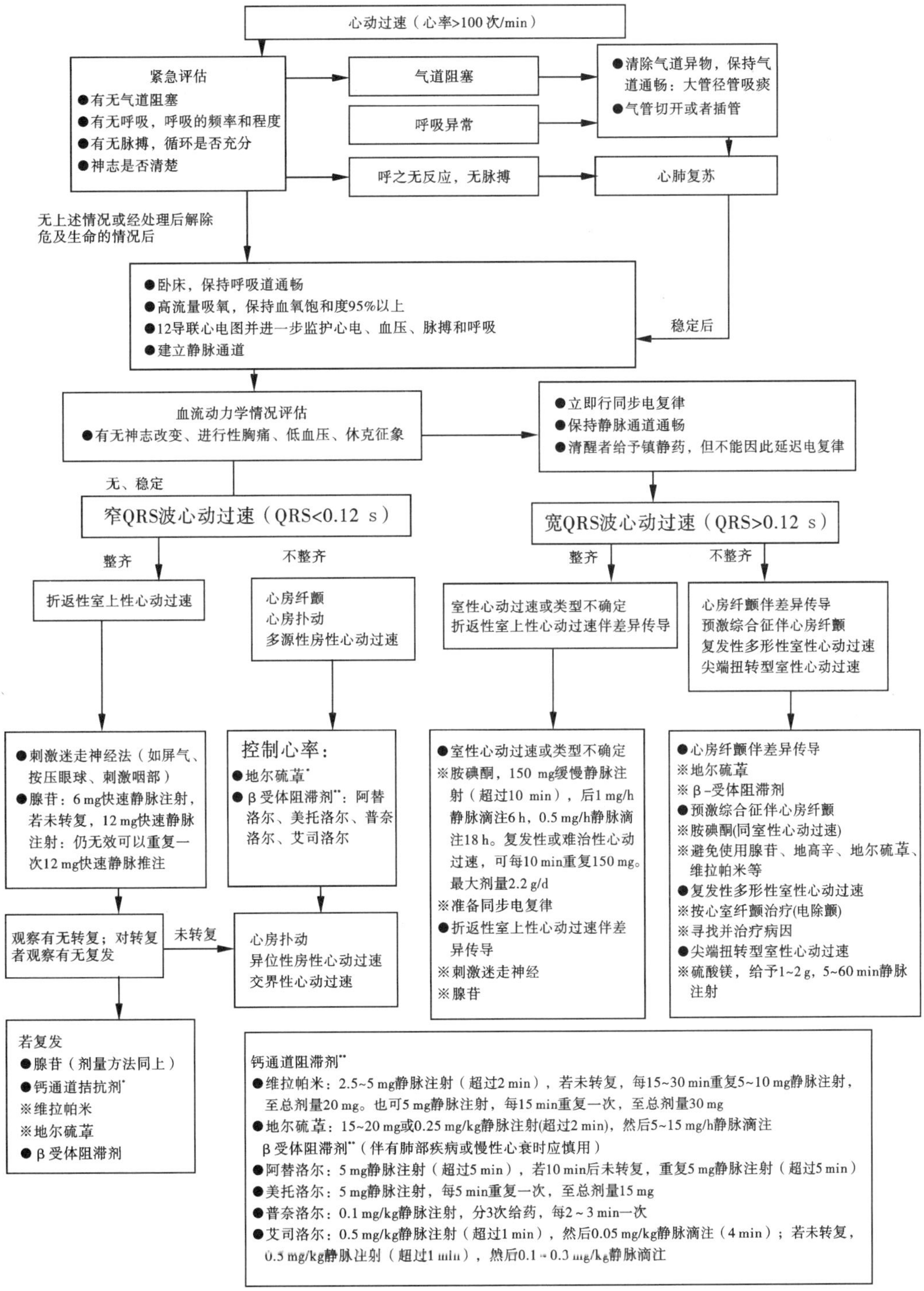

```
                        心动过速（心率>100次/min）
                                  │
        ┌─────────────────────────┼─────────────────────────┐
   紧急评估                                                  
   ● 有无气道阻塞  ──────→  气道阻塞  ──────→ ● 清除气道异物，保持气
   ● 有无呼吸，呼吸的频率和程度                    道通畅：大管径管吸痰
   ● 有无脉搏，循环是否充分  ───→ 呼吸异常 ───→ ● 气管切开或者插管
   ● 神志是否清楚
                          ───→ 呼之无反应，无脉搏 ───→ 心肺复苏
                                  │                          │
   无上述情况或经处理后解除                                    │
   危及生命的情况后                                            │
                                  ↓                          │
                   ● 卧床，保持呼吸道通畅                      │
                   ● 高流量吸氧，保持血氧饱和度95%以上    ←稳定后
                   ● 12导联心电图并进一步监护心电、血压、脉搏和呼吸
                   ● 建立静脉通道
                                  │
   ┌──────────────────────────────┼──────────────────────────┐
   血流动力学情况评估                              ● 立即行同步电复律
   ● 有无神志改变、进行性胸痛、低血压、休克征象 ───→ ● 保持静脉通道通畅
                                                  ● 清醒者给予镇静药，但不能因此延迟电复律
     无、稳定
   ┌──────┴──────┐                              ┌──────┴──────┐
   窄QRS波心动过速（QRS<0.12 s）                  宽QRS波心动过速（QRS>0.12 s）
   整齐        不整齐                             整齐             不整齐
```

窄QRS整齐： 折返性室上性心动过速

窄QRS不整齐： 心房纤颤 / 心房扑动 / 多源性房性心动过速

宽QRS整齐： 室性心动过速或类型不确定 / 折返性室上性心动过速伴差异传导

宽QRS不整齐： 心房纤颤伴差异传导 / 预激综合征伴心房纤颤 / 复发性多形性室性心动过速 / 尖端扭转型室性心动过速

折返性室上性心动过速处理：
- 刺激迷走神经法（如屏气、按压眼球、刺激咽部）
- 腺苷：6 mg快速静脉注射，若未转复，12 mg快速静脉注射；仍无效可以重复一次12 mg快速静脉推注

观察有无转复；对转复者观察有无复发

未转复 → 心房扑动 / 异位性房性心动过速 / 交界性心动过速

若复发：
- 腺苷（剂量方法同上）
- 钙通道拮抗剂*
  ※ 维拉帕米
  ※ 地尔硫䓬
- β受体阻滞剂

控制心率：
- 地尔硫䓬*
- β受体阻滞剂**：阿替洛尔、美托洛尔、普奈洛尔、艾司洛尔

室性心动过速或类型不确定：
※ 胺碘酮，150 mg缓慢静脉注射（超过10 min），后1 mg/h 静脉滴注6 h，0.5 mg/h静脉滴注18 h。复发性或难治性心动过速，可用10 min重复150 mg。最大剂量2.2 g/d
※ 准备同步电复律

折返性室上性心动过速伴差异传导：
※ 刺激迷走神经
※ 腺苷

心房纤颤伴差异传导：
※ 地尔硫䓬
※ β-受体阻滞剂
预激综合征伴心房纤颤：
※ 胺碘酮（同室性心动过速）
※ 避免使用腺苷、地高辛、地尔硫䓬、维拉帕米等
复发性多形性室性心动过速：
※ 按心室纤颤治疗(电除颤)
※ 寻找并治疗病因
尖端扭转型室性心动过速：
※ 硫酸镁，给予1~2 g，5~60 min静脉注射

钙通道阻滞剂：**
- 维拉帕米：2.5~5 mg静脉注射（超过2 min），若未转复，每15~30 min重复5~10 mg静脉注射，至总剂量20 mg。也可5 mg静脉注射，每15 min重复一次，至总剂量30 mg
- 地尔硫䓬：15~20 mg或0.25 mg/kg静脉注射(超过2 min)，然后5~15 mg/h静脉滴注

β受体阻滞剂（伴有肺部疾病或慢性心衰慎用）
- 阿替洛尔：5 mg静脉注射（超过5 min），若10 min后未转复，重复5 mg静脉注射（超过5 min）
- 美托洛尔：5 mg静脉注射，每5 min重复一次，至总剂量15 mg
- 普奈洛尔：0.1 mg/kg静脉注射，分3次给药，每2~3 min一次
- 艾司洛尔：0.5 mg/kg静脉注射（超过1 min），然后0.05 mg/kg静脉滴注（4 min）；若未转复，0.5 mg/kg静脉注射（超过1 min），然后0.1~0.3 mg/kg静脉滴注

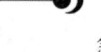

附录四 高血压急症抢救流程

判断高血压危象

患者血压显著增高，收缩压高达200 mmHg，舒张压达120 mmHg以上，脑水肿、颅内压增高症状：头痛、烦躁、眩晕、恶心

↓

一般处理

- 患者立即绝对卧床休息，取半卧位
- 保持呼吸道通畅，给予氧气吸入
- 连接多参数监护仪，重点监测心电、血压、呼吸、脉搏、血氧饱和度
- 快速建立静脉通路并保持液路通畅

↓

抢救措施

- 给予高效、快速的降压药物。如应用硝普钠应从小剂量开始，通常12.5 μg/min开始，降压目标为1 h内平均动脉压下降不超过25%，以后2~6 h血压降至160/100 mmHg，后逐渐将血压控制到患者的相对正常范围
- 对于烦躁、抽搐的患者，可给予地西泮静脉注射或10%水合氯醛保留灌肠。同时加强安全防范措施加床档防止患者因躁动或神志不清而坠床，去除义齿，于上下牙齿间置牙垫，以防舌咬伤等
- 患者发生脑水肿需静脉输入20%甘露醇脱水时，一般滴速要维持在120滴/min以上，要在30 min内将250 mL液体全部静脉输完，才能起到脱水降颅压作用。同时可给予呋塞米、氟美松入颅减轻脑水肿。注意观察患者尿量变化，若尿量少于30 mL/h应及时处理

附录五 急性左心功能衰竭抢救流程

判断急性左心衰竭
- 面色苍白、口唇发绀、皮肤湿冷、咯粉红色泡沫样痰
- 端坐呼吸、呼吸浅快、频率在30~40次/min以上、吸气时肋间隙及锁骨上窝凹陷
- 听诊双肺满布干、湿啰音

↓

一般处理
- 立即协助患者坐位或半坐位双腿下垂床旁
- 保持气道通畅
- 给予氧气吸入：给予高浓度吸氧，流量6~8 L/min，用20%~30%酒精湿化，持续或间断吸入；严重缺氧者可用面罩加压给氧，吸入氧浓度40%~60%，如果PaO_2低于60 mmHg或$PaCO_2$进行性升高，可采用气管内插管、机械通气
- 建立静脉通道，控制输液速度
- 监测血压、脉搏、呼吸、心电、脉搏氧饱和度、每小时出入量
- 监测血气分析及电解质变化
- 肌内注射

↓

抢救措施
- 症状轻者可用吗啡5~10 mg皮下或肌内注射；严重者3 min内缓慢静脉注射吗啡3~5 mg，必要时15 min可重复1次
- 给予利尿剂呋塞米20~40 mg静脉注射，4 h后可重复给药1次
- 严重支气管痉挛，氨茶碱0.25 g用20 ml液体稀释后用注射泵泵入或缓慢静脉注射
- 应用血管扩张药（需严密监测血压），首先未建立静脉途径时舌下含化硝酸甘油片0.3~0.6 mg，静脉滴注从每千克10 μg/min开始，根据病情逐渐增加剂量，维持收缩压在100 mmHg左右
- 对于急性左心衰竭伴有心房颤动或室上性心动过速、心室率快的患者（心梗24 h内慎用），给予西地兰0.2~0.4 mg稀释后缓慢静脉注射，2 h后可酌情重复给药
- 四肢轮流结扎三肢，减少回心血量（宽橡皮，肩以下10 cm，腹股沟下15 cm），每次结扎3个肢体，每肢体15~20 min，压力稍低于收缩压，应可扪及脉搏

附录六　急性上消化道出血抢救流程

```
                                    诊断
                            ┌─────────────→ 上消化道大出血
                            │                    │
                            │         ┌──────────┼──────────┐
                            │         ↓          ↓          ↓
                            │      急救措施    护理与监护   并发症处理
```

病因
- 上胃肠道疾病
- 门静脉高压引起食管下段、胃底静脉曲张破裂
- 上消化道邻近器官或组织的疾病
- 全身性疾病
- 常见病有：消化性溃疡，急性胃黏膜损害，食管胃底静脉曲张和胃癌

临床表现
- 呕血与黑便
- 失血性周围循环衰竭
- 贫血
- 氮质血症
- 发热

定义
- 上消化道在数小时内失血量超过1 000 mL或循环血量的20%，临床上以呕血或（和）黑便为主要表现，往往伴有血容量减少引起的急性周围循环衰竭

急救措施
- 建立大静脉通路，可能需要多个静脉通路，积极补充血容量：生理盐水、林格液、中分子右旋糖酐或血浆代用品
- △右旋糖酐24 h内不宜超过1 000 mL
- 应及早输入足量全血，使血红蛋白最好不低于90 g/L
- 止血措施
- △纠正凝血障碍：新鲜冰冻血浆、血小板、冷沉淀
- △药物：
  ①去甲肾上腺素16 mg+NS 200 mL分次口服或胃管滴入
  ②垂体加压素20 U+5% GS 200 mL，20 min内静脉滴注，必要时可重复。每日不超过3次为宜
  ③制酸剂的使用
  ④抗菌素的应用
- △三腔二囊管压迫止血
- △纤维胃镜直视下止血：硬化剂，盂化液
- △手术治疗

护理与监护
- 尽快检测血型、配血
- 取平卧，头偏向一侧，保持呼吸道通畅，避免误吸，必要时，大管径管吸痰，下肢抬高卧位
- 高流量吸氧，保持血氧饱和度95%以上
- 监护心电、血压、脉搏、呼吸
- 观察呕血与黑便情况
- 注意神志变化
- 记录每小时尿量监测CVP
- 定期复查血红细胞计数、血红蛋白、血细胞比容与血尿素氮

并发症处理
- 失血性休克
- 多脏器功能不全或衰竭
- 感染

附录七 癫痫持续状态抢救流程

```
全身性强直-阵挛性发作持续状态（癫痫持续状态）
            ↓
紧急评估                    → 气道阻塞     ↘  清除异物，保持气道通畅，
1.有无气道阻塞                                  大管径管吸痰；气管切开
2.有无呼吸，呼吸的频率和程度  → 呼吸异常     ↗  或者插管
3.有无脉搏，循环是否充分
  神态是否清楚              → 呼吸无反应， → 心肺复苏
                              无脉搏
            ↓ 无上述情况或经处理解除危及生命情况后
```

高浓度吸氧：维持气道通畅，清理分泌物；必要时尽早进行气管插管或气管切开。建立静脉通道。进一步监护心电、血压、脉搏和呼吸。采血查血气分析、血糖、血常规、肝肾功能、电解质（含钙）凝血功能和抗癫痫药物浓度等。维持内环境稳定，特别是纠正酸中毒（5%的碳酸氢钠100~125 mL静脉滴注）。初步寻找诱因，尽量去除。低血糖后，给予50%糖水口服或者静脉注射

↓

控制发作：首选地西泮10 mg或劳拉西泮4 mg缓慢静脉注射（速度不宜超过5 mg/min，如无效，10 min后再给药一次）

↓

发作是否控制 ──是──→ 静脉或者通过胃管给予既往使用的抗癫痫药物（如苯巴比妥钠、丙戊酸钠和苯巴比妥）；口服糖皮质激素；入院治疗

↓否

苯妥英钠：剂量18 mg/kg，以不超过50 mg/min的速度静脉滴注（如无此药可用下述方法）
苯巴比妥：剂量15 mg/kg，以不超过100 mg/min的速度静脉滴注；对低血压、心律失常、老年人和肾功能不全者应减慢给药速度

↓

发作是否被控制 ──是──→ 入病房观察 按既往抗癫痫药物治疗

↓否

在脑电图监护和呼吸支持条件下使用麻醉药物控制发作，可选择咪哒唑仑、丙戊酸钠、苯巴比妥、异丙酚和硫喷妥钠等。咪哒唑仑：首剂0.15~0.2 mg/kg，后0.05~0.6 mg/(kg·h)静脉滴注；丙戊酸钠：首剂400~800 mg，尔后1 mg/(kg·h)静脉滴注，连用不超过3 d。异丙酚：首剂1~2 mg/kg静脉注射，尔后2~10 mg/(kg·h)静脉滴注。硫喷妥钠：50~100 mg静脉滴注

↓

神经内科专家会诊；尽快入监护病房；用药过程中密切监护心律、血压和呼吸状态；出现心搏骤停立即心肺复苏

附录八 休克抢救流程

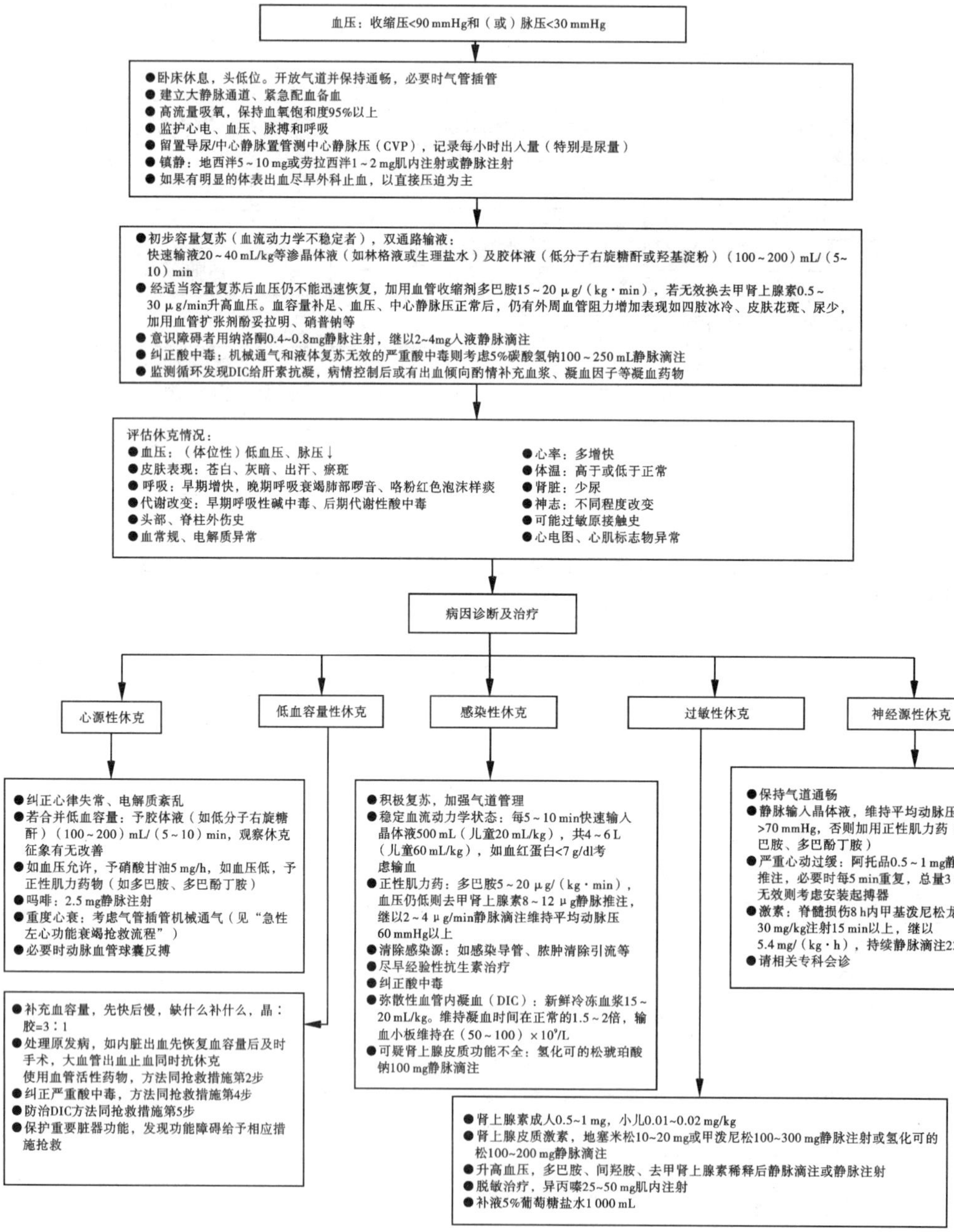

```
┌─────────────────────────────────────────┐
│ 血压：收缩压<90 mmHg和（或）脉压<30 mmHg  │
└─────────────────────────────────────────┘
                    │
┌─────────────────────────────────────────────────────────────┐
│ ● 卧床休息，头低位。开放气道并保持通畅，必要时气管插管        │
│ ● 建立大静脉通道、紧急配血备血                                │
│ ● 高流量吸氧，保持血氧饱和度95%以上                           │
│ ● 监护心电、血压、脉搏和呼吸                                  │
│ ● 留置导尿/中心静脉置管测中心静脉压（CVP），记录每小时出入量（特别是尿量）│
│ ● 镇静：地西泮5~10 mg或劳拉西泮1~2 mg肌内注射或静脉注射       │
│ ● 如果有明显的体表出血尽早外科止血，以直接压迫为主            │
└─────────────────────────────────────────────────────────────┘
                    │
┌─────────────────────────────────────────────────────────────┐
│ ● 初步容量复苏（血流动力学不稳定者），双通路输液：            │
│   快速输液20~40 mL/kg等渗晶体液（如林格液或生理盐水）及胶体液（低分子右旋糖酐或羟基淀粉）（100~200）mL/（5~10）min │
│ ● 经适当容量复苏后血压仍不能迅速恢复，加用血管收缩剂多巴胺15~20 μg/（kg·min），若无效换去甲肾上腺素0.5~30 μg/min升高血压。血容量补足、血压、中心静脉压正常后，仍有外周血管阻力增加表现如四肢冰冷、皮肤花斑、尿少，加用血管扩张剂酚妥拉明、硝普钠 │
│ ● 意识障碍者用纳洛酮0.4~0.8 mg静脉注射，继以2~4 mg入液静脉滴注│
│ ● 纠正酸中毒：机械通气和液体复苏无效的严重酸中毒则考虑5%碳酸氢钠100~250 mL静脉滴注│
│ ● 监测循环发现DIC给肝素抗凝，病情控制后或有出血倾向的情补充血浆、凝血因子等凝血药物│
└─────────────────────────────────────────────────────────────┘
                    │
┌─────────────────────────────────────────────────────────────┐
│ 评估休克情况：                                                │
│ ● 血压：（体位性）低血压、脉压↓      ● 心率：多增快            │
│ ● 皮肤表现：苍白、灰暗、出汗、瘀斑   ● 体温：高于或低于正常    │
│ ● 呼吸：早期增快、晚期呼吸衰竭肺部啰音、咯粉红色泡沫样痰  ● 肾脏：少尿 │
│ ● 代谢改变：早期呼吸性碱中毒、后期代谢性酸中毒  ● 神志：不同程度改变 │
│ ● 头部、脊柱外伤史                  ● 可能过敏原接触史         │
│ ● 血常规、电解质异常                ● 心电图、心肌标志物异常   │
└─────────────────────────────────────────────────────────────┘
                    │
              病因诊断及治疗
    ┌──────┬──────┬──────┬──────┬──────┐
 心源性休克 低血容量性休克 感染性休克 过敏性休克 神经源性休克
```

心源性休克
- 纠正心律失常、电解质紊乱
- 若合并低血容量：予胶体液（如低分子右旋糖酐）（100~200）mL/（5~10）min，观察休克征象有无改善
- 如血压允许，予硝酸甘油5 mg/h，如血压低，予正性肌力药物（如多巴胺、多巴酚丁胺）
- 吗啡：2.5 mg静脉注射
- 重度缺氧：考虑气管插管机械通气（见"急性左心功能衰竭抢救流程"）
- 必要时动脉血管球囊反搏

- 补充血容量，先快后慢，缺什么补什么，晶：胶=3:1
- 处理原发病，如内脏出血恢复血容量后及时手术，大血管出血止血同时抗休克
- 使用血管活性药物，方法同抢救措施第2步
- 纠正严重酸中毒，方法同抢救措施第4步
- 防治DIC方法同抢救措施第5步
- 保护重要脏器功能，发现功能障碍给予相应措施抢救

感染性休克
- 积极复苏，加强气道管理
- 稳定血流动力学状态：每5~10 min快速输入晶体液500 mL（儿童20 mL/kg），共4~6 L（儿童60 mL/kg），如血红蛋白<7 g/dl考虑输血
- 正性肌力药：多巴胺5~20 μg/（kg·min），血压仍低则去甲肾上腺素8~12 μg静脉推注，继以2~4 μg/min静脉滴注维持平均动脉压60 mmHg以上
- 清除感染源：如感染导管、脓肿清除引流等
- 尽早经验性抗生素治疗
- 纠正酸中毒
- 弥散性血管内凝血（DIC）：新鲜冷冻血浆15~20 mL/kg，维持凝血时间在正常的1.5~2倍，输血小板维持在（50~100）×10⁹/L
- 可疑肾上腺皮质功能不全：氢化可的松琥珀酸钠100 mg静脉滴注

神经源性休克
- 保持气道通畅
- 静脉输入晶体液，维持平均动脉压>70 mmHg，否则加用正性肌力药（多巴胺、多巴酚丁胺）
- 严重心动过缓：阿托品0.5~1 mg静脉推注，必要时每5 min重复，总量3 mg，无效则考虑安装起搏器
- 激素：脊髓损伤8 h内甲基泼尼松龙30 mg/kg注射15 min以上，继以5.4 mg/（kg·h），持续静脉滴注23 h
- 请相关专科会诊

过敏性休克
- 肾上腺素成人0.5~1 mg，小儿0.01~0.02 mg/kg
- 肾上腺皮质激素，地塞米松10~20 mg或甲泼尼松100~300 mg静脉注射或氢化可的松100~200 mg静脉滴注
- 升高血压：多巴胺、间羟胺、去甲肾上腺素稀释后静脉滴注或静脉注射
- 脱敏治疗：异丙嗪25~50 mg肌内注射
- 补液5%葡萄糖盐水1 000 mL

附录九 致命性哮喘抢救流程

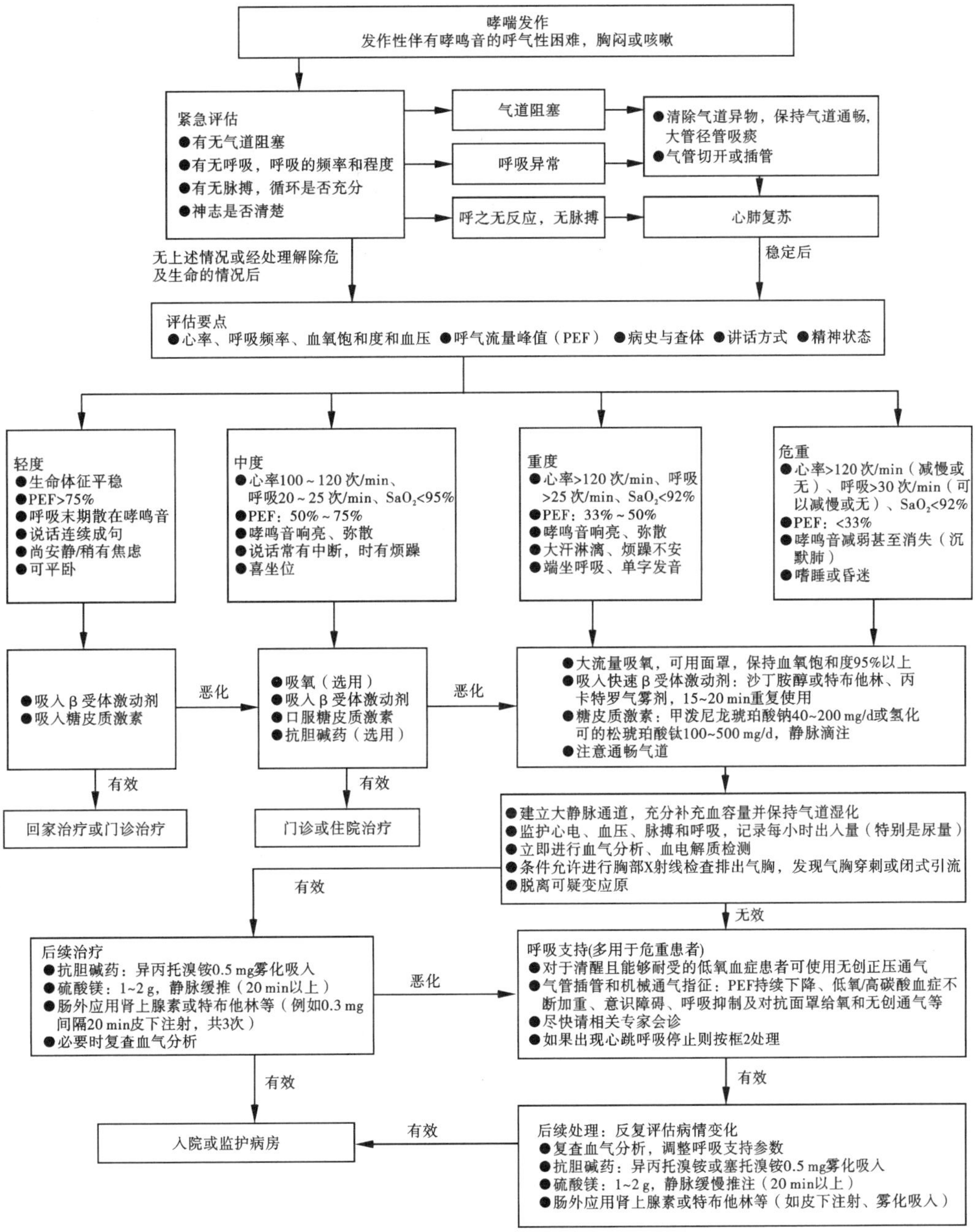

```
                    哮喘发作
          发作性伴有哮鸣音的呼气性困难，胸闷或咳嗽
                         │
                         ▼
   ┌─────────────────┐        ┌──────────┐     ●清除气道异物，保持气道通畅，
   │ 紧急评估         │───────▶│ 气道阻塞 │────▶ 大管径管吸痰
   │ ●有无气道阻塞    │        └──────────┘     ●气管切开或插管
   │ ●有无呼吸，呼吸的├───────▶┌──────────┐
   │  频率和程度      │        │ 呼吸异常 │
   │ ●有无脉搏，循环是│        └──────────┘
   │  否充分          │        ┌──────────────┐    ┌────────┐
   │ ●神志是否清楚    │───────▶│呼之无反应，无脉搏│──▶│心肺复苏│
   └─────────────────┘        └──────────────┘    └────────┘
      │无上述情况或经处理解除危                       │稳定后
      │及生命的情况后                                │
      ▼◀──────────────────────────────────────────┘
   ┌──────────────────────────────────────────────────────────────┐
   │ 评估要点                                                      │
   │ ●心率、呼吸频率、血氧饱和度和血压 ●呼气流量峰值(PEF) ●病史与查体│
   │ ●讲话方式 ●精神状态                                          │
   └──────────────────────────────────────────────────────────────┘
```

轻度	中度	重度	危重
●生命体征平稳 ●PEF>75% ●呼吸末期散在哮鸣音 ●说话连续成句 ●尚安静/稍有焦虑 ●可平卧	●心率100~120次/min、呼吸20~25次/min、SaO₂<95% ●PEF: 50%~75% ●哮鸣音响亮、弥散 ●说话常有中断，时有烦躁 ●喜坐位	●心率>120次/min、呼吸>25次/min、SaO₂<92% ●PEF: 33%~50% ●哮鸣音响亮、弥散 ●大汗淋漓、烦躁不安 ●端坐呼吸、单字发音	●心率>120次/min（减慢或无）、呼吸>30次/min（可以减慢或无）、SaO₂<92% ●PEF: <33% ●哮鸣音减弱甚至消失（沉默肺） ●嗜睡或昏迷

```
轻度处理：                 中度处理：                    重度处理：
●吸入β受体激动剂  恶化──▶ ●吸氧（选用）     恶化──▶    ●大流量吸氧，可用面罩，保持血氧饱和度95%以上
●吸入糖皮质激素           ●吸入β受体激动剂             ●吸入快速β受体激动剂：沙丁胺醇或特布他林、
                          ●口服糖皮质激素                丙卡特罗气雾剂，15~20min重复使用
                          ●抗胆碱药（选用）             ●糖皮质激素：甲泼尼龙琥珀酸钠40~200mg/d或
                                                         氢化可的松琥珀酸钠100~500mg/d，静脉滴注
                                                        ●注意通畅气道
      │有效                     │有效                          │
      ▼                         ▼                              ▼
  ┌──────────┐          ┌──────────────┐           ┌────────────────────────────────┐
  │回家治疗或│          │门诊或住院治疗│           │●建立大静脉通道，充分补充血容量并保持气道湿化│
  │门诊治疗  │          └──────────────┘           │●监护心电、血压、脉搏和呼吸，记录每小时出入量（特别是尿量）│
  └──────────┘                                     │●立即进行血气分析、血电解质检测  │
                                                    │●条件允许进行胸部X射线检查排出气胸，发现气胸穿刺或闭式引流│
                                                    │●脱离可疑变应原                 │
                                                    └────────────────────────────────┘
                              │有效                             │无效
                              ▼                                 ▼
   ┌──────────────────────────────────┐         ┌──────────────────────────────────────────┐
   │后续治疗                          │         │呼吸支持（多用于危重患者）                │
   │●抗胆碱药：异丙托溴铵0.5mg雾化吸入│         │●对于清醒且能够耐受的低氧血症患者可使用无创正压通气│
   │●硫酸镁：1~2g，静脉缓推（20min以上）│ 恶化─▶│●气管插管和机械通气指征：PEF持续下降、低氧/高碳酸血症不│
   │●肠外应用肾上腺素或特布他林等（例如0.3mg│   │  断加重、意识障碍、呼吸抑制及对抗面罩给氧和无创通气等│
   │  间隔20min皮下注射，共3次）      │         │●尽快请相关专家会诊                       │
   │●必要时复查血气分析               │         │●如果出现心跳呼吸停止则按框2处理          │
   └──────────────────────────────────┘         └──────────────────────────────────────────┘
                    │有效                                        │有效
                    ▼◀────────────────有效─────────────┐        ▼
              ┌──────────────┐                          │   ┌──────────────────────────────────────┐
              │入院或监护病房│◀─────────────────────────┤   │后续处理：反复评估病情变化            │
              └──────────────┘                          │   │●复查血气分析，调整呼吸支持参数       │
                                                        │   │●抗胆碱药：异丙托溴铵或塞托溴铵0.5mg雾化吸入│
                                                        │   │●硫酸镁：1~2g，静脉缓慢推注（20min以上）│
                                                        │   │●肠外应用肾上腺素或特布他林等（如皮下注射、雾化吸入）│
                                                        │   └──────────────────────────────────────┘
```

附录十 急性中毒抢救流程

```
┌─────────────────┐
│●毒物接触史(口服、吸入、│                    ┌──┐  ┌──────────────────────┐
│ 皮肤及黏膜接触)  │                    │安│  │●1:5000高锰酸钾溶液洗胃│
│●发病突然         │                    │眠│  │●保持呼吸道通畅          │
│●大蒜味、乙醇味   │                    │药│→ │●使用中枢兴奋药:美解眠、可拉明等│
│●昏迷             │                    │中│  │●使用利尿剂              │
│●抽搐、惊厥       │                    │毒│  │●碱化尿液                │
└────────┬────────┘                    └──┘  └──────────────────────┘
         ↓
      ┌──────┐                          ┌──┐  ┌──────────────────────┐
      │ 诊断 │                          │酒│  │●保温、吸氧              │
      └──┬───┘                          │精│  │●纳洛酮治疗(0.8 mg,静脉注射)│
         ↓                              │中│→ │●补液、利尿、能量合剂等  │
 ┌──────────┐    ┌──────────┐          │毒│  │●对症治疗                │
 │ 急性中毒 │ →  │ 急救措施 │→        └──┘  └──────────────────────┘
 └────┬─────┘    └──────────┘
      ↓                                  ┌──┐  ┌──────────────────────┐
┌──────────┬──────────┐                  │一│  │●通风、保暖、吸氧        │
↓          ↓                             │氧│  │●高压氧治疗              │
┌────────┐  ┌────────┐                   │化│→ │●药物:催醒剂、激素、能量合剂、维生素│
│防治并发症│  │护理与监护│                │碳│  │●对症治疗                │
└────┬───┘  └────┬───┘                   │中│  └──────────────────────┘
     ↓           ↓                       │毒│
┌─────────┐  ┌──────────────┐           └──┘
│●中毒性肺水肿│  │●插胃管、洗胃、导泻│
│●中毒性心肌炎│  │●清除污染衣物    │     ┌──┐  ┌──────────────────────┐
│●心搏骤停   │  │●迅速建立两路静脉通道│  │有│  │●患者清醒时给予催吐      │
│●中毒性脑病 │  │●抬高床头30°,头偏向│  │机│  │●用1%~3%碳酸氢钠溶液洗胃(敌百虫除外)│
│●肾衰       │  │ 一侧,防止窒息及吸入│ │磷│→ │●早期、足量、反复使用阿托品,4~6 h达到│
│●肝衰、感染、│  │ 性肺炎            │ │中│  │ 阿托品化,1~3 d后维持量,用5~7 d│
│ 胃肠道穿孔 │  │●吸氧、保暖       │ │毒│  │●24 h内使用足量复能药   │
└─────────┘  │●测T、P、R、BP   │     └──┘  │●可单独或与复能药联合使用解磷注射液│
             │●常规抽血检验     │            └──────────────────────┘
             │●毒物送检         │
             │●留置导尿         │     ┌──┐  ┌──────────────────────┐
             │●记出入量         │     │食│  │●细菌性:使用抗生素      │
             │●重护记录         │     │物│  │●肉毒性:使用肉毒抗毒血清、维生素│
             │●监测SpO₂         │     │中│→ │●毒蕈中毒:洗胃、导泻、阿托品、激素、│
             │●监测血气         │     │毒│  │ 护肝、输血、能量、维生素、必要时透析│
             │●监测意识、瞳孔、气道、│ └──┘  │●亚硝酸盐中毒:使用美兰(1~2 mg/kg,静脉│
             │ 呼吸、循环       │            │ 注射)、维生素C、吸氧等  │
             └──────────────┘              └──────────────────────┘

                                           ┌──┐  ┌──────────────────────┐
                                           │强│  │●立即用氢氧化铝凝胶60 mL或7.5%氢氧化镁混│
                                           │酸│  │ 悬液60 mL,现场用极稀的肥皂水口服中和之│
                                           │中│→ │●如是碳酸口服中毒,则不能用弱碱中和,可│
                                           │毒│  │ 用牛奶或生蛋清+水口服,再服植物油100~│
 ┌────────────────┐                        └──┘  │ 200 mL                  │
 │健康教育:        │                              │●禁洗胃                │
 │●安慰病人家属     │                              └──────────────────────┘
 │●向病人或家属解释中毒│
 │ 的危害,请求其    │                         ┌──┐  ┌──────────────────────┐
 │ 帮助进一步查明中毒的│                       │强│  │●用弱酸性溶液中和,立即用食醋、3%~5%│
 │ 原因、经过及毒    │                         │碱│  │ 醋酸或5%稀盐酸、大量橘子汁和柠檬汁中│
 │ 物的性质         │                          │中│→ │ 和之,即再服用生蛋清+水、牛奶、橄榄油│
 │●指导其暂禁饮食    │                         │毒│  │ 等保护胃黏膜            │
 │●帮助病人树立正确的人生观,正确面对│          └──┘  │●禁洗胃                │
 │ 挫折             │                                └──────────────────────┘
 └────────────────┘
```

(济源职业技术学院　马琳)

参考文献

[1] 许虹.急救护理学[M].2版.北京:人民卫生出版社,2016.
[2] 李远珍,王文勇,万晓燕.急危重症护理学[M].天津:天津科学技术出版社,2016.
[3] 尚少梅.急危重症护理学[M].北京:中国协和医科大学出版社,2016.
[4] 张波,桂莉.急危重症护理学[M].4版.北京:人民卫生出版社,2017.
[5] 李乐之,路潜.外科护理学[M].6版.北京:人民卫生出版社,2017.
[6] 李庆印,陈永强.重症专科护理[M].北京:人民卫生出版社,2018.
[7] 吕静.急救护理学[M].北京:中国中医药出版社,2016.
[8] 赵玉沛,陈孝平.外科学[M].3版.北京:人民卫生出版社,2015.
[9] 于凯江,管向东,严静.中国重症医学专科资质培训教材[M].2版.北京:人民卫生出版社,2016.
[10] 孙仁华,黄东胜.重症血液净化学[M].杭州:浙江大学出版社,2015.
[11] 杨毅,邱海波.急性呼吸窘迫综合征救治:需要遵循的十大原则[J].中华重症医学电子杂志,2015,1(1):33-38.

小事拾遗：

学习感想：

　　学习的过程是知识积累的过程，也是提升能力、稳步成长的阶梯，大家的注释、理解汇集成无限的缘分、友情和牵挂，请简单手记这一过程中的某些"小事"，冉回首时定会有所发现、有所感悟！

学习的记忆

姓名：_____

本人于20____年____月至20____年____月参加了本课程的学习

此处粘贴照片

任课老师：_____ _____   班主任：_____

班长或学生干部：_____ _____ _____

我的教室（请手写同学的名字，标记我的座位以及前后左右相邻同学的座位）